U0722966

『十三五』国家重点图书　国医大师文丛

# 朱良春治痹薪传实录

朱良春　审
陈党红　著

人民卫生出版社

**图书在版编目（CIP）数据**

朱良春治痹薪传实录 / 陈党红著. —北京：人民卫生出版社，2017

ISBN 978-7-117-23986-8

Ⅰ. ①朱… Ⅱ. ①陈… Ⅲ. ①痹证 - 中医疗法 - 医案 - 汇编 - 中国 - 现代 Ⅳ. ①R255. 6

中国版本图书馆 CIP 数据核字（2017）第 008580 号

| | | |
|---|---|---|
| 人卫智网 | www.ipmph.com | 医学教育、学术、考试、健康，购书智慧智能综合服务平台 |
| 人卫官网 | www.pmph.com | 人卫官方资讯发布平台 |



**朱良春治痹薪传实录**

**著　　者**：陈党红
**出版发行**：人民卫生出版社（中继线 010-59780011）
**地　　址**：北京市朝阳区潘家园南里 19 号
**邮　　编**：100021
**E - mail**：pmph @ pmph.com
**购书热线**：010-59787592　010-59787584　010-65264830
**印　　刷**：北京建宏印刷有限公司
**经　　销**：新华书店
**开　　本**：710 × 1000　1/16　**印张**：16
**字　　数**：246 千字
**版　　次**：2017 年 1 月第 1 版　2025 年 5 月第 1 版第 4 次印刷
**标准书号**：ISBN 978-7-117-23986-8
**定　　价**：48.00 元
**打击盗版举报电话：010-59787491　E-mail：WQ @ pmph.com**
**质量问题联系电话：010 59787234　E-mail：zhiliang @ pmph.com**

# 内容提要

本书源于笔者随侍国医大师朱良春临证过程中的所学、所思、所得，主要通过验案实录、诊疗思路、跟师体会、朱师经验等方面向读者分享了朱师临床诊治痹证精彩案例，还精选朱老指导其传承人诊治患者的医案实录。书中“朱师经验”为笔者点滴整理朱师治疗相关疾病的辨治思路及用药特色，值得读者细细揣摩；“方药治验”为笔者特地总结归纳了朱师治疗痹证遣方用药经验，以便读者学习应用。本书适合中医临床医师阅读参考。

# 记恩师朱良春

2011年3月，笔者如愿以偿拜朱良春先生为师，进行了两年的脱产跟师学习。

“古之学者必有师，师者，所以传道、授业、解惑也。”先生对中医经典理论的透彻领悟、临证拓展和颇多创见，不但解除了笔者学业上的诸多困惑，而且先生治学严谨、质朴随和、风趣幽默和对弟子拳拳爱护更是给我留下深刻的印象，正是“有缘结得师徒情，授业解惑沐春风，常忆慈蔼温文在，时时感怀念心中”。

**1. 授业解惑，醍醐灌顶**

先生做事非常认真。我拜师第二天先生就与我详细认真地讨论学习计划，按照医院的要求和他的想法，一条一条地核对，一条一条地落实，指出哪些能实现，哪些实现的难度比较大，怎么学习和掌握才是比较好的途径，等等。

侍师临证时，先生每每对辨证要点、关键用药多加指点。诊余则传道讲学，辨病辨证相结合，从常用药心法再到“专病专药”特殊用法，等等。结合医史、医案、医话的各个方面，娓娓道来，悉心传授。有时先生怕我理解不了、听不明白，用笔写下，嘱我好好领悟。先生善纳百家之长，每讲起其他流派的学术思想时不忘嘱咐我：这些流派各有所长，他们都是下了一番苦功夫的，要善学其所长，不可先入为主而有偏见之心，不可囿于一家之言……先生常举叶天士先后拜师达17人之多，兼收并蓄，终成中医大家的佳话，鼓励学生摈弃门派之见，博采众长。

先生强调，振兴中医，必须思维回归中医，坚持中医理念，以中医经典、中医基础理论指导临床，经典著作饱含中医的精华，尤其是《黄帝内经》《伤寒杂病论》等四大经典，须下大功夫深入学习。在先生指导下，我对经典理论进行重新学习，按照先生“学习《内经》，要形成经文、临证、思考三位一体的方式”，通过较为深入细致的思考，渐悟其中奥义，并深深体会到先生深厚的经典理论和广博的临证经验相结合形成独特的学术体系。有感于此，我萌发了从中医经典理论角度思考和整理先生医案的想法，并获得先生的首肯。

**2. 洞察本源，“持重”“应机”**

先生是张仲景所倡导的“勤求古训，博采众方”的忠实践行者，宗章次公先生“发皇古义，融会新知”之旨，博极医源，精勤不倦，善汲取百家之长、触类旁通，不执寒温之说、不争经方时方之论，唯抓住根本病机而适宜变通。临证又善于采纳现代医学之检测手段，弥补中医四诊细微之不足。他在国内最早提出辨证与辨病相结合的主张，认为辨证论治是中医的精髓和特色所在，辨证是绝对的，辨病是相对的，应发挥中、西医各自所长，宏观与微观相参，使治疗更具针对性，有利于提高疗效。正是先生兼收并蓄，澄心静思，始能汲取诸家之长，并从其中脱化出来，形成自己鲜明的辨证论治风格。

先生长于辨治疑难危重之病，认为疑难病之所以“疑难”，在于辨证之“疑”、论治之“难”，既要辨识何邪为患、邪之深浅，又要了然正气虚实、预后之转归，故辨治疑难病、慢性病强调“持重”和“应机”。所谓“持重”，即辨证既明、用药宜专；所谓“应机”，就是症情既变，立法用药亦随之调整。在长期实践中，先生深入研究了疑难杂症、慢性病的辨治，概括其病理特点为“虚”“痰”“瘀”，提出“怪病多由痰作祟，顽疾必兼痰和瘀”，并以“久病多虚，久病多瘀，久病入络，久必及肾”对其病机转归进行高度概括，在此基础上提出“上下不一应从下，表里不一当从里”的原则，倡“百病不治，求治于肾”。例如辨治痹证，先生认为，本病虽由“风寒湿三气杂至，合而为痹”，既然是“杂至”，就有先后、轻重之分，更有化热、血瘀和肾精亏虚的重要因素。若只着眼于关节红肿痛热等“表象”，采用祛风、散寒、除湿、清热，而忽视深伏诸邪及肾督亏虚的根本，治疗很难取得好的效果。先生深赞张景岳“善补阳者，必于阴中求阳，则阳得阴助而生化无穷；善补阴者，当于阳中求阴，则阴得阳升而源泉不竭”的观点，提倡“燮理阴阳”辨治疑难杂症，立“益肾蠲痹、通络止痛”法，先后创制“益肾蠲痹丸”“浓缩益肾蠲痹丸”“痹通汤”“培补肾阳汤”等，灵活施用于痹证各期及各种慢性病、疑难杂症。据统计，经用先生所创“益肾壮督、蠲痹通络”治法的各种痹证患者，取效明显，尤其是大偻患者，HLA-B27转阴率高达36.3%。先生多次指出“世上只有‘不知’之症，没有‘不治’之症”，其要在洞察本源，分清疾病的阴阳逆从、标本虚实，进而先发制病和截断、扭转病势。

先生师古但不泥古，屡有创新，如“痛风”病，医家多归于“痹证”范畴加以辨治。先生指出此为“痰湿阻滞于血脉之中难以泄化，与血相结而为浊瘀，滞留于经脉，则骨节肿痛、结节畸形，甚则溃破，渗溢脂膏；或郁闭化热，聚而成毒，损及脾肾”，指出“凡此皆浊瘀内阻使然，实非风邪作祟”，创“浊瘀痹”病名，制定了固护两本、泄化浊毒之则。其内涵深刻，见解独到，具有很强的临床指导意义。笔者跟师侍诊，亲见多例痛风、痛风性关节患者取效明显，部分患者甚至痛风石软化变小，直到完全消失，效果之神奇，令人慨叹。

**3. 重剂沉疴，巧妙配伍**

先生深知药物剂量始终是限制临床医师的一大关口，古人有“药不瞑眩，厥疾弗瘳”之说，《景岳全书》曰：“治病用药，本贵精专，尤宜勇敢……但用一味为君，二三味为佐使，大剂进之，多多益善。夫用多之道何在？在乎必赖其力，而料无害者，即放胆用之。”然而，按照目前药典规定的剂量治疗，很多大病、重病难以取效，故先生采取多种性味归经相同的药物合用，以弥补剂量不足的缺点，实是不得已而为之。先生同时指出，取效关键，不唯剂量一端，药物配伍亦甚为重要。要发挥它新的作用或特定的疗效，就必须突破常规剂量和巧妙配伍。侍师临证及整理医案过程中，先生或系统阐述，或言简意赅，直指病机核心；施药用量当大则量大，久病迁延则轻剂缓图；对于辨治过程出现的变化，先分析其机制后加以微调，恰当配伍，取“四两拨千斤”之效，如案例中辨治脾肾亏虚之申某案，患者服药后在怯冷、关节疼痛好转同时出现口腔溃疡等症状，先生指出“此虚火也，不可因其口腔溃疡误用清寒之剂，当引火下行，同时益火之源以育阴潜阳”，原方加以甘杞子10g，3剂后患者口腔溃疡即解，如此等等。

长期临证实践中，先生创制了多个配伍巧妙的药对，例如，治疗痹证疼痛的全蝎、蜈蚣，治疗肝硬化腹水的楮实子、庵间子；治疗“僵肿”的炮山甲、蜣螂虫等；肾精亏虚者，则多以仙灵脾、地黄配伍，或补骨脂、骨碎补、鹿角片、生黄芪。

对于单味药，先生亦体会甚多。如甘杞子，量用至60g，则有止血之效。凡齿宣、鼻出血及皮下出血（血小板减少性紫癜等），连服3~5天即有效，用量小于45g则无效。益母草小量（10~15g）作用是调经活血，大量（60~75g）则能利水消肿、平冲降逆。苍耳草苦辛而温，祛风化湿：小剂量治头风鼻渊、痹痛及疮肿癣疥，大剂量能治麻风病（960g/d）及结核性脓胸（210g/d），等等。先生长期临证，用药经验甚为丰厚，多有著述。

更为重要的是，先生对虫类药进行了深入研究，上自《神农本草经》，下至近现代诸家，无不精研，结合临床实际总结、归纳、分类，开创了虫类药应用的新篇章；尤其对于疑难重症，巧妙伍用虫类药取得单纯草木药物所不能达到的效果。其所主编《朱良春虫类药的应用》一版再版，受益者众。

**4. 慈蔼垂顾，润物无声**

先生特别为别人着想，事无巨细，考虑周详。笔者初到南通，人生地不熟，先生多次过问我在南通的生活，住宿、吃饭、交通等方方面面，嘱咐各种事项。跟诊结束，先生亲自讲小课，讲解中医理论的知识框架、各种药物临床应用、中医各家学术流派特点，讲解各方面的知识，从从容容，安静慈祥。有时候师生谈得开心了他会畅快地笑起来……令人如沐春风。这就是先生给我的感受。他是学富五车的中医大家，更是一位智者，一位慈祥的长者。

先生学风踏实、文风朴实，工作非常严谨，修复任何文件时，都要字字句句去读。整理医案过程中，先生连标点符号都要核对，修改不合适时自己还要用涂改液修复，从不假他人之手。最初整理出来的案例均由先生亲自过目，后因先生身体欠安，不能一一看示，却一直惦记着病案整理进度。

2015年12月14日，突闻先生离世，我震惊异常！想起先生高年之际收我为徒，亲自带教，传道讲学；想起先生对弟子的关心爱护；想起先生悉心传授的一幕幕。仿佛就在昨天，仿佛还在先生身边，如今竟天人永隔，再也看不到先生慈祥的面容，再也听不到先生谆谆教诲……回首往昔，不觉悲从中来，天涯海角有尽处，唯有师恩无穷期！

先生为中医而生，见证了中医中药发展的艰辛历程，传承、守候了中医中药的火种！他心似佛而术似仙，永远值得后辈敬重！而今先生离世，传承工作时不我待，我辈会按照先生的教诲勤于临床、深研经典，真正以经典理论为指导，用心体察临证，不断总结和提高，解困救厄，造福病患，不负先生教诲！

陈党红

2016年3月19日

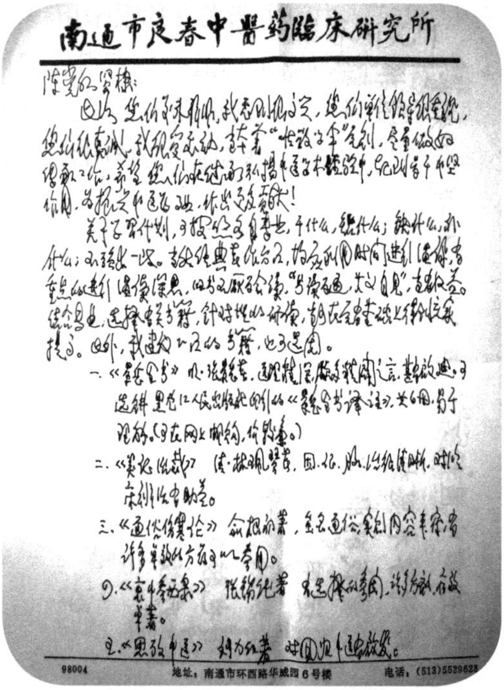


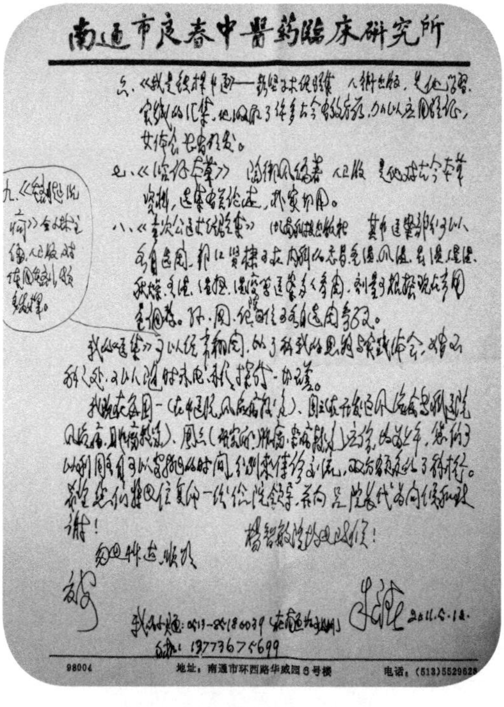


朱老为笔者亲列读书清单

# 前　言

“经典是基础，师传是关键，实践是根本”，这是国医大师朱良春先生对中医药传承肺腑之言。为了更好地继承名老中医的学术临床经验，在国医大师邓铁涛先生、朱良春先生和其他全国名老中医的大力支持下，自2001年始，广东省中医院开全国之先河，邀请全国名老中医来广东省中医院带徒授业，发展培养了一大批中坚力量和铁杆中医。笔者作为青年中医师有幸被选拔出来脱产跟师全国名老中医学习，并于2011年3月如愿以偿拜朱良春先生为师，进行了两年的脱产跟师学习，收获良多。

学习期间我按照医院和先生的要求学习，通过跟师门诊、病房查房、疑难病例讨论、讲小课、参加学术交流等方式，对先生的学术思想体系和临证经验进行系统学习，如实记录了先生及其学术继承人辨治各种疑难重病如各种痹证、大偻、肿瘤、皮肤病等的临证思想和用药特点，对每一个案例进行总体回顾性分析，对相关用药加以重点指出，着重讲述学习体会，力求原貌呈现诊治过程，尤其在整理病案的过程中结合《黄帝内经》等经典理论去理解和阐释，在加深对经典理论认识的同时，也对先生的学术思想体系日渐明晰，深深体会到先生深厚的经典理论和广博的临证经验相结合所形成独特的学术思想，而先生的过人胆识和独到的用药经验以及毫无保留的传授，更给我留下难以磨灭的印象。兹将所整理医案一一公布于众，践行朱老“经验不保守，知识不带走”的教导。

跟师朱良春先生时所整理的医案，分为《朱良春治痹薪传实录》和《朱良春疑难杂症辨治薪传实录》两本先后出版。《朱良春治痹薪传实录》主要通过验案实录、诊疗思路、跟师体会、朱师经验等方面介绍笔者跟师临证所学、所思、所得，同时，笔者于书中总结归纳了先生治疗痹证遣方用要经验，便于读者学习使用。

在跟师学习及整理医案的过程中，深受朱家诸位师兄师姐之恩，感谢朱婉华院长、朱胜华院长在我跟师学习过程中给予大力支持，在收集资料和生活中的诸多关照；感谢朱剑萍所长在跟师学习过程中提供的诸多帮助；感谢南通大学附院朱建华教授在临证方面毫无保留的指导，纠偏归醇；感谢朱家诸位师姐师兄的指导和帮助！感谢吕玉波院长、陈达灿院长等各位领导，不辞辛劳送我前来，又亲自接我回去，饱含着的是他们热爱中医、复兴中医的努力，也饱含着对青年医师的满满期待！感谢杨志敏院长百忙中多次电话，关切之心感同身受！感谢背后默默支持我的家人和朋友。

因笔者学识所限，对病案整理分析有失全面甚或偏差之处，恳请各位同道批评指正。

陈党红

2016年3月19日

# 目　录

## 验案实录

## 方药治验

# 验案实录

痛风

类风湿关节炎

强直性脊柱炎

幼年特发性关节炎

成人Still病

疑难痹证

# 痛　风

## 案1　朱良春教授辨治痛风性关节炎——浊毒瘀阻证

卢某，男，56岁，初诊2010年3月26日。

主诉：痛风性关节炎反复发作5年。

患者自诉5年前开始反复发作，涉及双足第1、5跖趾关节、跗骨关节、踝关节、膝关节、指腕关节，每次发作时出现局部红、肿、热、痛，3~5天可自行缓解，未系统检查，自行服用止痛药治疗。2年前开始出现多关节有较大痛风石沉积，疼痛，有溃疡黄水，患者痛苦不可忍受，要求中医药治疗。来诊诉近日纳可，眠调，二便可，苔薄白根腻，脉弦。

辅助检查：白细胞计数（WBC）$11.83 \times 10^9$/L，中性粒细胞（N）0.705，血小板计数（PLT）$511 \times 10^9$/L。肝、肾功能正常；C反应蛋白（CRP）40.5mg/L，红细胞沉降率（ESR）91mm/h。X线示痛风。

中医诊断：浊瘀痹（浊毒瘀阻）；西医诊断：痛风性关节炎。

治则：泄浊化瘀，蠲痹通络。

首诊处理：①痛风汤加痹通汤加土茯苓15g，萆薢10g，牡丹皮10g，泽兰20g，鬼箭羽30g，全蝎粉（分吞）2.25g。②浓缩益肾蠲痹丸，每次4g，每日3次，口服。③新癀片，每粒0.32g，每次0.96g，每日3次，口服。

二诊（2010年4月9日）：患者关节痛减轻，但左脚趾、右脚肿块变化不明显，纳眠可，二便调，苔薄白微腻，脉弦。复查血常规正常，ESR 66mm/h。宗原法继治。

处理：①前方继服14剂。②浓缩益肾蠲痹丸，每次4g，每日3次，口服。③芙黄膏外用。

三诊（2010年4月23日）：患者诉药后关节痛明显减轻，右腕关节消肿，脚趾肿块稍减退，唯右手小指指间关节化脓，纳眠及二便正常，脉弦。守上方案继治。

处理：①上方加败酱草30g，蒲公英30g，炒元胡30g。14剂。②浓缩益肾蠲痹丸，每粒4g，每日3次，口服。

随访情况良好，关节疼痛已消，肿块有消，但痛风石存在。饮食无忌，有复发倾向。

## 【诊治思路】

本案例病已5年，痛风由小关节逐渐累及大关节，每次关节发作局部红肿热痛，后来出现多关节有较大痛风石沉积，伴溃疡黄水，痛苦不可忍受。此为重症浊瘀痹，治当“泄浊化瘀，蠲痹通络”。

首诊以痛风汤+痹通汤+土茯苓、萆薢、牡丹皮、泽兰、鬼箭羽、全蝎粉为基础组方；兼服浓缩益肾蠲痹丸以益肾蠲痹，辅以新癀片止痛。朱师治疗痛风三要药：土茯苓、萆薢、威灵仙，功能泄浊解毒、通络止痛，佐以桃仁、泽兰等活血化瘀，全蝎粉解痉止痛。14剂后，患者关节痛减，守方继进14剂，并芙黄膏外用。患者关节痛明显减轻，右腕关节消肿，脚趾肿块稍减退，唯右手小指指间关节化脓。患者后来虽因个人原因未能继续治疗，但阶段治疗效果十分明显。

## 【朱师经验】

“痛风”一词始于李东垣、朱丹溪，《丹溪心法·痛风》说：“痛风而痛有常处，其痛处赤肿灼热，或浑身壮热”，又说：“骨节疼痛，昼静夜剧，如虎啮之状。”这与现代医学痛风患者的临床特征颇为相似。《医学入门·痛风》云：“形怯瘦者，多内虚有火，形虚肥者，多外因风湿生痰，以其循历遍身，曰历节风，其如虎咬，曰白虎风，痛风必夜甚者，血行于阴也。”

朱师首创“浊瘀痹”名，对前贤认为“痛风”是外因所致进行了澄清，认为“痛风”以内因为主，如临床观察本病有其特征：①以中老年形体丰腴者多，或有饮酒史，喜进肥甘膏粱者。②从症状而言，则以关节局部疼痛，且有结节，或流脂液等。朱师认为湿浊内阻是本病主要病机，此湿浊之邪为内生之邪，鲜少外来，由患者饮食、生活调摄失常，脂膏过多摄入，脏腑功能失调、升清降浊失权引起，痰湿浊毒滞阻于血脉中，难以泄化，并与血相结为浊瘀，闭留于经筋、脉络，而见肿痛、结节畸形，发为痛风。部分患者出现肿块或流溃脂。病虽由运化不及而成，但与肾有密切关系。《杂症会心录》曰："脾失健运，则散精于肺，而肌腠坚固，外湿无由而入也；肾气充实，则阴阳调和而升降有度，内湿何自而生乎？"痛风发生的根本原因在脾肾两本亏虚，故治当从"益肾健脾，泄化浊瘀"着手。通过"泄浊化瘀，荡涤污垢"以推陈致新，清理血络、筋脉中之瘀毒浊物，而"调益脾肾"乃正本清源，俾脾运健、肾气推动有力则气血周流得以畅通、浊毒之邪不得容身。

痛风汤是朱师根据痛风的根本病因病机而创制的，方由土茯苓、萆薢、薏苡仁、威灵仙、泽兰、泽泻、秦艽等泻浊解毒之良药为主，伍以赤芍、地鳖虫、桃仁、地龙等活血化瘀之品，以促进湿浊泄化，溶解瘀结，推陈致新，增强疗效，能明显改善症状，降低血尿酸浓度。

目前，南通良春医院根据朱师经验已将"痛风汤"开发成院内制剂"痛风颗粒"。经临床应用及实验观察，该方具有降低血尿酸含量、修复关节损伤、抗炎和镇痛作用，对痛风有较好的治疗作用；而药理研究表明该药具有调节核酸、嘌呤代谢，促进核酸合成，改善微循环，抗炎镇痛，利尿消肿等多种生物学效应，具有抑制尿酸生成和促进尿酸排泄的双向调节作用；经过急毒、长毒实验证明该药安全无毒。值得推广使用。

## 案2　朱良春教授辨治痛风性关节炎——浊瘀内阻证

沈某，男，43岁，初诊2011年1月8日。

主诉：反复膝关节疼痛、肿胀5年余，再发1天。

患者5年以来反复出现膝关节疼痛，平素自服止痛药，病情反复迁延，渐至双踝、双足趾关节处痛，并出现红肿。曾查尿酸偏高，未予以特殊处理，症状反复发作，一天前疼痛加重，来诊。当下症：双膝关节疼痛，以右膝关节明显，行走暂不受限，畏寒肢冷，上下楼梯欠利，压痛（+），灼热感明显，纳可，二便调，舌体胖，质淡，苔薄白，脉弦滑。

辅助检查：肾功能：尿素氮（BUN）5.24mmol/L，肌酐116μmol/L，尿酸（UA）595μmol/L，膀胱抑素C 1mg/L，CRP 80.5mg/L。

既往有高血压病史，服药控制尚可，来诊时血压110/90mmHg。否认糖尿病、冠心病史。有吸烟史10余年，每日20支，偶尔饮酒。

中医诊断：浊瘀痹（浊瘀内阻）；西医诊断：痛风性关节炎（待排）。

治则：泄浊化瘀。

首诊处理：①痛风汤加牡丹皮10g，泽兰30g，鬼箭羽30g，炒元胡15g，扦扦活30g，六月雪20g，地榆20g。7剂。②浓缩益肾蠲痹丸，每次4g，每日3次，口服。③新癀片，每次0.96g，每日3次，口服。

二诊：患者诉仍有关节红肿热痛，纳可，眠尚可，二便一般，舌淡红，苔薄白根腻，脉弦。查血尿素氮4.3mmol/L，尿酸591μmol/L，CRP 27.1mg/L，原法继进。

处理：①痛风汤加土茯苓15g，鬼箭羽30g，炒元胡30g，牡丹皮10g，泽兰30g，白蔻仁6g（后下）。7剂。②浓缩益肾蠲痹丸，每次4g，每日3次，口服。③新癀片，每次0.96g，每日3次，口服。

三诊：患者药后关节痛已除，感觉良好，纳眠可，二便调，苔薄淡黄，脉弦。原方守法继进7剂以巩固之。

## 【诊治思路】

本案例为中年男性患者，5年以来反复出现膝关节疼痛，止痛药不能控制，双踝、双足趾关节处红、肿、痛，尿酸偏高，畏寒肢冷，灼热感明显，舌体胖、质淡、苔薄白，脉弦滑。患者症与舌象并不相符。从其畏寒肢冷、舌脉等表现，可测患者脾肾阳气亏虚、运化失健、湿浊瘀毒内阻十分明显，而局部气机不畅，郁滞化热的红肿疼痛之征亦非常突出。此为浊瘀痹急性发作，当以"急则治其标"为则，以泄浊化瘀法。

首诊以痛风汤加牡丹皮、泽兰、鬼箭羽、炒元胡、扦扦活等汤剂内服，并浓缩益肾蠲痹丸温补肾督、新癀片口服以止痛。痛风汤为朱师治疗痛风所创制，方中土茯苓、萆薢、蚕沙、威灵仙等泄降浊毒、通利关节；鬼箭羽、赤芍、益母草、泽兰等活血化瘀，利水泄下；苍术、何首乌等运脾益肾、燥湿解毒。诸药相伍，共奏泄浊化瘀、调益脾肾之功。7剂后，患者仍有关节红、肿、热、痛，遂原方加大土茯苓、炒元胡的剂量，并加白蔻仁以芳化湿浊。7剂后，患者关节痛已除，感觉良好，再服7剂，诸症皆无。案例治疗终获全功。

## 【朱师经验】

痛风的主要症状是关节红、肿、疼痛，朱丹溪认为"此为血热受寒"得之，《丹溪心法·痛风》说："痛风而痛有常处，其痛处赤肿灼热，或浑身壮热。”但朱师认为“痰湿阻滞于血脉之中，难以泄化，与血相结而为浊瘀，滞留于经脉，则骨节肿痛、结节畸形，甚则溃破，渗溢脂膏。或郁闭化热，聚而成毒，损及脾肾”，指出“凡此皆浊瘀内阻使然，实非风邪作祟”。故朱师认为“泄化浊瘀”以治其标，温补脾肾治其本，审证加减则浊瘀可得渐化，脏腑功能得以协调，脏腑分清泌浊之功能恢复。

朱师治疗痛风有自己的独特思路，认为“浊瘀之毒贯穿全程”，则须“恪守泄化浊瘀大法，贯穿于本病始终”，随症加减而已，不可一见其他即改弦易张。

**【跟诊体会】**

“浊瘀痹”相对“痹证”而言，治疗难度并不小，原因考虑可能：痹证之风、寒、湿、瘀胶着难解，所形成的顽痰、死血附筋着骨，造成患者气血阴阳俱损，肾督之阳气损伤尤重。而且部分痹证患者先天即有不足，发病较早，尤其是强直性脊柱炎患者；痛风则多因嗜肥甘厚味、湿浊阻滞于血脉之中，难以泄化，虽与脾失健运、肾失排泄相关，脏腑功能尚可。当然，痛风发作日久，浊毒瘀阻附筋着骨，或郁滞化热，病及三焦壅塞，呈“关格”危症，又当别论。此为笔者浅见。

## 案3　朱良春、朱婉华教授治疗痛风性关节炎——肾虚骨痹，浊瘀内阻证

钱某，男，43岁，初诊2010年6月28日。

主诉：双膝关节痛加重半月。

患者形体肥胖，素饮酒，嗜肥甘，半月以来反复出现双膝关节疼痛，影响活动，来诊见膝关节红肿热，左大趾关节处可见一如栗子大小、紫红色肿胀块（痛风石），未见破溃，无口干口苦，纳眠可，二便调，苔薄黄，质淡紫，脉细小弦。

X线片：双膝关节退变增生。

中医诊断：浊瘀痹（肾虚骨痹，浊瘀内阻）；西医诊断：痛风性关节炎。

治则：益肾蠲痹，泄化湿浊。

首诊处理：①痹通汤加骨碎补30g，补骨脂30g，鹿角片10g，生黄芪30g，

泽兰、泽泻各30g，凤凰衣8g，莪术8g，生白芍30g，蜈蚣粉2.25g（冲），全蝎粉2.25g（冲）。15剂。②益肾蠲痹丸，每次8g，每日3次，口服。

二诊（2010年7月14日）：患者药后关节胀痛、行走不利等症好转。4天前开始右手中指掌指关节疼痛、微肿、屈伸不利，诉药后大便成形，小便正常，纳佳，眠可。苔薄白微腻、根黄，质淡紫，脉细小弦。辅助检查：ESR 24mm/h，CRP 9.7mg/l，UA 737μmol/L，ALT 96.9U/L，AST 50.3U/L，GGT 100U/L。此为浊瘀痹，治宜逐瘀泻热、蠲痹止痛。

处理：①处方同上。②痛风颗粒（因纳入国家痛风小组攻关试验，故以痛风颗粒服用），每次1包，每日3次，口服。③益肾蠲痹丸，每次8g，每日3次，口服。

三诊（2010年9月13日）：患者服药已2个月。目前情况：左足第1跖趾关节疼痛未再发作，左膝关节肿痛灼热已4天，关节屈伸不利，跛行，纳眠佳，二便调。8月18日复查：ALT 78U/L，AST 38.9U/L，GGT 81U/L，UA 683μmol/L。X线片：右膝软组织明显肿胀，髁间突、腓骨近端髌骨下缘均可见骨质增生影。考虑患者目前处于急性发作期，宜加强清热除痹之力，原方加用忍冬藤、青风藤以清热通络，加炒元胡、制南星以通络止痹痛，土茯苓清热利湿，通利关节因患者关节肿胀故加用炮山甲以软坚散结、通络止痛。加用复肝丸护肝。

处理：①痹通汤，青风藤30g，穿山龙50g，忍冬藤30g，炮山甲4g（研冲），制南星30g，泽兰、泽泻各30g，凤凰衣8g，莪术8g，生白芍30g，骨碎补30g，补骨脂30g，炒元胡30g，怀牛膝15g，土茯苓30g。30剂。②痛风颗粒，每次1包，每日3次，口服。③益肾蠲痹丸，每次8g，每日3次，口服。④蝎蚣胶囊，每次1.5g，每日3次，口服。⑤复肝胶囊。

患者服药后病情有所缓解，后续服60剂，病情进一步改善，但后来自行停药，一直到次年复诊。

四诊（2011年3月8日）：患者诉服前药后已无关节红肿疼痛，故自行停药，后因饮食不慎，关节疼痛再发。来诊见：左手掌指关节、左足第1趾关节肿胀疼痛，焮红灼热，肿如鸽蛋大小，不能穿鞋，不能正常行走。大便日行一次，质偏干，小便偏黄。苔薄白脉弦。ESR 60mm/h，UA 646μmol/L，CRP 18.8mg/L。处理同前，15剂。嘱患者认真服药，勿擅自停用，并注意饮食清淡。

五诊（2011年3月18日）：患者诉药后左足痛已除，唯右膝关节及右手拇指仍红肿疼痛，眠中有汗，纳可，二便自调，苔薄淡黄，脉细。朱师会诊后，考虑为痛风急性发作，故从浊瘀痹角度考虑。

处理：①痛风汤加土茯苓15g，泽兰30g，鬼箭羽30g，浮小麦30g，怀牛膝15g。7剂。②益肾蠲痹丸，每次8g，每日3次，口服。③蝎蚣胶囊，每次1.5g，每日3次，口服。④嘱清淡饮食，少进肥甘酒食。

六诊（2011年3月24日）：患者右手拇指红肿痛已消，唯左足第1跖趾关节处仍红肿痛，右膝关节痛稍有肿胀，伸屈受限，行走欠利，眠汗减而未已。纳眠可，二便自调，舌红脉弦。症状已解，唯虚汗明显，加白芍入阴分酸敛止汗。

处理：①痛风汤加土茯苓15g，泽兰30g，鬼箭羽30g，浮小麦30g，怀牛膝15g，生白芍30g。②益肾蠲痹丸，每次8g，每日3次，口服。③蝎蚣胶囊，每次1.5g，每日3次，口服。

七诊（2011年3月31日）：患者红肿热痛渐退，结石缩小，已能穿鞋，正常行走。苔薄白根黄微腻，质紫。脉细弦。处理：守前处理以善后。

随访目前注意饮食，情况尚可。

## 【按语】

此痛风案例取得较好治疗效果，尤为值得关注的是经治疗患者的痛风石缩小变软，由原先红肿热痛及痛风结石导致不能穿鞋、不能行走，经治后能穿鞋和正常行走。值得很好的回顾与思考。

## 【诊治思路】

患者为中年男性，平素饮食多有肥甘、酒食，来诊前半月反复出现双膝关节疼痛、红肿，散在痛风石。结合四诊资料，考虑为“浊瘀痹”，由肾虚浊瘀内阻而致，故立“益肾蠲痹，泄化湿浊”为治。

首诊以痹通汤加骨碎补、补骨脂、鹿角片、生黄芪、泽兰、泽泻、生白芍、蜈蚣、全蝎，汤剂内服，并益肾蠲痹丸口服通络止痛、温壮肾督。方中以痹通汤加补肾精、益气血之品。14剂后，患者关节胀痛、行走不利好转，但出现右手中指掌指关节疼痛，微肿，苔薄白微腻，根黄，质淡紫，脉细小弦。患者已纳入痛风组治疗，予以痛风颗粒、益肾蠲痹丸口服。治疗2个月后足关节疼痛消，唯左膝关节肿痛灼热、屈伸不利。原方加用忍冬藤、青风藤以清热通络，加炒元胡、制南星以止痹痛，土茯苓利湿泄浊，加用炮山甲以软坚散结、通络止痛。患者服药后关节已无红肿疼痛故自行停药，复因饮食不慎，再发关节疼痛，复诊见其左手掌指关节、左足第1趾关节肿胀疼痛，焮红灼热，肿如鸽蛋大小，不能穿鞋，不能正常行走。继守前方案15剂，患者左足痛已除，唯右膝关节及右手拇指红肿疼痛。朱师会诊后考虑为痛风发作，宜从浊瘀痹角度考虑，立“泄化浊毒”为法，以痛风汤加土茯苓、泽兰、鬼箭羽于汤剂，并益肾蠲痹丸、蝎蚣胶囊口服益肾蠲痹、活血止痛。药共14剂，患者关节红肿热痛渐退，结石缩小，已能穿鞋，正常行走。

【朱师经验】

笔者亲睹患者痛风石缩小变软，朱师治疗痛风思路辨证用药之准确、疗效之神奇令人折服。

痛风多合并痹证，二者兼见，临床易于混淆；而且痛风发作期与湿热痹证颇有相同之处，必须细加详查。同时，朱师还告诫弟子，痛风发作期患者多以局部红肿热痛为苦，不可过于强调治本，而忽视对标的处理。皆因痛风发作时痛如针刺、刀割，如虎啮，患者如何能忍？若患者不能配合治疗，如何能药到病除？即如本病例，在针对发作期采取标本兼治之法，既可消肿定痛，又可控制发作，方为两全之策。

另，朱师认为痛风患者饮食甚为重要，宜少烟酒、不吃高嘌呤食物，控制体重，坚持运动等，均有助于巩固疗效。

## 案4　朱良春、朱婉华教授辨治痛风——浊瘀内阻证

孙某，男，初诊2009年12月7日。

主诉：反复足趾红肿痛3年。

患者2006年始出现血尿酸增高，4月份查尿酸450μmol/L，未诊治，当年年底出现大足趾红、肿、痛，1周后自行缓解，反复发作，未在意。2007年3月患者症情再次复发，出现左脚肿，始服中药调治，发作次数较前减少，但后来又发现心脏期前收缩（早搏），并阵发性烘热、盗汗，汗出湿衣。今年痛风发作更为频繁，累及双足第1跖趾关节、踝关节，并伴双侧臀腿外侧发凉，畏风寒，双下肢酸胀乏力。2009年1月份服用“立加利仙”后尿酸正常，但肌

酐、BUN上升，停药后改善。2009年11月11日复查肾功能，尿酸502μmol/L，Cr、BUN正常，血糖正常。当年痛风发展到左大趾红、肿、痛发作多次。今来院求诊治。刻下：症见双足第1跖趾关节、踝关节疼痛，红肿灼热不明显。双侧大腿外侧发凉，双小腿酸胀、乏力，阵发烘热、盗汗，汗出湿衣，纳可，二便调，眠欠安（出汗影响），舌质紫气苔薄白根腻，脉结代。

既往有高血压病史20年，服“神龙愈压灵”4粒，每日3次，血压控制可，血压（BP）130/80mmHg，有冠心病史8年。

中医诊断：浊瘀痹（浊瘀内阻）；西医诊断：痛风。

治则：泄浊化瘀，宁心安神。

首诊处理：①痛风汤加鬼箭羽20g，紫丹参30g，泽兰20g，潞党参30g，生黄芪20g，麦冬15g，煅龙骨、煅牡蛎各30g，柏子仁、酸枣仁各30g，瘪桃干20g。14剂。②续服神龙愈压灵、单硝酸异山梨酯（欣康）。③建议住院治疗。

二诊（2009年12月26日）：患者电话自述足趾疼痛减轻，乏力改善。守前方案，加扶正消瘤丸。

三诊（2010年1月29日）：患者电话自述血尿酸正常，近1个月来时有心烦，烘热明显，服“牛黄清心丸”后好转，苔薄黄，要求调整方药。续原法出入。

处理：①痛风汤，紫丹参30g，薤白头10g，降香8g（后下），焦山栀15g，淡豆豉20g，淮小麦60g，瘪桃干20g。30剂。②牛黄清心丸。

后患者自觉病情改善，自行停药。

## 【按语】

此痛风案例取得阶段性成功，再次验证朱师“泄化浊瘀”治疗“浊瘀痹”可靠疗效。

## 【诊治思路】

本案患者来诊，反复足趾红、肿、痛已有3年，确诊为“痛风”，病情渐发展，不但出现双足跖趾关节、踝关节疼痛，而且有双侧大腿外侧发凉，双小腿酸胀、乏力及阵发烘热盗汗情况，来诊见舌质紫苔薄白根腻，脉结代，考虑为“浊瘀痹”，遂以“泄浊化瘀”为法治疗，以痛风汤加鬼箭羽、紫丹参、泽兰、潞党参、生黄芪、麦冬、煅龙骨、煅牡蛎、柏子仁、酸枣仁、瘪桃干汤剂内服，以泄浊化湿，并益气培肾。服药18剂患者疼痛减轻，乏力改善，前方继服并加扶正消瘤丸以扶正。再服1个月，患者血尿酸降至正常。

【朱师经验】

痛风之名，始于李东垣、朱丹溪，但真正把"痛风"病从传统"历节病"中区别出来的是朱师。朱师不但指出了痛风病因病机与前贤所述"历节病"的不同之处，更创"浊瘀痹"名，认为就临床实际而言，本病多以中老年多见。此类患者多形体丰腴，喜食膏粱肥甘，或有饮酒史，关节疼痛以夜半为甚，且有结节，或溃流脂液；而从病因来看，"湿浊瘀滞内阻"为其主要原因，复受寒受湿等诱因发作。

朱师进一步指出，此湿浊之邪为内生之湿，非外来之邪；湿浊内阻、脏腑功能失调，升清降浊无权，因之痰湿滞浊更难以泄化，遂与血相结而为浊瘀，滞于经脉、留于关节，则有关节肿痛、结节畸形，甚则溃破、渗溢脂膏之变，甚如《素问·生气通天论》描述"高梁之变，足生大疔，受如持虚"之状；病久或郁闭化热，聚而成毒，损及脾肾。

朱师认为，凡此悉皆浊瘀内阻使然，故称之为"浊瘀痹"。既是"浊瘀"为患，则应"泄化浊瘀"以使分清泌浊之功能恢复，脏腑得以协调，趋于康复。

【跟诊体会】

据笔者临床观察，多数患者3~5天即可见效，7~14剂症状基本消失。对于痛风合并风寒湿痹证者，二者都是顽缠难愈的疾病，集中发病，就更显得难以处理，在朱师"泄化浊瘀，健脾益肾"法则指导下运用痛风汤、痹通汤就能取得很好的疗效。

## 案5　朱婉华教授辨治痛风性关节炎——肾虚络痹，痰浊瘀阻证

缪某，女，55岁，泰兴人，初诊2010年7月26日。

主诉：四肢关节肿胀疼痛7年余，加重2个月。

患者7年前开始出现双膝关节肿胀疼痛，至南京某医院行相关检查，诊

断为痛风性关节炎，所治不详。后渐出现双手、双足关节肿胀疼痛，近2个月来肿胀加重，自服用消炎片、止痛片，效果不佳。现患者双手肿胀明显，不能握拳，晨起明显，活动后好转；腕部疼痛，活动受限，双膝关节肿胀疼痛、下蹲不利，双足底疼痛明显。以上症状每于天气变化时明显，伴患部灼热感。纳可眠安，二便调，苔薄白，脉细小弦。

查体：颈椎畸形、压痛（+），双“4”字征（-），直腿抬高试验（+）。

辅助检查（5月23日）：环瓜氨酸肽（CCP）50.6RU/ml，CRP 13.9mg/L，ESR 18mm/h，RF 阴性，尿酸83μmol/L。本院ESR 38mm/h。X线：半月板损伤（待排）。

中医诊断：痛风（痰浊瘀阻），痹证（肾虚络痹，痰浊瘀阻）；西医诊断：痛风性关节炎。

治则：益肾蠲痹通络。

首诊处理：①痹通汤，补骨脂30g，骨碎补30g，鹿角片15g，苏木30g，炮山甲4g（分吞），凤凰衣8g，莪术8g，蜈蚣粉2.25g（分吞），全蝎粉2.25g（分吞），生黄芪30g，制川乌10g，川桂枝10g，泽兰、泽泻各30g。30剂。②朱氏温经蠲痛膏1贴，每12小时1次，外用。

二诊（2010年8月25日）：患者自述药后症情较前好转30%~40%，双手、足、膝肿胀缓解，疼痛减轻，双手已能握拳，纳可，眠安，二便调，苔薄白脉细小弦。药既合拍，率由旧章。

处理：①上方30剂。②朱氏温经蠲痛膏1贴，每12小时1次，外用。③蝎蚣胶囊每粒0.3g，每次1.5g，每日3次，口服。

三诊（2010年9月24日）：患者药后症情较首诊好转50%，双手、足、膝肿胀基本消失，疼痛缓解。补诉平时关节处畏寒，得温则舒，纳可，眠安，二便调，苔薄白脉小弦。宗原法继治。

处理：①上方30剂。②蝎蚣胶囊每粒0.3g，每次1.5g，每日3次，口服。③浓缩益肾蠲痹丸，每次4g，每日3次，口服。

四诊（2010年10月28日）：患者症情改善明显，诉药后病情较首诊改善55%~60%，唯双手腕、双足仍疼痛时作，无晨僵，仍怯冷，苔白微腻舌淡红，脉弦。原法出入。处理：守上方案。

五诊（2010年11月26日）：患者症情较首诊好转70%，唯弯手有轻痛，纳眠便调，苔薄白。处理：守上方案。

六诊（2010年12月28日）：患者述药后症情平稳，唯手腕运动时略有疼痛，纳尚可眠安便调。

处理：①上方30剂。②朱氏温经蠲痛膏1贴，每12小时1次，外用。③蝎蚣胶囊，每粒0.3g，每次1.5g，每日3次，口服。④浓缩益肾蠲痹丸，每次4g，每日3次，口服。

七诊（2011年1月27日）：患者药后症平，偶有腕关节不适，纳眠便可，苔薄白，脉弦。宗原法继治。处理：上方15剂。每剂药服2天，中成药同前。

随访情况可。

## 【按语】

此为临床取得明显效果的痛风性关节炎案例，前后治疗约半年时间，再次验证朱师的“泄化瘀浊、益肾健脾”法在临床中的作用。

## 【诊治思路】

本案患者7年前开始出现双膝关节肿胀疼痛，外院诊为痛风性关节炎，渐出现双手、双足关节肿胀疼痛，不能握拳，晨起明显，活动后好转，四肢关节疼痛，活动受限，双足底疼痛明显。每于天气变化时明显，伴患部灼热感。该患者病程较长，已达7年，从症状及病情发展过程提示不但有“痛风”，而且出现了关节病变，此根本原因皆由脾肾两虚、浊瘀内阻、络道不通所致。治宜标本同治。

首诊以痹通汤加补骨脂、骨碎补、鹿角片、苏木、炮山甲、蜈蚣粉、全蝎粉、生黄芪、制川乌、川桂枝、泽兰、泽泻等为汤剂内服，并朱氏温经蠲痛膏外用。30剂后，患者症情较前好转30%~40%，肿胀缓解，疼痛减轻，双手已能握拳。再服30剂，症情好转50%，肿胀基本消失，疼痛缓解。患者浊邪渐化，本底虚象显露，关节处畏寒、得温则舒，续以温通蠲痹治之。服药4个月，症情较首诊好转70%，除了弯手有轻痛外，余无不适。前后共治半年，患者偶有腕关节不适，余正常，乃以一剂药服2天，并中成药善后。

## 【朱师经验】

关于痛风的机制，朱师认为是“痰湿阻滞于血脉之中，难以泄化，与血相结而为浊瘀，滞留于经脉，则骨节肿痛、结节畸形，甚则溃破，渗溢脂膏。

或郁闭化热，聚而成毒，损及脾肾"，指出"凡此皆浊瘀内阻使然，实非风邪作祟"，乃创"浊瘀痹"病名，既有别于西医，又不同于中医痹证范畴，其内涵深刻，见解独到，具有很强的临床指导意义。笔者跟师侍诊亲见多例痛风、痛风性关节炎者经"健脾益肾，泄化浊毒"治疗宣告治愈。本案即为疗效很好的例子。

药用方面，全蝎、蜈蚣是朱师治疗疼痛的常用对药，认为二药相伍有通络开瘀定痛之效。有"僵肿"者，加炮山甲、蜣螂虫可破结开瘀，既可益肾消肿，又利于降低血尿酸浓度；体虚患者多以补骨脂、骨碎补、鹿角片、黄芪等以温经散寒，固本培元。此类患者急性期发作以"通络止痛，泄化浊瘀"，以痹通汤加减，同时服用益肾蠲痹丸以固本，缓解期则以痛风汤合益肾蠲痹之品巩固治疗，效果十分明显。部分患者不但症状完全消失，而且原有痛风石软化，终至消失。

## 【跟诊体会】

现代医学认为本病为代谢病，与高血压、糖尿病、高脂血症相同，笔者认为，代谢病产生缘于机体气化功能障碍，当责元气不足，中气斡旋无力，升清降浊功能失常，从此角度考虑，与朱师"泄化浊瘀，健脾益肾"治痛风十分契合。故此，代谢类疾病从脾肾论治有实际临床意义。

# 类风湿关节炎

## 案1　朱良春教授辨治类风湿关节炎——肾虚骨痹，寒湿入络证

曹某，女，60岁，初诊2011年9月27日。

主诉：多关节痛3年。

患者3年前始出现双手指远端指关节疼痛，无晨僵，渐至左肩疼痛，抬举受限。叠治乏效，渐出现右手第2、3指，左手第2指远端关节变形，今来诊要求服中药。刻下：畏寒喜暖，多关节疼痛，眠时手麻，活动时右膝疼痛，关节弹响，纳可眠安，二便尚调。苔薄白，脉细小弦。

查体：血压130/90mmHg，脊柱压痛（-），右膝压痛（+），双直腿抬高试验（-），双"4"字征（+），叩顶试验（-），双臂丛牵拉试验（-）。

辅助检查：X线：①颈椎病；②双手及腕关节退变增生；③双膝关节退变增生。

中医诊断：尪痹（肾虚骨痹，寒湿入络）；西医诊断：类风湿关节炎。

治则：益肾蠲痹，温经通络。

首诊处理：①痹通汤加制川乌10g，川桂枝10g，生白芍30g，补骨脂30g，骨碎补30g，鹿角片10g，生黄芪30g，泽兰、泽泻各30g，生水蛭8g，凤凰衣8g，莪术8g。10剂。②浓缩益肾蠲痹丸，每粒4g，每日3次，口服。③蝎蚣胶囊每粒0.3g，每次1.5g，每日3次，口服。④朱氏温经蠲痛膏，1贴，外用。

二诊（2011年10月11日）：患者药后右膝、左手第2、3指远端关节疼痛已释，夜间眠时手麻已消失，关节怯冷明显好转，但右手第2指远端关节、左肩疼痛减而未已，纳可，二便调，舌淡苔薄淡黄，脉弦。补诉：近5年来右眼经常充血、羞明流泪，一直未重视未治疗。处理：上方加枸杞子、菊花各

10g。14剂。中成药同前。

随访病情稳定好转，四肢关节基本不再疼痛。

## 【按语】

此案例发病时间较长，治疗效果相较其他患者不但疗程较短，而且收效明显。最初服药10剂，关节疼痛已释，怯冷明显好转，续服14剂即达临床治愈。

## 【朱师经验】

**固护肾督阳气为先** 痹证的发生，是阳气先虚，复感受外来风寒湿之邪，层层入侵所致。朱师认为，治疗痹证，不论何种阶段，当处处以固护人身阳气为第一要务。阳气对于身体的重要性，经典理论早有论述，如《内经》曰“阳气者，若天与日，失其所则折寿而不彰”“阳气者，精则养神，柔则养筋，开阖不得，寒气从之，乃生大偻”。人身阳气亏虚既是导致痹证的重要内因，也是影响其预后的关键因素。在此思想指导下，朱师临证常以大辛大热之川乌、草乌配以附子、桂枝、独活、细辛等温通之品，认为乌、附辛而大热，除寒开痹，力峻效宏；桂枝性味辛温，通阳散寒，入营达卫，二者合用，既可散在表之风寒，又可除在里之痼冷，相须相使，其效益彰；细辛气味香，善开结气、通滞气，内可宣筋脉而疏通百节，外而行孔窍而直透肌肤，能透少阴伏邪外出太阳而解，协同桂、附共奏散寒利窍通络之功。

**重视中焦，补疏有致** “非精血无以立形体之基，非水谷无以成形体之壮”，脾胃与肾为人身先后天两本，相互为用，共同维护人体正气及抗邪能力。“胃气一虚，五脏失所，百病出焉”。疾病的发生，尤其是慢性痼疾、疑难重症，病由阳明发展至少阴即邪由浅入深的渐进过程，阳明为十二经脉之长，维系内外之本，若其功能健运，则无病及少阴之虞；一旦阳明偏虚，损及太阴厥阴；阳明再虚，则病深损及少阴。因此，须时时注意温固两本，区别二者受损程度而辨治有主次。朱师同时指出，“实脾，并非多滋补”，《素问·血气形志》言太阴为“多气少血之经”，若患者中土不虚，无须特殊补益，唯健运即可，此即“四季脾旺不受邪，即勿补之”之意也。

## 案2　朱良春教授辨治类风湿关节炎——肾虚络痹，痰浊瘀阻证

查某，男，59岁，初诊2010年6月24日。

主诉：腕、膝关节疼痛2年，双臂酸痛1年，加重10天。

患者于2008年下半年开始出现腕、膝关节疼痛，伴局部发红、微肿、灼热，未予以特殊处理。2009年5月5日当地查：尿酸494μmol/L，经对症处理症状好转，当年9月开始患者出现双臂酸痛，双腕痛甚，致握拳欠利，畏寒明显，遂于2009年10月16日至苏州某医院查：ESR 17mm/h，RF 608IU/ml，抗“O”、CRP(－)，考虑“RA”予以中药及白芍总苷等治疗至今，症情减而未已。近10天来患者双肩疼痛、畏寒喜暖加重，气交之变尤甚，有晨僵现象。今来求诊。近日纳可，便调，眠安。苔薄白，质淡红，脉细小弦。

查体：颈椎压痛(－)，腰椎压痛(－)，双下肢“4”字征(－)，直腿抬高试验(－)。血常规正常，ESR 34mm/h。X线：①双手指、腕关节骨质未见异常；②颈椎病；③腰椎退行病变；④骶髂关节炎。RF 235.8IU/ml，CRP 17.4mg/L，Ig系列(－)，ASO(－)，CIC(－)。

中医诊断：①尪痹(肾虚络痹，痰浊瘀阻)；②骨痹(肾虚络痹，痰浊瘀阻)。西医诊断：①类风湿关节炎；②骶髂关节炎；③颈椎病；④腰椎退行病变。

治则：益肾蠲痹通络。

首诊处理：①痹通汤，青风藤30g，穿山龙50g，拳参30g，忍冬藤30g，生黄芪30g，泽兰、泽泻各30g，补骨脂30g，骨碎补30g，鹿角片15g，葛根20g，宣木瓜20g，羌活10g，制川乌6g，川桂枝10g，凤凰衣8g，莪术8g，全蝎粉2.25g(分吞)，蜈蚣粉2.25g(分吞)。30剂。②浓缩益肾蠲痹丸，每粒4g，每日3次，口服。③朱氏温经蠲痛膏60贴，外用。④嘱睡低平松软枕头，保暖。

二诊(2010年7月29日)：患者药后晨僵消失，关节已不感觉疼痛，双手指间关节压痛(±)，苔薄白，质淡紫，脉细小弦。ESR 16mm/h，血常规正常。

处理：①上方制川乌加至10g，淡苁蓉30g，30剂。②浓缩益肾蠲痹丸，每粒4g，每日3次，口服。

三诊(2010年9月4日)：患者晨僵消失，唯双手拇指掌指关节酸胀，双臀部酸痛，肩关节遇冷酸胀，活动不受限，纳眠可，二便调，苔薄白，脉细。

守原法继进。

处理：①上方加川续断20g，仙灵脾15g。30剂。②浓缩益肾蠲痹丸，每粒4g，每日3次，口服。③蝎蚣胶囊，每粒0.3g，每次1.5g，每日3次，口服。

四诊（2010年10月07日）：患者自述药后臀部酸痛已释，双拇指仍稍有酸胀，刻下：右肩酸痛，劳累后加重，纳眠可，二便调，苔薄白，脉细。

处理：①守法继治上方加生白芍20g，30剂。②中成药同前。

五诊（2010年11月10日）：患者药后症情较首诊好转，唯双拇指掌指酸胀未已，近半月来稍有双膝关节酸痛，活动可，纳眠可，二便调，苔薄黄根微腻，脉细弦。相关检查：ESR 7mm/h，RF 173IU/ml，CRP正常。分析：药既获效，率由旧章。

处理：①痹通汤，青风藤30g，穿山龙50g，拳参30g，忍冬藤30g，补骨脂30g，骨碎补30g，鹿角片15g，生黄芪30g，泽兰、泽泻各30g，凤凰衣8g，莪术8g，制川乌10g，川桂枝10g，生白芍30g。30剂。②浓缩益肾蠲痹丸，每粒4g，每日3次，口服。③蝎蚣胶囊，每粒0.3g，每次1.5g，每日3次，口服。

六诊（2010年12月16日）：患者药后关节疼痛渐平，偶感右肩部酸痛，苔薄腻微黄，质淡红，脉细小弦。续当原法出入。补述：有过敏性鼻炎病史。

处理：①上方加苍耳子15g，鱼腥草30g，辛夷花10g，金荞麦50g。30剂。②浓缩益肾蠲痹丸，每粒4g，每日3次，口服。③蝎蚣胶囊，每粒0.3g，每次1.5g，每日3次，口服。④咳喘胶囊，每粒0.3g，每次3粒，每日3次，口服。

七诊（2011年1月14日）：患者服药后关节已无疼痛，鼻涕减少，唯咽部有异物感，查见咽部红肿。苔薄微白腻，质淡红，脉细小弦。

八诊（2011年4月14日）：患者药后症情平稳，基本无疼痛发作，唯肩背部、膝部稍有酸痛，复查：RF 181IU/ml，CRP 13.6mg/L，纳可，便调，多梦，苔薄白脉弦。原法继进。

九诊（2011年6月15日）：患者病情一直平稳，近日阴雨天气多变，再感觉肩、膝、髋、双手掌指关节酸楚不适，畏寒，得温舒，盗汗，口干多饮，纳眠佳，二便调，舌淡红，苔薄中根稍腻，中有裂纹，脉细小弦。朱师会诊考虑：经脉痹阻已久，服药后有好转，但气候变化引致本症再发，前法继进。

处理：①痹通汤加穿山龙50g，仙灵脾20g，生地、熟地各15g，煅牡蛎30g，浮小麦30g，瘪桃干20g，制南星30g。30剂。②浓缩益肾蠲痹丸，每粒

4g,每日3次,口服。③蝎蚣胶囊,每粒0.3g,每次1.5g,每日3次,口服。

患者病情稳定好转,随访情况良好。

## 【按语】

此案例治以"温肾壮督,通络止痛"是朱师一贯提倡的"辨证与辨病相结合"在临床应用的具体体现。

## 【诊治思路】

本案患者,整体病机为肾督亏虚、寒湿内阻,故"益肾蠲痹通络"为治本之法。全程以痹通汤加减,如制川乌、川桂枝、补骨脂、骨碎补、鹿角片温通肾督,以生黄芪、葛根、宣木瓜、泽兰、泽泻、羌活益气舒络利关节,全蝎、蜈蚣钻髓搜剔,青风藤、穿山龙、拳参、忍冬藤为解郁通络,凤凰衣、莪术护胃止疡;兼以浓缩益肾蠲痹丸口服协治,温肾壮督、通络止痛贯穿始终。

## 【朱师经验】

朱师继承章次公先生"发皇古义,融会新知"学术思想,最早提出"辨证与辨病论治相结合",认为辨证论治与辨病论治各有所长,辨证论治是中医学的整体观和临床特点,但如果仅凭辨证,不考虑辨病,在治疗中若仅是针对阴阳、寒热、虚实、气血、表里用药,没有针对具体的"病"用药,有些疾病效果并不明显。应当在"融会新知"的思想指导下,在辨证论治的同时,选择有针对性的"专药"治疗"专病",不失为一种全面的方法。

例如,朱师认为痹证的整体病机为肾督阳虚失煦、痹阻不通,具体病因则有寒、痰、湿、瘀不同,局部则有上肢、下肢、关节、皮肤肌腠的区别,用药宜在性味归经基础而有所区别。整体用药以温肾壮督为根本,用附子、桂枝、仙灵脾、熟地黄、补骨脂、骨碎补、鹿角片(霜)、桑寄生、独活等;在充分固护正气的基础上,上肢痛可加葛根、宣木瓜,羌活;腰及下肢痛加川续断;关节肿胀明显加白芥子、半夏、泽兰、泽泻、苍术、白术、茯苓、萆薢。另外,区别寒、风、湿各自偏重而用药:如寒甚则乌头、附子、桂枝用量加大,瘀阻甚则桃仁、红花偏多,风盛则用钻地风、防风等,湿盛明显则以薏苡仁、苍术、白术等。朱师进一步指出:大多数情况下,痹证患者风寒湿的区别并不明显，协同发病为多，祛风散寒化湿参伍同用多见。虫类药因其具有草木所不能比拟的“搜剔钻透”之性，为辨证痹证的必用。

## 【跟诊体会】

笔者体会：痹证病因兼夹为患，病变的具体部位并没有严格的区分，只是观临床治痹证的其他医家，动辄大剂草木温通，有毒无毒暂且不谈，倘若辨识加用虫类药，充分发挥其开闭解结之力，何须草木大剂?!

## 案3　朱良春教授辨治类风湿关节炎——肾虚络痹，痰浊瘀阻证

徐某，女，39岁，初诊2010年10月13日。

主诉：全身多关节反复肿痛10个月，双髋疼痛4个月。

患者因全身多关节反复肿痛10个月，双髋疼痛4个月。于2010年9月8日至深圳某医院系统检查后诊断为①类风湿关节炎；②骶髂关节致密性骨炎；③髋关节病(待排)。予以柳氮磺嘧啶肠溶片0.5mg，每日3次，口服；甲氨蝶呤10mg，口服，每周1次；塞来昔布胶囊200mg，每晚口服；药后疗效不显，今来我院中药求治。刻下诊：腰骶、双髋、双肩关节疼痛，僵滞不适，双手指关节无明显肿痛及晨僵，易汗出，纳眠可，二便自调，舌有紫气、尖见瘀滞，苔薄白，脉细小弦。双下肢“4”字征(+)，直腿抬高试验(-)。

近查：RF 50.2IU/ml，IgG 2.04g/L，CH50 52.7U/ml，ENA系列(-)。CCP(+)，ESR 8mm/h。

中医诊断：①大偻(肾虚络痹，痰浊瘀阻)；②尪痹(肾虚络痹，痰浊瘀阻)。西医诊断：①骶髋关节致密性骨炎；②类风湿关节炎。

治则：益肾壮督，蠲痹通络。

首诊处理：①痹通汤，补骨脂30g，骨碎补30g，炮山甲8g，鹿角片10g，鹿衔草30g，甘杞子20g，山萸肉20g，穿山龙50g，仙灵脾15g，青风藤30g，制南星20g，徐长卿15g。14剂。②浓缩益肾蠲痹丸，每粒4g，每日3次，口服。③蝎蚣胶囊，每粒0.3g，每次1.5g，每日3次，口服。

二诊(2010年10月20日)：患者药后有时感头晕头痛，眠食均安，舌脉同前。BP 110/70mmHg，HLA-B27 33U/ml，RF 42.7IU/ml，CRP 3.6mg/L。辅

助检查: X线示腰椎退变,双侧骶髂关节变窄,间隙面模糊,关节面欠整,边缘骨质密度增粗,双侧髋臼轻度骨质唇样改变。

三诊(2010年10月30日): 患者电话自述药后头晕头痛已释,精神好转,小关节亦无明显疼痛,近日觉髋关节症状亦较前轻松,纳眠可,二便调,苔白腻。处理: 守上方案。

四诊(2010年11月29日): 患者电话自述药后病情减轻30%~40%,双侧关节痛减而未已,时有腰背隐痛不适,近日大便1~3次/日,水样,纳眠均可,小便调,苔薄白。嘱正规服药。

处理: ①上方加炒白术40g,车前子10g(包)。②浓缩益肾蠲痹丸,每粒4g,每日3次,口服。③蝎蚣胶囊,每粒0.3g,每次1.5g,每日3次,口服。

五诊(2010年12月29日): 患者药后双侧指关节略有疼痛,髋关节疼痛缓解80%左右,关节得温则舒,夜间咳嗽、咽痒无痰,纳可,眠安,小便调,大便1~3次/日,质稀,时呈水样,臭秽,苔薄白、质淡红,脉细小弦。查体:"4"字征左(++)、右(+),续当原法出入。

处理: ①痹通汤,穿山龙50g,青风藤30g,生地、熟地各20g,山萸肉20g,制南星30g,补骨脂30g,骨碎补30g,甘杞子20g,炒白术30g,仙鹤草30g,桔梗10g,白槿花10g,仙灵脾15g。②浓缩益肾蠲痹丸,每粒4g,每日3次,口服。③蝎蚣胶囊,每粒0.3g,每次1.5g,每日3次,口服。

六诊(2011年1月21日): 患者电话自述药后咽痒、咳嗽已无,大便亦调,唯仍双髋关节痛,纳眠均可,二便自调,苔薄白,续服前。

七诊(2011年2月12日): 电话自述药后咳嗽未再发作,指关节疼已愈,唯劳累后指关节略有肿胀不适,双髋关节疼痛减而未已,矢气频,略畏寒,苔薄白,纳可,二便调,眠安。处理: 守治疗方案。

八诊(2011年3月15日): 患者电话自述手指关节疼痛已除,唯劳累后右髋隐痛不适,咽痒咳嗽未再发,余无特殊不适; 大便好转,日一行,成形,矢气亦较前减少,纳可眠安,便调,舌淡白苔薄白。守前。

九诊(2011年4月20日): 患者电话自述手指关节疼痛未再发作,唯仍髋部劳累后隐痛不适,右侧为甚,余正常; 矢气再频发,无腹痛腹泻,大便正常,纳眠可,苔薄白。处理: 守前治疗方案。

十诊(2011年5月21日): 患者手指关节疼痛,可自行缓解,腰骶久坐后酸痛不适,髋部劳累后隐痛不适,行走欠利,余无不适。纳眠可,二便调。

处理：上方制南星加至35g。余同前。

十一诊（2011年6月8日）：患者两肩臂疼痛、骶髂关节疼痛、僵硬，久坐后腰酸痛明显，关节得温则舒，苔薄白、边有齿痕、质淡紫，脉细小弦。经治疗8个月，复查X线：骶髂关节与2010年9月对比未见进展。患者补述病史：曾于1999年、2003年、2007年怀孕，流产2次，第一次流产后关节疼痛确诊为RA，2011年6月在深圳医院确诊为“致密性骨炎”。继续温经散寒、蠲痹通络。

处理：①痹通汤，制川乌10g，川桂枝10g，青风藤30g，生地、熟地各10g，川续断15g，穿山龙50g，补骨脂30g，骨碎补30g，鹿角片10g，生白芍20g，凤凰衣8g，莪术8g，制南星35g，仙灵脾15g。②浓缩益肾蠲痹丸，每粒4g，每日3次，口服。③蝎蚣胶囊，每粒0.3g，每次1.5g，每日3次，口服。

十二诊（2011年7月9日）：患者电话自述自觉本次药效较为显著，腰背酸痛已释，两侧髋痛明显缓解，稍有僵滞感，活动片刻即可缓解。两肩臂平时基本无疼痛，唯肩关节抬举后伴隐痛不舒。昨日逛街久行后双膝关节疼痛。纳眠可，二便调，苔薄白。处理：原方案治疗。

十三诊（2011年10月17日）：患者药后诸症明显缓解，自述今年体质较往年好。两肩臂平时基本已无痛感，唯肩关节抬举后伸时隐痛不舒，腰背酸痛已释。热天由于经常吹空调，常熬夜，近日仍有双膝冷痛，左髋痛复作，昨日逛街久，后觉双膝关节痛，双下肢下蹲起身时欠利，稍有僵滞感。纳眠可，二便调，苔薄白。检查：CRP<0.494mg/L，RF 55.9IU/ml，ASO 35.6U/ml，BUN 3.23mmol/L，Cr 70.1μmmol/L，ESR 7mm/h，血常规正常。

处理：①痹通汤，补骨脂30g，骨碎补30g，鹿角片10g，生黄芪30g，泽兰、泽泻各20g，凤凰衣8g，莪术8g，生白芍30g，川桂枝10g，巴戟天15g，淡苁蓉15g，制川乌10g，拳参30g，忍冬藤30g。30剂。②新协定5号，每次3g，每日2次，口服。

十四诊（2011年11月18日）：服方守上。

随访情况良好，病情稳定好转。

## 【按语】

寒痹日久，非温不通，此案例大偻合并尪痹，肾虚督亏、络阻不通甚为明显，故用补肾壮督、益气血、活血定痛诸法并治之，补肾壮督用熟地黄、仙灵脾、蜂房、补骨脂、肉苁蓉，补益气血用黄芪、当归、党参、白芍；附片、桂枝、鸡血藤、鹿角片温经通痹；全蝎、地鳖虫、地龙、元胡、炮山甲活血定痛，伴颈项痛者加用葛根，腰背痛者，加用独活、桑寄生、狗脊等加减。虽患者因不注意生活调摄，致治疗效果反复，但最终取效明显。

## 【诊治思路】

强直性脊柱炎，其重者，相似于中医"肾痹"，《黄帝内经》曰："肾痹者，善胀，尻以代踵，脊以代头"，形象地描述了该病特征。朱师认为本病以肾督亏虚为本，邪侵络痹为标，故治疗侧重于益肾壮督、补益气血，辅以蠲痹通络、散瘀止痛。

本案患者因"全身多关节反复肿痛10个月，双髋疼痛4个月"在外院经系统检查诊断为：类风湿关节炎、骶髋关节致密性骨炎、髋关节病(待排)。予以相应治疗，疗效不显，来诊见其阳虚寒湿瘀阻明显，乃以"益肾壮督、蠲痹通络"法治之，以痹通汤加仙灵脾、补骨脂、骨碎补、炮山甲、鹿角片、鹿衔草、甘杞子、山萸肉以补肾督，以穿山龙、青风藤、制南星、徐长卿通络止痛，兼服浓缩益肾蠲痹丸、蝎蚣胶囊以温壮肾督、活血止痛。服药1.5个月后患者病情即减轻30%~40%，出现水样便每日1~3次。分析：大便水样为正气渐充实、祛邪外出反应，加炒白术、车前子以健脾渗湿利水、助湿邪外排。继服1个月余，髋关节疼痛缓解80%左右，双侧指关节略有疼痛，排病反应更为明显，大便呈水样臭秽，并出现夜间咳嗽、咽痒无痰的症状，此为内伏之邪持续外排之佳兆。守法继进，服药6个月余后，患者手指关节疼痛未再发作，髋部无痛，唯劳累后隐痛不适。守法再进，前后共治疗8个月，复查X线示骶髂关节与2010年9月相比未见进展。其后患者因症状缓解自行停药，受寒复作而来诊，畏寒怕冷尤其明显。继以温经散寒、蠲痹通络处理，原方加制川乌、川桂枝、川续断加强温阳驱寒、通络止痛。药后患者腰背酸痛释，两侧髋痛明显缓解，稍有僵滞感，活动片刻即可缓解。守法再进，诸症明显缓解。

## 【跟诊体会】

此案在治疗过程多次出现排病反应，如温补治疗而大便质愈稀，愈温补大便却愈稀，并无感冒情况却出现咳嗽等，医者当对此心中明了，否则一见便稀或咳嗽即考虑是否出现变证或药物的问题等，甚至改投寒凉剂，岂不误哉！

另外，痹证患者生活调摄亦须注意，本案患者因热天经常吹空调兼且常熬夜，导致病情反复：双膝冷痛、左髋痛复作、双下肢下蹲起身时欠利，稍有僵滞感等。生活调摄实是不可不注意的重要方面。

## 案4　朱良春教授辨治类风湿关节炎——肾虚络痹，痰浊瘀阻证

杨某，女，40岁，初诊2011年4月14日。

主诉：双手腕关节疼痛3年。

患者3年前无明显原因下出现左手腕关节疼痛，未在意，渐出现双手指间关节、掌指关节疼痛、肿胀，就诊于当地医院，诊断为“类风湿关节炎”，予以中药汤剂控制病情。2011年4月4日当地医院查：ESR 38mm/h，抗CCP抗体61.6rU/ml，ASO 20.7U/ml，RF 150.9IU/ml。刻下：双手腕关节疼痛、肿胀，尤其以右手腕为甚，双手指关节都有晨僵现象，活动后数分钟可以缓解，晨僵遇阴雨天加重。素体畏寒肢冷，易疲劳，纳谷尚可，眠浅易醒，二便如常，舌淡苔薄白，脉细弦。

X线：颈椎病，腰椎轻度退行性变，骶髂关节宽度稍变窄，局部关节面模糊。

中医诊断：尪痹（肾虚络痹，痰浊瘀阻）；西医诊断：类风湿关节炎。

治则：益肾蠲痹通络。

首诊处理：①痹通汤，穿山龙50g，补骨脂30g，骨碎补30g，鹿角片15g，生黄芪30g，泽兰30g，葛根30g，川芎10g，仙灵脾15g，制南星30g，生白芍30g，凤凰衣8g。20剂。②浓缩益肾蠲痹丸，每粒4g，每日3次，口服。③蝎蚣胶囊，每粒0.3g，每次1.5g，每日3次，口服。

二诊（2011年4月30日）：患者喜食莴苣，近日感觉双手腕疼痛加重，时有晨僵，纳眠尚可，二便调。4月15日风湿病医院查：CRP 13.4mg/L，HLA-B27 40.9U/ml，查体腰椎压痛（–），双直腿抬高试验（–），双“4”字征（–），舌淡苔薄腻，脉细弦。

处理：①上方加山慈菇15g，土贝母15g，制乳、制没药各6g，炒白芥子15g，秦艽10g，炙鳖甲20g。20剂。②中成药同前。嘱少进寒凉之品。

三诊（2011年5月29日）：患者诉双手腕肿胀较前有所消退，但关节疼

痛反复发作，痛甚时需服双氯酚酸钠止痛，纳眠便调。近日在当地医院查：RF 160IU/ml，C反应蛋白8.2rU/ml，ESR 3mm/h；血常规：HGB 117g/L；肝功能：球蛋白37.8U/L。

处理：①初诊方加生地、熟地各20g，炒元胡30g，改制南星为35g。20剂。②中成药同前。

四诊（2011年6月17日）：患者电话自述，药后关节肿胀有所缓解，关节时轻时重，双手仍有晨僵，现服用吲哚美辛栓。纳眠便调，苔薄白。ESR 3mm/h，RF 160IU/ml。处理：守上用药。

五诊（2011年7月6日）：患者药后关节肿胀较首诊缓解20%，关节疼痛时轻时重，影响活动，稍有灼热感，不能用力提重物。双手指近端指间关节肿痛，伴晨僵3~4小时，遇热或活动后可缓解，目前仍使用吲哚美辛栓，每晚1粒，塞肛。进入梅雨季节后，患者双肩、双膝关节游走性疼痛，关节活动尚可，得温则舒，纳眠便可，苔薄白燥，脉细小弦，尺弱。续当原法出入。近日复查血常规：WBC $5.21\times10^9$/L，RBC $3.96\times10^{12}$/L，HGB 108g/L，PLT $286\times10^9$/L。ESR 86mm/h，RF 136.3IU/ml，CRP 16.4mg/L。

处理：①痹通汤，穿山龙50g，忍冬藤30g，生黄芪30g，制南星30g，制川乌10g，川桂枝10g，生白芍30g，凤凰衣8g，莪术8g，钻地风20g，炮山甲4g（分吞）。30剂。②中成药加用金龙胶囊口服，同时吲哚美辛栓，1粒，每晚塞肛。

后因服药后觉胃脘不适，予以生白及10g加入后症状缓解。

六诊（2011年9月16日）：患者来电话自述，药后病情缓解，手指肿胀明显好转，现使用吲哚美辛栓后关节疼痛不显，左手食指活动欠利，晨僵约1小时，仍有脱发，纳可眠安，二便调，苔薄白。续服前方，晨僵明显减轻，气交之变时关节疼痛明显，手足不温，怯寒喜暖，纳可眠欠佳，多梦，二便调。原方加用补肾壮督之品。

七诊（2011年11月19日）：患者电话自述，药后症情缓解，已停用吲哚美辛栓，双腕略有肿痛，余关节肿痛已消，乏力亦缓，时有口干，劳累及情绪不稳时左颞侧胀痛，纳可，眠转安，二便调，苔薄白。

处理：①上方30剂。②浓缩益肾蠲痹丸，每粒4g，每日3次，口服。③扶正蠲痹1号、扶正蠲痹2号，每粒0.4g，每次1.6g，每日3次，口服。

经治7个月，两手指关节肿痛已释，晨僵消失，唯腕关节肿痛未消，月经来潮淋漓不尽，历时10天左右，苔薄白质淡，脉细小弦。续当益肾蠲痹法继治。原方继续温肾壮督、通络止痛，同时加用茜草炭30g，地榆炭30g，海螵蛸30g，失笑散20g（包）。7剂。（治疗月经淋漓不尽）

八诊（2012年1月9日）：患者服上药后症状减轻约50%，但仍髋关节疼痛，弯腰时明显。处理：守上方案，续服月余，症状基本缓解。继续原方案。

随访良好。

【诊治思路】

患者素体畏寒肢冷，易疲劳，来诊时明显特点是疼痛、肿胀、受寒晨僵加重。四诊合参，为肾虚络痹、痰浊瘀阻，故立“益肾蠲痹通络”法，以痹通汤、补骨脂、骨碎补、鹿角片、仙灵脾以培补肾阳，以生黄芪、穿山龙、川芎、制南星、生白芍、泽兰、葛根益气活血定痛，并浓缩益肾蠲痹丸、蝎蚣胶囊口服。后患者多食莴苣感觉双手腕疼痛加重，加山慈菇、土贝母、制乳香、制没药等以消肿散结止痛。药后双手腕肿胀较前有所消退，但关节疼痛反复发作，此为正气渐复有抗争之力，遂继续温通之。其后进入梅雨季节，患者虽关节游走性疼痛，但关节活动已较前改善，继续加强温通之力，加制川乌、川桂枝、钻地风、炮山甲等。服药5个月患者手指肿胀明显好转，继续服用至6个月双手晨僵明显减轻，双手腕、双手掌指近端关节肿痛仍有时作，气交之变时疼痛明显。至7个月时，患者症情缓解，已停用吲哚美辛栓，双腕略有肿痛，余关节肿痛已消服。此后病情更进一步缓解。

此案例与前案例并无特殊之处，温肾蠲痹通络为基本大法，贯穿治疗始终，不再做详细分析。

## 案5 朱良春教授辨治类风湿关节炎——肾虚络痹，痰浊瘀阻证

张某，女，45岁。初诊2011年4月4日。

主诉：四肢关节痛6年，加重2个月。

患者6年前出现四肢关节痛，外院确诊为“类风湿关节炎”，予以相应处理后病情一直未能缓解，症状渐加重，每因天气变化或寒冷气候时疼痛加重，并出现小关节变形，生活不能自理，需轮椅代步。近2个月症状加重，双膝瘫痪不能行走，局部肿胀，完全轮椅，患者四肢关节痛不能自已，遂由家

人推送来诊。舌淡苔黄腻，脉弦细小数。

目前仍在使用甲氨蝶呤、注射用重组人Ⅱ型肿瘤坏死因子受体抗体融合蛋白（益赛普）、来氟米特等治疗。

中医诊断：尪痹（肾虚络痹，痰浊瘀阻）；西医诊断：类风湿关节炎。

治则：益肾蠲痹，化痰通络。

首诊处理：①穿山龙50g，全当归10g，生地、熟地各15g，仙灵脾15g，蜂房12g，地鳖虫10g，乌梢蛇12g，菟丝子15g，补骨脂30g，制南星30g，徐长卿15g，炒元胡30g，甘草6g。14剂。②浓缩益肾蠲痹丸，每粒4g，每日3次，口服。③新癀片每粒0.32g，每次0.96g，每日3次，口服。

二诊（2011年4月25日）：患者关节仍痛，肿胀，身痛，全身燥热，手掌烘热，服上药后觉胃脘不适，舌质淡红，苔薄腻，脉细弦。此非矢不中的，乃力不及鹄，前法继进。

处理：①穿山龙50g，青风藤30g，忍冬藤30g，生地黄20g，银柴胡10g，白薇15g，地龙15g，地鳖虫10g，泽兰、泽泻各30g，生苡仁30g，虎杖20g，徐长卿15g，寒水石15g，炒元胡30g，甘草6g。14剂。②芙黄膏10盒，每支加六神丸4支、犀黄丸2支，拌成药膏，外敷患部，每日一换。③浓缩益肾蠲痹丸，每粒4g，每日3次，口服。④新癀片，每粒0.32g，每次0.96g，每日3次，口服。

三诊（2011年5月9日）：患者服药后身痛、燥热减轻，肿胀仍有，手指皮肤湿疹瘙痒，进食、药后呕吐，汗多，舌红，苔微黄，脉细弦数，前法继进。

处理：①穿山龙50g，忍冬藤30g，地龙15g，生地黄30g，地鳖虫10g，寒水石30g，姜半夏15g，僵蚕12g，知母12g，桑枝30g，炒元胡30g，甘草6g。20剂。②浓缩益肾蠲痹丸，每粒4g，每日3次，口服。③新癀片，每粒0.32g，每次0.96g，每日3次，口服。

四诊（2011年5月30日）：患者恶心呕吐已瘥，周身疼痛明显，汗多，燥热，口干欲饮，舌红苔黄，脉细数，前法继进。目前益赛普每周2支。

处理：①穿山龙50g，赤芍20g，生地黄40g，知母15g，寒水石40g，水牛角30g，葎草40g，炒黄柏15g，土茯苓40g，地龙15g，炒子芩15g，炒元胡30g，甘草6g，白薇15g，浮小麦30g。30剂。②中成药同前。

五诊（2011年6月20日）：患者全身关节痛减轻，身烘燥热，进食前仍有呕吐，食欲不振，口干欲饮，二便正常，舌质微红，苔薄腻，脉细弦。考虑症情顽固，邪气偏重，郁热未清，前法继进。

处理：穿山龙40g，赤芍、白芍各15g，姜半夏15g，蜂房10g，竹茹10g，乌梢蛇10g，徐长卿15g，僵蚕10g，生地黄15g，炒元胡30g，青风藤30g，忍冬藤30g，凤凰衣10g，玉蝴蝶8g，甘草6g。5剂。

六诊（2011年7月4日）：患者胃脘痛好转，自觉燥热，口干，口苦，全身疼痛，目糊溲黄，舌红苔薄，脉细弦。自述服白薇后病情加重，已试过两次均如此，已自行停之。前法继进。

处理：上方姜半夏改为10g，生地黄改为20g，加川石斛20g，甘杞子15g，女贞子20g。7剂。

七诊（2011年7月18日）：患者近两周以来燥热、呕吐均未再发作，唯仍有全身关节疼痛，不寐，舌红苔薄，脉细弦。药既奏效，前法继进。

处理：①穿山龙40g，川石斛15g，生白芍20g，忍冬藤30g，地龙15g，僵蚕10g，蜂房10g，炒元胡30g，徐长卿15g，生地黄15g，甘草4g。7剂。②新癀片，每粒0.32g，每次0.96g，每日3次，口服。③肿痛安胶囊2粒，每日3次，口服。

八诊（2011年8月1日）：患者燥热已无再发作，唯关节仍痛同前，RF、CRP已正常，ESR 31mm/h，舌质红，苔薄微腻，脉细弦。前法继进。

处理：①穿山龙50g，生地黄20g，川石斛15g，全当归10g，僵蚕10g，蜂房10g，乌梢蛇10g，制南星30g，赤芍、白芍各15g，炒元胡30g，甘草6g。14剂。②肿痛安胶囊2粒，每日3次，口服。③吲哚美辛栓1粒，每晚塞肛用。

九诊（2011年8月15日）：患者诉口干，周身关节疼痛，活动不利，舌红苔薄，脉细弦。复查相关检查：ESR 63.6mm/h，CRP 16.1mg/L，ASO 202U/ml，RF 18.9IU/ml，前法继进。

处理：①上方加青风藤30g，葎草30g，拳参20g，谷芽、麦芽各15g，藿香6g。20剂。②吲哚美辛栓1粒，每晚塞肛用。③复方夏天无2粒，每日3次，口服。

十诊（2011年9月5日）：患者药后关节疼痛好转，胃纳一般，偶尔恶心呕吐，口干口苦，舌红，苔薄，脉细弦，前法继进。

处理：上方加泽漆15g，姜竹茹15g，鸡内金10g。20剂。

十一诊（2011年9月26日）：患者药后已无恶心呕吐，但关节痛再发，手足心热，舌红苔薄腻，脉细弦。ESR 69mm/h，CRP 16.4mg/L，RF 18.5IU/ml，ASO 149.96U/ml，前法继进。

处理：穿山龙50g，生地、熟地各15g，全当归10g，拳参20g，青风藤30g，蜂房10g，地鳖虫15g，徐长卿15g，葎草30g，女贞子20g，甘草6g。20剂。

十二诊(2011年10月11日):患者关节痛减轻,恶心呕吐又作,自行停药后关节痛再作,舌淡红苔白微腻,脉细弦。前法继进。

处理:①上方加制南星30g,炒元胡30g。20剂。②复方夏天无片,2粒,每日3次,口服。③独一味,1包,每日3次,口服。

随访虽仍时有发热,但较前明显改善。

## 【按语】

此为笔者跟诊过程中所见一例顽固的“热痹”案例。该顽痹患者突出问题是燥热、呕吐反复。笔者认为原因不排除热痹,或者甲氨蝶呤、益赛普、来氟米特等药物不良反应所致。

## 【诊治思路】

患者6年前出现四肢关节痛,确诊为“类风湿关节炎”,予以相应处理后病情一直未能缓解,并出现小关节变形、疼痛、肿胀,生活不能自理,来诊时舌淡苔黄腻,脉弦细小数。一直服用甲氨蝶呤、益赛普、来氟米特等治疗。此为肾督亏虚、痰浊阻闭重症顽痹,故立“益肾蠲痹,化痰通络”为法,以穿山龙、全当归、生地、熟地、仙灵脾、蜂房、地鳖虫、乌梢蛇、菟丝子、补骨脂补肾督通经络,以制南星、徐长卿、炒元胡通络止痛,并浓缩益肾蠲痹丸口服。患者症状非但没有减轻,并出现全身燥热、手掌烘热,舌质淡红,苔薄腻,脉细弦等症。此与正气渐复、祛邪外出,而络阻不通相关,故培补肾督当继续用,同时加强“通络”之功,并适当加用甘寒之品以助开闭达郁、促使热邪迅速挫降,以穿山龙、青风藤、忍冬藤、徐长卿、炒元胡通络止痛,以泽兰、泽泻、生苡仁以泄湿浊,生地黄、银柴胡、白薇、虎杖并寒水石清解内热,地龙、地鳖虫活血利水通络,并以芙黄膏、六神丸、犀黄丸拌成药膏,外敷患部。三诊时患者身痛、燥热减轻,但出现手指皮肤湿疹瘙痒,进食、药后呕吐,并出现汗多,舌红,苔微黄,脉细弦数等,效不更方,上方加姜半夏、僵蚕以开结破滞,加用知母、桑枝清热滋阴并通络。20剂后,患者虽恶心呕吐已瘥,但周身疼痛明显、汗多、燥热、口干欲饮、舌红苔黄,脉细数,一派“燥热内盛”之象,遂于前方基础上加水牛角、葎草、地龙、炒子芩以清热化燥通络,炒黄柏引火下行,并白薇、浮小麦清虚热、安神。五诊时,患者全身关节痛减轻,身烘燥热,进食前仍有呕吐,食欲不振,口干欲饮,舌质微红,苔薄腻,脉细弦。考虑症情顽固，邪气偏重，郁热未清，前法继进。5剂后，患者胃脘痛好转，但全身疼痛，仍有燥热，口干口苦，目糊溲黄，舌红苔薄，脉细弦。继续原治疗方案，加大生地黄剂量，加川石斛、甘杞子、女贞子滋肝肾之阴、清络中余热。此后患者燥热、呕吐均未再发作。服药近6个月，诸症减轻，关节痛减，唯恶心呕吐间有发作。

【朱师经验】

**治热痹以"通"为用** 此为典型"热痹"。热痹成因多由外感热邪，或阴虚感受外邪，邪从热化，或感受寒湿郁而化热，《经》曰"热者寒之"，但对"热痹"则需多方面考虑。无论热痹或是风寒湿痹，其共同点为"闭"，尤其是痹证后期，络道不利的因素占据了主导地位。"不通"则气血不能正常营运，筋脉肉皮骨得不到滋养，而有废用之变；"不通"则阳气敷布温煦通道受阻，不能发挥温养全身之功能，"不通"则易瘀滞化热，故治热痹应以"通"为用，以通为先机。

朱师认为热痹是在全身阳气不足的基础上发生的局部热变，如仅用寒凉之品，不但不能流通气血、开闭通痹，甚则有冰伏邪气、加重痹证之嫌，故临证多用辛温之品配合清热药物。对于温、清之药的比例，则强调因证、症及病变程度进行调整。朱师自制"乌桂知母汤"加减，以川桂枝、制川乌、制草乌配生地、知母、寒水石，痛甚加用元胡、六轴子(煎剂，成人每日2g)。

**治热痹不避寒药** 朱师强调治热痹不避寒药，当用则用，但前提是须正确辨识"热象"，区别真假寒热，方不致误用。朱师认为"热象"辨证除关节红肿热痛外，主要鉴别点为口干而苦，口干欲饮，舌红苔黄。若有两点并见，即当从热痹考虑，以温通之品佐清热通络之品并用，剂量视寒热进退而增减。

## 案6　朱良春教授辨治类风湿关节炎——肾虚络痹，痰浊瘀阻证

周某，女，50岁，初诊2010年8月25日。

主诉：全身多处关节痛3年余。

患者3年前出现肩颈、双肘、双腕、指膝关节疼痛，未予重视，症状渐重。

2009年于当地医院确诊为“类风湿关节炎”，服药不详，现已停服。刻下：颈部、双肩部酸痛明显，每逢气交之变尤甚，双手晨起略有肿胀，晨僵2~3分钟，双膝关节僵硬不舒，左膝为甚，左小腿受凉后僵硬明显，余关节偶有酸痛，口干，目眦痒，纳可便调，眠差，多梦，苔薄白，质红，脉细小弦。

PE：双直腿抬高（-），双“4”字征（-），转颈试验（+），臂丛神经牵拉试验（+）。颈椎压痛（-）。检查：血常规正常，ESR 19mm/h，RF 60.2IU/ml，CRP、CIC正常。既往有肾盂肾炎、胃炎病史。

中医诊断：顽痹（肾虚络痹，痰浊瘀阻）；西医诊断：类风湿关节炎。

治则：益肾蠲痹，温经通络。

首诊处理：①痹通汤加葛根20g，骨碎补30g，补骨脂30g，生白芍30g，生黄芪30g，泽兰、泽泻各30g，鹿角片15g，炒白芥子15g，灵磁石30g，凤凰衣8g，莪术8g。21剂。②浓缩益肾蠲痹丸，每粒4g，每日3次，口服。③蝎蚣胶囊，每粒0.3g，每次1.5g，每日3次，口服。

二诊（2010年9月17日）：患者电话自述药后指腕关节痛较前减轻，唯仍双肩、膝关节酸痛同前，纳眠均佳，二便自调，苔薄黄。

处理：①守上方案。30剂。②中成药同前。

三诊（2010年10月15日）：患者电话自述，药后症情较首诊减轻10%左右，双肩、指、腕关节疼痛逢阴雨天气明显加重，仍口干多梦，纳可，便调，苔薄黄。

处理：①上方加生地、熟地各20g，酸枣仁40g。30剂。②中成药同前。

四诊（2010年11月17日）：患者电话自述药后症情较首诊好转15%，双侧肩、指、膝关节疼痛未已，逢气交之变明显，晨僵5分钟左右，纳眠可，便调，苔薄白。

处理：①上方加钻地风20g，川桂枝6g。60剂。②中成药同前。

五诊（2011年2月23日）：患者电话自述近1个月以来病情未有明显缓解，颈肩部、膝关节仍有疼痛，天气寒冷时尤甚，劳累后腰部酸痛不适。手指关节疼痛明显缓解，无明显晨僵。近1个月来药后腹胀明显，矢气则舒，隐隐作痛，大便日行，成形。

处理：①上方加羌活、独活各10g。30剂。②中成药同前。

六诊（2011年3月23日）：患者药后颈肩痛已消，唯双手指仍疼痛，以双手食指为甚，持重物乏力，气交之变尤甚，晨僵约数分钟后缓解，左膝关节仍有疼痛，时有弹响声，口干，纳谷尚可，眠中多梦，二便自调，舌红苔薄，脉细弦。查血常规无异常。ESR 18mm/h，RF 114IU/ml，CRP 5.8mg/L，ASO 252U/ml。此乃顽痹之候，经脉痹阻，继前法。

处理：①痹通汤加青风藤30g，穿山龙50g，泽兰、泽泻各30g，川桂枝8g，制川乌8g，生白芍30g，骨碎补30g，补骨脂30g，鹿角片10g，莪术8g，仙灵脾15g，等。30剂。②浓缩益肾蠲痹丸，每粒4g，每日3次，口服。③蝎蚣胶囊，每粒0.3g，每次1.5g，每日3次，口服。

七诊（2011年4月7日）：患者现双手指疼痛已不显，晨僵约几分钟后可缓解，颈肩部、左膝关节不适偶作，仍口干，纳谷尚可，眠时好时坏，二便如常，舌红苔薄白，脉细弦。药既获效，率由旧章。

八诊（2011年5月25日）：患者电话自述现腰酸不显，右手指间关节肿痛，以夜间明显，颈肩部及膝关节痛偶作，纳可，眠时好时差，仍口干，二便如常，舌红苔薄白，前方加虎杖20g。

九诊（2011年6月24日）：患者电话自述，药后颈肩部酸痛基本已释，口干明显改善，右手中指、左手拇指疼痛、略肿，晨僵数分钟，膝、踝酸痛，怯冷，纳可，眠一般，二便如常，苔薄淡黄。患者在当地人民医院查：RF 40.4IU/ml，ESR 24mm/h。处理：前法继进。

十诊（2011年7月25日）：患者电话自述，药后频发口腔溃疡，自服泻火药后好转，颈肩部有酸痛，针灸治疗后减轻，右手中指、左手拇指、足踝肿痛依旧，痛稍减轻，纳可，二便调，眠可，近日复查：ESR 23mm/h。

处理：①上方加甘中黄8g。30剂。②中成药同前。

十一诊（2011年8月23日）：患者电话自述，药后症情明显缓解，右手中指略有肿痛，左手食指每晨起僵滞疼痛，活动片刻后症状消失，仍在当地医院针灸治疗。颈肩部及膝关节有明显好转，口腔溃疡已无发作。纳眠便调，近日复查：ESR 18mm/h。

随访情况良好。

## 【诊治思路】

此为治疗取效类风湿案例。患者于3年前出现多关节疼痛，未予重视，症状渐重，每逢气交之变症尤甚，并出现双手晨起略有肿胀，晨僵，双膝关节僵硬不舒，受凉后僵硬明显，口干。此为肾虚络痹、痰浊瘀阻、阳虚失濡所致。故立“益肾蠲痹、温经通络”为法，以痹通汤加骨碎补、补骨脂、鹿角片等培补肾督、益气养血，以葛根、生白芍升阳益气、通络止痛，并泽兰、泽泻、炒白芥子泄化湿浊、开结散肿，灵磁石潜敛浮阳，兼服浓缩益肾蠲痹丸、蝎蚣胶囊益肾壮督。服药2个月半余，患者症情较首诊好转15%，双侧肩、指、膝关节疼痛未已，晨僵5分钟。继守原方，钻地风、川桂枝以搜风温通。六诊时患者颈肩痛已消，其他症状无明显缓解，顽痹寒湿缠顽十分难解，乃加大温通之力，原方继加川桂枝、制川乌、仙灵脾，并以穿山龙、拳参、羌活、独活以祛湿通络、利关节。患者双手指疼痛已不显。其后患者诸症缓解。唯仍口干，舌红苔薄白，考虑患者阳气渐复，此时滋阴无伤阳之弊，加虎杖后患者口干明显改善，唯怕冷加重。此为阳虚之本底显露，故继续温运之力。十诊时，患者诉药后频发口腔溃疡自服泻火药后好转，但出现颈肩部有酸痛，此为阳渐复之象，不可投以寒凉，当引火下行为要，上方加甘中黄以引火下行。服药1年后，患者诸症明显好转，口腔溃疡已无发作。继续服药调整。

**【跟诊体会】**

案例最终取得较好效果，有两处值得重视。

其一，初诊时，笔者曾有疑问：患者有口干、目眦痒、多梦，舌质红，脉细小弦等证，可否为热证？朱师指出，此当整体审观，患者因寒而发，受寒后症情明显，四肢肿痛、僵硬不舒为一派寒凉之象，寒邪侵于内，层层内伏于骨髓，已伤阳碍气，邪气郁久化热，虚阳浮于上而有口干、舌红等证，此非热也，而由寒郁久而化热，故当整体辨证基础上，酌加甘凉之品，或竟勿用凉品，仅以培补肾督为要。

其二，患者在加大温补药后频发口腔溃疡，自服泻火药后好转，但本已好转的颈肩部再发酸痛，后用“甘中黄”以引火下行。朱师指出，此“虚火”，为阳气渐复表现，此时治疗当引火下行或继续温补脾肾之阳，勿用寒凉伤其阳气。

## 案7　朱良春教授辨治类风湿关节炎——肾虚络痹，痰浊瘀阻证

渠某，女，32岁，河南人。初诊2010年6月21日。

主诉：四肢关节痛7年余，两目模糊1年。

患者7年前开始出现手指、腕、踝、膝、肩关节痛，僵硬，肩部变形，关节活动不利，外院诊断为“类风湿关节炎”，近1年出现两目模糊，目前使用注射用重组人Ⅱ型肿瘤坏死因子受体抗体融合蛋白（益赛普）、来氟米特治疗。多关节变形痛，脱发，乏力，夜尿多而频，纳眠欠佳，二便尚可，舌质淡红、苔薄，脉细弦。辅助检查：ESR 21mm/h。

中医诊断：尪痹（肾虚络痹，痰浊瘀阻）；西医诊断：类风湿关节炎。

治则：益肾蠲痹通络。

首诊处理：①穿山龙50g，仙灵脾15g，全当归10g，制附片15g，制南星30g，蜂房10g，乌梢蛇12g，地鳖虫10g，炙全蝎4g，泽兰、泽泻各30g，青风藤30g，甘草6g。24剂。②浓缩益肾蠲痹丸，每粒4g，每日3次，口服。

二诊（2011年1月11日）：患者多关节变形痛，下蹲困难，视眊、牙龈出血，经事较短，脱发，乏力，夜尿多而频的情况较前改善，舌淡红、苔薄腻，脉细弦。复查：ESR 14mm/h；血常规：WBC $3.4\times10^{12}$/L；肝肾功能正常。

处理：①上方熟附片改为18g，制南星40g，加甘杞子15g。50剂。②中成药同上。

三诊（2011年2月28日）：患者牙龈出血、脱发、乏力均瘥，关节痛不著，唯手掌阵发性烘热，唇干，二便正常，舌质微红，苔薄，脉细弦。检查：乙肝两对半正常；ASO 151U/ml，RF 218IU/ml，ESR 10mm/h。原法出入。

处理：①上方去制附片，加忍冬藤30g。45剂。②中成药同前。

四诊（2011年4月25日）：患者视眊已瘥，关节痛已不明显，僵硬症状减轻，唯感背冷，下肢作胀，二便正常，舌偏红，苔薄少，脉细弦。检查：血常规、肝肾功能均正常；ESR 5mm/h，RF 192.5IU/ml。

处理：①穿山龙50g，仙灵脾15g，全当归10g，制南星30g，蜂房10g，乌梢蛇12g，地鳖虫10g，炙全蝎4g，泽兰、泽泻各30g，青风藤30g，制附片15g，千年健20g，鹿衔草20g，甘草6g。40剂。②浓缩益肾蠲痹丸，每粒4g，每日3次，口服。③龙血竭胶囊，每次6粒，每日3次，口服。

五诊（2011年6月20日）：患者药后关节症状进一步减轻，益赛普已递减，唯不能久坐，视力复又欠清，舌淡红苔薄白，脉细弦。前法继进。

处理：①上方加鬼箭羽20g，40剂。②浓缩益肾蠲痹丸，每粒4g，每日3次，口服。③龙血竭胶囊，每次6粒，每日3次，口服。

六诊(2011年8月15日):患者药后症减,唯遇风则关节酸痛,手足心热,益赛普已停用2个月。舌质淡苔薄腻,脉细弦。复查:ESR 14.5mm/h,CRP 14.8mg/L,RF 117.5IU/ml。分析:效不更方,前法继进。

处理:①上方去鬼箭羽,加肿节风20g,伸筋草30g,15剂。②浓缩益肾蠲痹丸,每粒4g,每日3次,口服。③龙血竭胶囊,每次6粒,每日3次,口服。

随访情况良好,症情稳定改善。

## 【按语】

本案类风湿关节炎患者,时间较长达7年,来诊时多个关节已出现变形,两目模糊,并且已使用益赛普、来氟米特治疗。此为肾督虚损、络阻不通之重症尪痹,但收效十分明显。颇多值得思考。

## 【诊治思路】

首诊以穿山龙、仙灵脾、全当归、蜂房、制附片以温滋肝肾,以乌梢蛇、地鳖虫、炙全蝎温通止痛,制南星、泽兰、泽泻、青风藤通络止痛,并以浓缩益肾蠲痹丸口服。二诊时患者下蹲困难,夜尿多而频的情况较前改善,出现牙龈出血、乏力,舌淡红苔薄腻。药已见效,继续温通,上方熟附片加至18g,制南星加至40g,并加甘杞子以补肝肾之精血、滋水涵木。其后患者牙龈出血、脱发、乏力均消失,关节痛亦不显著,唯手掌阵发性烘热,唇干等。遂上方去制附片,加忍冬藤以通络。患者症情进一步改善,四诊时视物不清已瘥,关节痛已不明显,僵硬症状减轻,下肢作胀,唯感背冷。此为本气虚寒之象显露,仍以原方加制附片、千年健、鹿衔草,温阳通络、滋阴壮水以防阳热过亢,兼服温肾壮督之中成药。患者关节不适等症状进一步减轻,益赛普已递减,唯不能久坐,视力复又欠清。此为肝肾之精血亏虚,浊湿内阻也,继续温补并加鬼箭羽以化浊瘀外出。服药8个月余,患者诸症皆明显减轻,益赛普已停用。前法继进,患者痹阻之征进一步改善。

## 【朱师经验】

关于尪痹的病因病机已在多篇病例中进行分析,本案例着重分析穿山龙、鬼箭羽二药。此两味药是朱师辨治痹证常用之品,朱师有独到见解。

**穿山龙**:该药具有祛风除湿、活血通络止嗽之功。朱师认为本品刚性纯厚、力专功捷，是一味吸收了大自然灵气和精华的祛风湿良药。穿山龙性平，诸证型痹证皆可用之，寒证配以川乌、附子、桂枝，热证佐以鬼箭羽，寒热夹杂者则并用之。用量需达50g以上。临床实践有力地证明了本品在治疗痹证方面的独特作用，值得临床观察研究。

**鬼箭羽**：鬼箭羽以干有直羽如持箭矛自卫之状，故又名卫矛，味苦性寒，善入血分，具有破血通络、解毒消肿、蠲痹止痛之功。《浙江民间常用草药》载本品为治风湿病用药，用量可至60~90g;《本草述钩元》谓本品“大抵其功精专于血分”。朱师认为，本品味苦善于坚阴，性寒入血，又擅解阴分之燥热。亦是朱师治疗热痹的常用药，尤其对于合并糖尿病辨为阴虚燥热者，常以本品配萆薢为对药；但朱师告诫虚寒证患者慎用之。

## 【跟诊体会】

**区别“标本”，勿为标象所惑**　《素问·标本病传论》曰：“有其在标而求之于标，有其在本而求之于本，有其在本而求之于标，有其在标而求之于本，故治有取标而得者，有取本而得者，有逆取而得者，有从取而得者，故知逆与从，正行无间，知标本者，万举万当，不知标本，是谓妄行。”痹证之因，为肾督亏虚、风寒湿邪侵袭、伏于内所致，治疗过程中，随着阳气渐复尚不到位的情况，部分患者会出现诸如“牙痛、牙龈出血、失眠”等，若标本辨识不清，极易改弦易张。即如本案例患者持续温壮肾督、散寒通络过程中，出现“上火”情况（牙龈出血、手掌阵发性烘热等），朱师认为患者肾督亏虚之根本未发生改变，其脉仍“细弦”，故守法继进，附子、川乌当用则用，不必拘泥。相较于脉象在一定时间内较为固定，舌象则变化较多，若不能清晰辨识病之“标本”，甚易误标害本，而犯虚虚实实之诫。即如本案患者初诊为舌“淡红”，经持续温补，舌转至“偏红”，再到“舌红”，最终至舌“淡”。可知其最初舌象之“红”，非真正内有实热，乃为邪阻于内、郁久化热所致，若不分“标本”，径以清热凉营之剂，更伤其阳、冰伏其邪。临证非长期观察、反复体验，不能有此体会！

**正确处理风湿病并发视物不清**　本案还有一个情况值得注意：风湿病并发视物不清时如何认识处理。朱师认为，肝肾同源，肝肾精血上注，目窍始明；目不明之原因一责之肝血虚，一则考虑与水寒不能上温养所致。本案以温补药治疗后，视物不清的情况并未明显缓解，但继续经温补肝肾加入甘杞子后，患者双目清亮。体会：痹证并发目盲时，当从肝肾阴血不足，及寒水内盛考虑。

整理本案再次体会到朱师辨治疑难杂病强调“持重”的重要性。

## 案8　朱良春教授辨治类风湿关节炎——肾虚络痹证

张某，女，55岁。初诊2008年10月11日。

主诉：四肢关节痛3年。

患者3年前出现四肢关节疼痛，渐进性加剧，晨起指关节僵硬，握拳无力，持续半小时左右。当地医院：RF(+)，诊为“类风湿关节炎”，服中药治疗效果不显。来诊见：指、膝、踝关节隐痛不舒，纳眠可，小便调，大便较干。舌质衬紫苔薄白，脉细弦。查体：双手指胀痛，握拳不紧，活动后缓解，直腿抬高(-)，右“4”字征(±)。3年前因“胆囊炎”行“胆囊切除术”。

辅助检查：WBC $4\times10^9$/L，RBC $4.35\times10^{12}$/L，Hb 129g/L，PLT $286\times10^9$/L，ESR 8mm/h。X线征：①右髋骨增生；②类风湿(待排)。

中医诊断：顽痹(肾虚络痹)；西医诊断：类风湿关节炎。

治则：蠲痹痛络止痛。

首诊处理：①痹通汤，青风藤30g，穿山龙50g，拳参30g，忍冬藤30g，生黄芪30g，泽兰、泽泻各30g，生白芍20g，川桂枝10g，制川乌10g，骨碎补30g，补骨脂20g，鹿角片15g，莪术6g，凤凰衣8g，五爪龙30g。10剂。②浓缩益肾蠲痹丸，每粒4g，每日3次，口服。③蝎蚣胶囊，每粒0.3g，每次1.5g，每日3次，口服。

二诊(2008年10月20日)：患者服药后疼痛减轻，晨僵已不明显，双食指、无名指麻木，纳可，大、小便正常，苔黄腻，质红有紫气，脉细弦。补述有小三阳病史。IgG 16.72mg/L，RF(+)，284.2IU/ml，CRP 1.7mg/L。复查X线片：双手骨质轻度疏松征象，指趾关节变窄，提示类风湿关节炎。

处理：①上方+葛根20g，炒白芥子10g，灵磁石30g。每日1剂，共30剂。②中成药同前。

三诊(2009年2月13日)：患者坚持服药4个月后，诸症均有不同程度好转，关节偶痛，无明显晨僵。手指麻木不明显。近日感腰背酸痛，以两侧腰背脊为主。纳眠可，二便调。IgG 16.81mg/L，RF 233.8IU/ml。血常规(-)，

ESR 6mm/h。苔薄白，中根黄腻，质淡红，脉细弦，原法出入。

处理：①痹通汤，青风藤10g，穿山龙50g，拳参30g，忍冬藤30g，生黄芪30g，泽兰、泽泻各30g，川桂10g，制川乌10g，骨碎补30g，补骨脂30g，葛根20g，炒白芥子15g，灵磁石30g，凤凰衣8g，莪术8g。每日1剂，共30剂。②余同上。

四诊（2009年6月17日）：患者药后症情平稳，晨僵已由30分钟降至数秒，苔薄白微黄，脉细弦。ESR 6mm/h。

处理：①痹通汤，青风藤30g，穿山龙50g，拳参30g，忍冬藤30g，豨莶草20g，骨碎补30g，补骨脂30g，生黄芪30g，泽兰、泽泻各30g，鹿角片15g，制南星30g，凤凰衣8g，莪术8g。②余同上。

五诊（2009年10月15日）：患者服上药关节痛减60%，苔薄白，脉细弦。CRP 5.1mg/L，RF 159.5IU/ml。

六诊（2010年1月12日）：患者服上药后关节痛好转80%，苔薄白，脉细弦。复查：RF 143.9IU/ml。ESR 4mm/h，血RT（–）。

处理：①泽兰、泽泻各30g，鹿角片15g，制南星30g，凤凰衣8g，莪术8g，骨碎补30g，补骨脂30g。45剂。②余同上。

七诊（2010年4月28日）：患者RF 80.2IU/ml，CRP 14.5mg/L，ESR 4mm/h。纳可，二便调，眠汗，苔薄白，脉平，原法出入。

处理：①上方+山萸肉20g，浮小麦30g，全蝎粉2.25g，蜈蚣粉2.25g。②余同上。

八诊（2010年8月24日）：患者受凉后稍有双踝、足趾关节隐痛，双手胀滞，得温舒，纳眠佳，二便调，苔薄白根黄腻，脉细弦。ESR 3mm/h，RF 56.9IU/ml，CRP、Ig、CIC正常。

处理：①痹通汤，穿山龙50g，生黄芪30g，泽兰、泽泻各30g，骨碎补30g，补骨脂30g，鹿角片15g，蒲公英30g，姜半夏15g，制川乌10g，川桂枝10g等。②中成药同前。

九诊（2010年12月27日）：患者全身关节现无明显疼痛。左足第1足趾关节偶痛，纳眠均可。苔薄白，根黄腻，质红，脉细弦。复查X线片：局部软组织肿胀较前改善，ESR 3mm/h，RBC $3.63 \times 10^9$/L，RF 64.12IU/ml，Ig、CIC（–）。

处理：①痹通汤，蒲公英30g，生白及10g，炙牛角腮30g，油松节30g，甘杞子15g，骨碎补30g，补骨脂30g，鹿角片15g，凤凰衣8g，莪术8g。②余同上。

药后患者关节已无明显痛。续服药调理善后。

## 【诊治思路】

顽痹患者，恙起三年，病情逐渐加重，多关节隐痛，双手指胀痛，握拳不紧，晨僵明显，舌质衬紫苔薄白，脉细弦。此由肾督内虚、络脉痹阻所致之顽痹，治宜“蠲痹痛络止痛”。首诊以痹通汤加骨碎补、补骨脂、鹿角片温补肾督，并黄芪、川桂枝、制川乌温经通络止痛，以青风藤、穿山龙、拳参、忍冬藤、泽兰、泽泻、生白芍等以通络止痛。10剂后患者关节疼痛减轻，晨僵减轻。坚持服药4个月后，诸症均不同程度好转，关节偶痛，手指麻木不明显。经1年治疗，患者关节痛减60%。继续服药两个月余，关节痛好转80%，4个月后，患者症状进一步改善，一直关心的RF居高不下的情况也得明显改善，由原来284.2IU/ml降至80.2IU/ml。至九诊时，患者全身关节无明显疼痛，复查X线片：局部软组织肿胀较前改善，RF进一步下降到64.12IU/ml。

## 【跟诊心得】

本案例提示辨治过程注意两方面情况：一为“汗”的问题；一为久病气血虚弱或过用温燥药后应当阴阳濡润并用。

**阴阳调和而止汗**　患者眠中出汗当为阴阳内外不能调和所致。《素问·生气通天论》曰“阳气者，一日而主外，平旦阳气生，日中而阳气隆，日西而阳气已虚，气门乃闭，是故暮而收拒，无扰筋骨，无见雾露，反此三时，形乃困薄”。夜间阳不能入于阴，出现两种情况：一者盗汗，如《素问·阴阳别论》：“阳加于阴，谓之汗”；一者为躁扰。二者皆由阴伤阳损，阴阳不能和合所致，故加用山萸肉、浮小麦以温敛滋阴，山萸肉温敛浮阳。浮小麦味甘而皮凉，归心除虚热，止汗。《本经逢原》谓其“消克敛盗汗，取其散皮膝之热也”，并加全蝎粉、蜈蚣粉以通利络道。

**阴阳濡润并用**　值得好好体会的是，朱师认为久病多虚多寒，脾肾阳虚，运化不及多致气血虚弱，虫类药多燥，易伤人阴血津液，培补阳气的同时不可不顾阴血之虚耗，故加炙牛角腮、油松节、补骨脂以阴阳并补、气血并濡。此“知常知变”“未病先防”也。

## 案9 朱良春教授辨治类风湿关节炎——肾虚络痹证

盛某，女，36岁。初诊2009年6月6日。

主诉：多指关节疼痛2年，再发加重2个月。

患者于2007年3月始发现右肩关节疼痛，渐起双手指关节略疼痛，1年前症情加重，双手多指关节、右腕关节疼痛，跖趾关节足底疼痛，晨僵约90分钟。查RF、ASO、ESR一直正常。2009年5月19日复查：RF 47.93IU/ml，CRP、ESR（-）。现服某药（具体不详），2~4片/d，症情相对平稳。今来本院要求中医药治疗。近日纳可，便调，眠安，舌质红，苔薄白，脉弦细。

刻下：双手多指关节疼痛，左侧为甚，右腕疼痛，双手晨僵约90分钟，右侧颈肩酸痛，时有肢麻、双足第1、5跖趾关节疼痛。PE：左手指2、3、4、5压痛（+），肿胀（-），余指关节无肿胀压痛，直腿抬高（-），“4”字征（-），腰椎压痛（-），颈椎压痛（+），臂丛神经牵拉征（-），双足皮色发红、第1、5跖趾关节肿胀（+），压痛（+）。

辅助检查：本院X线片：颈椎生理曲线轻度反向，小关节部分模糊，右足踇趾近端边缘有局限性小点状破坏，左足未见异常。双手未见异常。血常规正常。ESR 24mm/h，RF 52.3U/ml，CRP 6.6mg/L，UA 214μmol/L。

中医诊断：顽痹（肾虚络痹）；西医诊断：类风湿关节炎。

治则：益肾蠲痹通络。

首诊处理：①痹通汤，骨碎补30g，鹿角片8g，川桂枝10g，穿山龙50g，拳参30g，青风藤30g，忍冬藤30g，凤凰衣8g，莪术8g，炒元胡30g，泽兰、泽泻各30g。14剂。②浓缩益肾蠲痹丸，每粒4g，每日3次，口服。③蝎蚣胶囊，每粒0.3g，每次1.5g，每日3次，口服。

二诊（2009年6月27日）：患者症情较前改善，续配半个月量的药。

处理：①前方14剂。②浓缩益肾蠲痹丸，每粒4g，每日3次，口服。③蝎蚣胶囊，每粒0.3g，每次1.5g，每日3次，口服。

三诊（2011年11月29日）：患者述药后诸症皆释，遂自行停药。近2个月来反复发作四肢大关节疼痛，伴四肢麻木，无头晕、恶心，近日偶发单侧足第1跖趾关节红肿热痛，双手、足指关节无僵痛，晨起腰背无僵痛，尤畏风寒，盗汗，汗湿沾衣。补诉有“颈椎病”4年。查体：指地距、枕墙距0cm，双直腿抬高试验（-），双“4”征（±），颈、胸椎压痛（+），腰椎压痛（-）。纳眠差，二便调，苔薄淡黄，脉细。近日检查：ESR 14mm/h，RF 44.6U/ml。分析：根本病机未改变，原法继进。

处理：①上方加仙灵脾15g，制南星30g，山萸肉30g，豨莶草30g。20剂。②浓缩益肾蠲痹丸，每粒4g，每日3次，口服。③蝎蚣胶囊，每粒0.3g，每次1.5g，每日3次，口服。

随访患者因症状明显缓解，又自行停药。

## 【按语】

本案顽痹取效十分明显，首诊后即明显起效，虽案例仅来诊三次，但临床疗效相当突出，惜患者因症情明显缓解，经常中断治疗。此为相当部分患者的常见问题：见效就停药，病根难除。

## 【诊治思路】

年轻女性，多指关节疼痛2年余，伴晨僵。此为肾督亏虚、络痹不通致，故以痹通汤加骨碎补、鹿角片、川桂枝以温补肾督，穿山龙、拳参、青风藤、炒元胡、忍冬藤以通络止痛，泽兰、泽泻化湿浊，凤凰衣、莪术以护膜止疡，兼服益肾蠲痹丸等温补肾督。服药14剂，患者症情改善，续服半月药，病情大减。复因受凉后复发大关节红肿疼痛，尤畏风寒，盗汗，汗湿沾衣。此患者肾督本虚，伏邪深留，遇触即发，故仍以益肾蠲痹通络为法，乃于原方加仙灵脾、山萸肉以补肾精之不足，以制南星、豨莶草止痛通络，辅以浓缩益肾蠲痹丸、蝎蚣胶囊益肾蠲通络止痛，取效明显。可惜的是，患者因症情明显缓解，又自行停药。

## 【朱师经验】

朱师辨治痹证，药简效宏，原因在于病机辨识准确、用药精到。把顽痹根本病机归于肾督亏虚是朱师独到见解。朱师认为，痹之成因，是正气已虚于内、复受风寒湿邪内侵所致，非但阳虚，精血亦不有足。若片面采用祛风、散寒、除湿之法，不但治疗效果不理想，对深伏之邪亦无明显祛除作用。故朱师提出“益肾壮督、通络止痛”治法，其中温壮肾督尤为治本之法，包括补益肾督精血、温壮肾督之阳气两个方面。朱师认为痹证固然以人身阳气不足在先，但如若过用温燥，则猛峻攻邪之剂则伤人阴精更甚，故当慎用刚愎之品，而以温而通为当，常以熟地黄、补骨脂、巴戟天、仙灵脾、骨碎补、肉苁蓉、鹿角胶（片）、紫河车、鹿衔草等填精补髓，以熟附片、制川乌、川桂枝、全当归以温通阳气。至若痹久、寒痰死血深伏，则以蜂房、地鳖虫、乌梢蛇、穿山甲、蕲蛇等搜剔深伏之顽痰死血，并可加强温通肾督、通络化瘀之力。如此，益肾壮督提高机体抗病能力，并能有效防止通络之品之辛温宣散、走而不守之性，稳定有序发挥益肾壮督通络之功，突出“扶正”之“不治而治，正妙于治”的作用，这是朱师辨治痹证临床疗效十分突出的重要原因。

## 案10　朱良春教授辨治类风湿关节炎——肾虚络痹证

王某，男，54岁，江苏常熟市。初诊2010年3月17日。

主诉：全身多关节疼痛5年余。

患者长期在冰库里工作，近5年出现关节疼痛，未予以重视，自服布洛芬等药可暂时缓解，2010年2月13日在常熟市某医院行相关检查：RF 62.8IU/ml，CRP 111.6mg/L，ASO 204.8U/ml，ESR 30mm/h。予以元胡止痛胶囊、虎力散等效果不佳，来诊求治。刻下：肩肘、膝、腕关节疼痛、僵滞不舒，活动后作响，双手指关节轻度肿胀，晨僵不明显，纳可，眠欠安，大便日行2次，不成形，小便自调，苔薄白、中根腻、中裂，脉细小弦。既往史：慢性结肠炎病，十二指肠炎病史。

中医诊断：顽痹（肾虚络痹）；西医诊断：类风湿关节炎。

治则：益肾蠲痹，通络止痛。

首诊处理：①痹通汤，穿山龙50g，青风藤30g，忍冬藤30g，拳参30g，补骨脂30g，骨碎补30g，鹿角片12g，生黄芪30g，泽兰、泽泻各30g，怀牛膝15g，独活20g，凤凰衣8g，莪术8g，蜈蚣粉2.25g（冲），全蝎粉2.25g（冲）。14剂。②浓缩益肾蠲痹丸，每粒4g，每日3次，口服。③坚持服药。

二诊（2010年4月5日）：患者药后症平，关节疼痛减而未已，胃脘痛，纳可，眠安，大便日行2次，质稀，小便自调，苔薄白微腻、中裂，脉弦。分析：此非矢不中的，乃力不及鹄。续当原法出入。

处理：①痹通汤，穿山龙50g，青风藤30g，忍冬藤30g，拳参30g，补骨脂30g，骨碎补30g，鹿角片10g，蒲公英30g，竹沥夏10g，金钱草30g，广郁金20g，生黄芪30g，泽兰、泽泻各30g，凤凰衣8g，莪术8g，生白芍30g，蜈蚣粉2.25g，全蝎粉2.25g。30剂。②浓缩益肾蠲痹丸，每粒4g，每日3次，口服。③朱氏温经蠲痛膏1贴，外用，每12小时1次。

三诊（2010年5月5日）：患者服药2个月，关节疼痛渐平，唯膝、肩关节游走性疼痛，外用朱氏温经蠲痛膏后可缓解，但大便稀，每日1~2次，呈水样，便后胃脘不适缓解，苔薄黄，根微腻，脉细小弦。续当原法出入，酌加健脾祛湿之品。

处理：①上方加仙鹤草30g，桔梗10g，白槿花10g，炒白术30g。30剂。②浓缩益肾蠲痹丸，每粒4g，每日3次，口服。

四诊（2010年6月2日）：患者服药2个半月，自述关节痛减轻60%（晴天时），苔薄黄微腻、中裂，脉细小弦。检查：ESR 12mm/h。处理：①续当原法出入。30剂。②浓缩益肾蠲痹丸，每粒4g，每日3次，口服。

五诊（2010年6月30日）：患者关节疼痛较上月减轻，唯胃脘疼痛仍存，大便日3次，质稀，小便自调，眠欠安，不易入睡，苔薄白、中裂，脉细弦。

处理：①上方加乌梅炭20g。30剂。②浓缩益肾蠲痹丸，每粒4g，每日3次，口服。

六诊（2010年7月31日）：患者关节疼痛已不明显，唯天气变化时双膝、右肩关节略有酸胀，胃脘部服药后略感不适（但较前好转），苔薄白、中根黄腻、中裂，脉细小弦。续当原法出入。

处理：①上方加炮山甲4g（分吞）。30剂。②浓缩益肾蠲痹丸，每粒4g，每日3次，口服。③蜈蚣粉2.25g（冲），全蝎粉2.25g（冲）。

七诊（2010年9月1日）：患者药后右肩关节疼痛、酸胀减而未已，大便每日1~2次，不成形，纳眠均可，小便自调。苔薄黄腻，质淡红，脉细小弦。续当原法出入。

处理：①痹通汤，补骨脂30g，骨碎补30g，鹿角片15g，竹沥夏10g，生黄芪30g，泽兰、泽泻各30g，炮山甲4g（分吞），仙鹤草30g，桔梗10g，白槿花10g，凤凰衣8g，莪术8g，木瓜30g，金钱草30g，广郁金20g，乌梅炭20g，羌活12g。30剂。②缩益肾蠲痹丸，每粒4g，每日3次，口服。③蝎蚣胶囊，每粒0.3g，每次1.5g，每日3次，口服。

八诊（2010年10月7日）：患者药后症情缓解，双膝、右肩关节疼痛不明显，遇冷及天气变化、劳累后偶有发作，大便每日1~2次，质稀，纳食可，眠欠安，易醒，小便调，苔薄白，脉弦细。宗原法继治。

处理：①上方加炒白术30g。30剂。②浓缩益肾蠲痹丸，每粒4g，每日3次，口服。③蝎蚣胶囊，每粒0.3g，每次1.5g，每日3次，口服。

九诊（2010年11月5日）：患者经治自觉症情减轻80%左右，唯气交之变时双膝关节隐痛，得温则减，纳食可，眠安，大便每日1~2次，质稀，小便调，苔薄白，脉弦小细。宗原法继治。

处理：①上方去炮山甲，加熟附片10g，干姜3g。30剂。②浓缩益肾蠲痹丸，每粒4g，每日3次，口服。③蝎蚣胶囊，每粒0.3g，每次1.5g，每日3次，口服。

十诊（2010年12月7日）：患者药后症情稳定，唯气交之变时双膝关节疼痛，上下楼梯欠利，得温则舒，无腹胀痛，纳食可，眠安，大便每日1~2次，质稀，小便调，苔薄白微腻、质红，脉细小弦。检查：RF 14IU/ml，CRP 4mg/L，CIC 10.5rU/ml，ESR 13mm/h，续当原法出入。

处理：①浓缩益肾蠲痹丸，每粒4g，每日3次，口服。②扶正蠲痹1号、扶正蠲痹2号，每粒0.4g，每次1.6g，每日3次，口服。

随访情况良好，稳定改善中。

## 【按语】

朱师治疗痹证，以“攻不伤正、补不碍邪”为原则。张介宾曰：“痹证，大抵因虚者多，因寒者多，唯气不足，故风寒得以入之，唯阴邪留滞，故经脉为之不利，此痹之大端也。”朱师认为，痹证，首先要从“正虚”角度认识其病本，其次从邪实角度认识痹证逐步发展的过程，处理好“扶正与祛邪”是治疗痹证中的重要环节。

## 【诊治思路】

此案例患者长期处于极寒凉环境工作，关节疼痛5年但未予以重视，仅自服止痛药，症状渐重，出现全身多个关节疼痛、僵滞不舒，关节轻度肿胀，大便稀溏，而舌脉亦表现为阳气不足、虚实夹杂之象。此为寒痹重症，首重“益肾蠲痹”，以痹通汤加补骨脂、骨碎补、鹿角片、生黄芪、怀牛膝、独活等补肾壮督祛风湿通经络，兼顾“通络止痛”，以穿山龙、青风藤、忍冬藤、拳参、泽兰、泽泻以通络止痛、泄浊开瘀，蜈蚣、全蝎以祛风湿通经络，兼服浓缩益肾蠲痹丸温通肾督。服药2个月，患者关节疼痛渐平，唯膝、肩关节游走性疼痛，外用朱氏温经蠲痛膏后可缓解，但大便稀呈水样。此为正虚渐复，祛邪外出之象，续当原法出入，酌加仙鹤草、桔梗、白槿花、炒白术等健脾祛湿以排浊湿外出。续服药2个半月时，患者关节痛减轻60%。前法继进治疗4个月时，患者症情减轻80%左右。此后患者病入坦途，仅以中成药口服巩固治疗。

【朱师经验】

朱师辨治痹证十分重要顾护正气，认为病之初起即要充分顾护正气，遑论长期久病者。故朱师治疗痹证，补肾壮督如补骨脂、骨碎补、鹿角片、生黄芪、怀牛膝、独活等，扶正思维贯穿治疗整个过程；随证加入通络止痛之品，如青风藤、穿山龙、拳参、忍冬藤等。对于病久失治，阴阳气血亏损，病邪深入经髓骨骱，诸邪混杂，更难剔除者，朱师则强调要考虑督脉与肾，盖肾主骨，而督主一身之阳也，常加用蜂房、仙灵脾、熟地黄等补肾督，逐邪则加用全蝎、蜈蚣、地鳖虫、水蛭等搜剔之品，并合附桂温通。此已在朱师临证及医案中反复提及，不再一一复述。

## 案11　朱良春教授辨治类风湿关节炎——肾虚骨痹证

高某，女，35岁，初诊2010年5月6日。

主诉：多指关节僵痛3年余。

患者2007年1月开始出现双手各指近端指间关节肿痛、僵滞，伴双肩疼痛，1月12日在南通市某医院查：RF 13.8U/ml，CRP 2.8mg/L，Ig(－)，ESR 9mm/h，予以MTX（3个月后停服），SASP、吡罗昔康（炎痛昔康）服用至今，关节疼痛未已。患者3天前加服雷公藤多苷片，每日1粒，每日1次，今来本院求中医药治疗。刻下：畏风寒、肩臂疼痛，举肩受限。双手各指近端指间关节肿痛、僵滞，晨僵1小时，纳可，夜眠欠安（因肩痛原因），苔薄白，脉弦。

检查：WBC $5.25\times10^9$/L，N 0.784。ESR 20mm/h；CRP 3.6mg/L，RF 13.2U/ml，IgG、IgM、IgA正常。X线：①颈椎退变；②双手指腕关节软组织肿胀。

中医诊断：尪痹（肾虚骨痹）；西医诊断：类风湿关节炎。

治则：益肾蠲痹通络。

首诊处理：痹通汤加骨碎补30g，补骨脂30g，鹿角片12g，穿山龙50g，青风藤30g，仙灵脾15g，生黄芪30g，泽兰、泽泻各30g，炒元胡30g，凤凰衣8g，全蝎粉2.25g（分吞），蜈蚣粉2.25g（分吞）。

二诊（2010年7月2日）：患者症情缓解，已无明显颈肩酸痛，夜已能安睡，双侧指腕关节肿痛较前减轻，晨僵减至45分钟左右，时双侧足趾关节隐痛，近日纳可，便调，眠安，苔薄白，质红，脉细弦。今查血常规（–），ESR 18mm/h。药既合拍，率由旧章。

处理：①上方加生白芍30g。②浓缩益肾蠲痹丸，每粒4g，每日3次，口服。

三诊（2010年9月3日）：患者诉药后关节疼痛好转，晨僵时间减至20分钟，右腕关节痛减轻，唯久坐后腰背痛，活动后缓解。苔薄白，脉细稍弦。分析：病机不变，续当原法出入。

处理：①上方继服。②浓缩益肾蠲痹丸，每粒4g，每日3次，口服。③蝎蚣胶囊，每粒0.3g，每次1.5g，每日3次，口服。

四诊（2010年11月1日）：患者药后症情较首诊好转，唯久坐后腰背疼痛，晨起腰背及右手指僵滞，晨僵时间减少至约5分钟，活动后可缓解，余无不适感；纳眠可，二便调，苔薄白，脉细稍弦。PE：腰椎轻压痛，双直腿抬高试验（–），双“4”字征（–），指地距0am，枕墙距0am。相关检查：血常规正常，ESR 6mm/h，RF、CRP、IgG、IgA、IgM正常，HLA-BA27（–）。处理：继续原方案治疗。

五诊（2010年12月9日）：药后患者已基本无关节痛，唯右手第2、3指间关节晨起、夜间僵痛，遇热或活动后症状缓解；诉平时怯冷喜暖，四肢末端冰冷，纳可，眠安，便调，舌质红，苔薄白，脉细弦。续当原法出入。

处理：①痹痛汤加穿山龙50g，青风藤30g，生黄芪60g，泽兰、泽泻各30g，制川乌10g，川桂枝10g，防风10g，熟附片10g，干姜3g，生白芍30g，凤凰衣8g，莪术8g，生白术30g。②浓缩益肾蠲痹丸，每粒4g，每日3次，口服。③蝎蚣胶囊，每粒0.3g，每次1.5g，每日3次，口服。

六诊（2011年1月7日）：患者药后症情平稳，晨起指关节有胀感，腰骶僵滞不适，纳可，眠尚安，大便日行1~2次，不成形，小便自调，苔薄白，脉细小弦。续当原法出入。

处理：①上方生白术改为炒白术。30剂。②中成药同前。

七诊（2011年2月23日）：患者药后两手指关节已无晨僵，腰骶僵硬亦缓，苔薄白，质红，脉细小弦。续当原法出入。

处理：①上方二剂，服3天。②中成药同前。

八诊（2011年6月27日）：已停药半月，目前症情稳定，基本无关节痛，手指关节无晨僵，腰骶僵滞已缓解，纳眠可，二便调。苔薄白，脉细小弦。续当原法出入。维持原治疗方案。

随访良好，以益肾蠲痹丸善后。

## 【诊治思路】

此尪痹患者寒象明显，来诊已多指关节僵痛3年余，畏风寒、肩臂疼痛，双手各指近端指间关节肿痛、僵滞，并有晨僵，举肩受限。“阳气者，精则养神，柔则养筋”，患者正当壮年，而发本病，当与其先天命门火亏，复受寒邪，阳气虚而外不能温煦濡养筋脉肉骨、内不能濡润脏腑，故而发病，则“温肾壮督、通络止痛”是为根本治法。首诊以痹通汤加骨碎补、补骨脂、鹿角片、生黄芪、仙灵脾补肾精、温肾阳，以穿山龙、青风藤、泽兰、泽泻、炒元胡祛风湿、舒筋活血利水，全蝎、蜈蚣祛风湿、通闭结。二诊时患者症情缓解50%左右，已无明显颈肩酸痛，夜已能安睡，双侧指腕关节肿痛较前减轻，晨僵由1小时减至45分钟左右。三诊时关节疼痛好转65%，晨僵减至20分钟。服药半年后，病情较首诊好转80%左右，唯久坐后腰背疼痛，晨起腰背及右手指僵滞，持续约5分钟，活动后可缓解。至五诊时（治疗约7个月），基本无关节痛，唯四肢末端冰冷，怯冷明显。原方加制川乌、熟附片、干姜、川桂枝、防风、生白术，一取“四逆汤”意温下元、散寒凝，一取“玉屏风”意固表护卫阳。患者病情稳定好转，次年2月份，关节已无疼痛晨僵，腰骶僵硬亦缓，改二剂药，服3天。其后关节痛、晨僵、腰骶僵滞已无。以丸药善后。

## 【朱师经验】

痹者，闭也，贯穿于痹证全程，尤其在痹证中后期，因筋络不通、气血流通不利所导致的疼痛成为患者最主要的痛苦。“不通”则气血不能正常营运，筋、脉、肉、皮、骨得不到滋养，而有废用之变；“不通”则阳气温煦通道受阻，不能协同气血共同发挥温养全身之功能。故朱师认为治痹应以“通”

为用，以“通”为先机。治疗痹证除了著名成药“益肾蠲痹丸”以补肾蠲痹外，朱师创制的“痹通汤”更着力于以“通”为用，方中主要成分：僵蚕、地龙、丹参、威灵仙，亦皆以“通”见长，俾血脉流行，阴阳气血输布全身，始发挥温、通之用。

## 案12　朱良春教授辨治类风湿关节炎——肾虚络阻证

金某，女，55岁，初诊2011年7月18日。

主诉：四肢关节痛2个月。

患者近2个月余出现四肢关节痛，不能缓解，左膝弯曲欠利，并出现晨僵，当地医院查CRP、ASO、RF阴性，来诊求中药治疗。纳眠一般，二便尚调，舌淡苔白腻，脉细。

中医诊断：痹证（肾虚络阻）；西医诊断：类风湿关节炎（待排）。

治则：益肾通络。

首诊处方：穿山龙40g，青风藤30g，制南星30g，炙全蝎4g，炙蜂房10g，泽泻30g，山慈菇15g，赤芍、白芍各15g，皂角刺15g，生黄芪30g，汉防己20g，红花10g，甘草6g。8剂。

2011年7月25日转朱师诊：患者药后症状同前，手指肿胀、晨僵明显，肘部不适，舌淡苔白脉细。分析：肾虚督亏，治则益肾蠲痹。

处理：①穿山龙50g，制南星30g，蜂房10g，全当归10g，仙灵脾15g，乌梢蛇10g，地鳖虫10g，炒元胡30g，泽兰、泽泻各30g，徐长卿15g，甘草6g。14剂。②浓缩益肾蠲痹丸，每粒4g，每日3次，口服。③龙血蝎胶囊，每次6粒，每日3次，口服。

二诊（2011年8月8日）：患者药后仍手指肿胀、晨僵，下肢肿痛，舌淡苔白，脉细。守法继进。

处理：①上方加生黄芪30g，全蝎6g，汉防己20g。14剂。②中成药同前。

三诊（2011年8月22日）：患者药后手指肿胀减轻，手指疼痛、晨僵仍存在，近几日咳嗽明显，无明显咳痰，纳眠一般，二便尚可，舌淡苔白，脉弦细。

处理：①上方加射干10g，炙白前10g，桑寄生30g。14剂。②中成药同前。

四诊（2011年9月5日）：患者手指肿胀明显消退，咳嗽已瘥，晨僵仍存，纳眠一般，二便尚可，舌淡苔白脉弦细。

处理：①二诊方制南星改为35g。14剂。②中成药同前。

五诊（2011年9月19日）：患者药后诸症减，唯易感冒、汗出，余无特殊不适，纳眠便可，舌淡苔白脉弦细。

处理：①上方加生白术30g，炒防风10g，20剂。②中成药同前。

六诊（2011年10月10日）：患者关节已无明显疼痛、肿胀，晨僵不明显，手指能握拳。纳眠便可，舌偏红，苔白，脉弦细。

处理：①穿山龙50g，全当归10g，鸡血藤30g，蜂房10g，豨莶草30g，赤芍、白芍各20g，络石藤30g，甘草6g。14剂。②中成药同前。

随访患者诸症进一步缓解，病情稳定好转。

## 【按语】

类似痹证案例取效已多，前面多有分析。本案例欲分析下“晨僵”问题。

## 【朱师经验】

本案与前案有共同点：痹证缓解后，患者出现易感冒、汗出等卫阳亏虚、不能固密肌表的表现，其实是寒湿等伏邪被祛除后，本气亏虚之本底显露的表现。故朱师常在固本基础上，加用益气固表之品，如“玉屏风散”加减等。

## 【跟诊体会】

医家多有从“湿”论晨僵，《说文解字》《玉篇》皆云“痹，湿病也”，认为湿邪重着黏滞为晨僵之主要病因，笔者不以为尽然。《素问·阴阳别论》曰“结阳者，肿四肢”，表明阴阳之气不和，自结而为病也，四肢为诸阳之本，气归形，气结故形肿。那么，此处“阴阳不和”是否意味着“肿在四肢”不仅是“阳气虚”的问题，也有“阴虚”“不和于阳”的原因在内？因为人身之气，阴阳相贯，外内循环，如阴不得阳气以和之，则阴争于内，阳不得阴气以和之，则阳扰于外。阴阳不和的结果形成诸多有形的“标象”，例如局部红肿热痛，例如晨僵。如果从这个角度来看，则“晨僵”的形成是阴阳不和的结果，则其治疗虽应着力于温阳益气，但养血、活血、散结之品亦应参用，如此，方能使“益阴和阳”。因此，朱师治疗晨僵除了温肾通络外，所用鸡血藤、全当归、苍术、薏苡仁、泽泻、川芎、桃仁等渗湿、养血活血、通络，更与温阳协同增效。此案例初期由他人接诊，因效果不明显转而求诊于朱师，观立法处方，辨证基本相同，而朱师所用温阳壮督更为明显，而且处方加入全当归、地鳖虫、炒元胡、徐长卿“以阴和阳”、通络止痛。此亦当为朱师效果明显优于其他医家的原因所在。

另外，“徐长卿”一味值得注意。本品在《本经》载“疫疾、邪恶气、温疟”有辟秽作用。徐长卿有较好的祛风镇痛、止咳、利水消肿、活血解毒作用，被广泛地用于风湿、寒凝、气滞、血瘀所致的各种痛症。《别录》认为本品有“益气”之用，近后世用于祛风止痒、宣痹定痛，似与本品“理气活血”有关。朱师治疗各型痹证，尤其是因于病邪深伏经隧，闭阻不通而疼痛明显时多加徐长卿，亦多获明显止痛效果。另外，笔者于去年治一老妇因糖尿病导致左下肢脉管炎，辨证寒湿瘀阻中焦，仿朱师之用，以附子理中汤加徐长卿30g，5剂而获显效。徐长卿在痹证中之效用，值得深入观察。

## 案13　朱良春教授辨治类风湿关节炎——肾虚络阻证

宋某，女，24岁，初诊2011年2月26日。

主诉：全身多关节对称性疼痛6年。

患者于2005年开始出现双手腕疼痛，当地医院查各项指标正常，2006年7月在湖北某医院确诊为“类风湿关节炎”，相继在外院服来氟米特片（爱诺华）及中药治疗，病情控制可，后因西药影响肢体功能而停用。2009年患者因病情加重求诊于洪湖某医院服中成药和药酒，症情缓解不明显，并出现月经失调，停服药后亦未恢复正常，今来诊要求调治。刻下：四趾小关节疼痛、肿胀，晨僵3~4小时，阴雨天或雨天晨僵甚，畏寒怯冷。月经：13岁初潮，经期约5天，周期平均29~30天，量可，色鲜红时夹少量血块，白带少。纳食可，眠安，二便调，舌质红衬紫、苔薄白。

辅助检查：2011年2月21日湖北某医院检查：ESR 17mm/h，ASO 99.22U/ml，RF 48.3IU/ml，CRP 13.5mg/L，双足X线片：未见明显异常。

中医诊断：顽痹（肾虚络阻）；西医诊断：类风湿关节炎。

治则：益肾蠲痹通络。

首诊处理：①痹通汤，穿山龙50g，生地、熟地各15g，仙灵脾15g，补骨脂30g，骨碎补30g，生黄芪30g，泽兰、泽泻各30g，川桂枝10g，炒元胡30g，生白芍30g，凤凰衣8g。28剂。②浓缩益肾蠲痹丸，每粒4g，每日3次，口服。③蝎蚣胶囊，每粒0.3g，每次1.5g，每日3次，口服。④新癀片，每粒0.32g，每次0.96g，每日3次，口服。⑤协定5号。

二诊（2011年3月8日）：患者不能按时吃药，仅服药7天。全身关节疼痛，大便日行1~2次，色黄，不成形，纳可，眠少，小便自调。嘱正规继续服药。

三诊（2011年3月23日）：患者电话自述手指、手腕关节疼痛，肩、踝、膝关节疼痛较前明显，阴雨天尤其明显。晨僵3~4小时，得温或活动后缓解。纳少眠安，大便每日2次，成形，小便尚可。续配1个月量的药。

处理：①上方加制南星30g，羌活、独活各15g，六轴子2g。30剂。②中成药同前。

四诊（2011年3月30日）：患者药后关节疼痛加重，出现全身游走性痛。当地医院查：RF 87IU/ml，CRP 138mg/L，ESR 40mm/h。

处理：上方加青风藤30g，拳参30g，忍冬藤30g，秦艽15g，虎杖20g，制川乌10g。

五诊（2011年4月19日）：患者述药后症情平稳，关节游走性疼痛有所减轻，纳眠皆可，二便调。药既见效，守上处理同前。

六诊（2011年5月30日）：患者电话自述药后疼痛缓解，关节活动度增加，服药明显效果以本次为著。纳眠皆可，二便调。处理：治守前方案。

七诊（2011年7月11日）：患者电话自述，药后疼痛几乎未发作，气候变湿时有发作，但关节痛的程度明显减轻。嘱其原方继服。

## 【按语】

跟师学习的一个很深体会即朱师辨治准确、用药精专，起效快、效果显著，尤其对于顽痹等疑难杂症。

## 【诊疗思路】

该案例年轻女性，来诊已是全身多关节对称性疼痛6年，相继在外院、外省医院服“爱诺华”及中药汤方和药酒，病情缓解不明显并出现月经失调，来诊时症状明显加重至出现四肢疼痛、肿胀，晨僵3~4小时，畏寒怯冷，一派肾督阳虚表现。朱师从温肾蠲痹着手，以痹通汤加生地、熟地、仙灵脾、补骨脂、骨碎补、炮山甲补肝肾强筋骨，生黄芪、川桂枝温通经络，穿山龙、泽兰、泽泻、炒元胡、生白芍祛瘀渗湿止痛，兼以浓缩益肾蠲痹丸、蝎蚣胶囊温壮肾督、搜剔透络止痛。患者关节疼痛较前明显，此为体内阳气已有所恢复，正气能与邪相争之排病反应。继续前法，原方加制南星、羌活、独活、六轴子止痛。患者药后排病反应进一步加重：关节疼痛加重，此为阳气渐盛、祛邪外出也，原方加制川乌以加强温通之功，并加青风藤、拳参、忍冬藤、秦艽、虎杖通络助邪外解。药后患者关节疼痛明显缓解，关节活动度增加。治疗4个月余，患者疼痛未再度发作。

【朱师经验】

**标本同治** 朱师强调治本并不忽视对"标"的处理，认为"治标"也是对治本的很好的协同作用，运用得当，有助力于"本气"之快速恢复，邪气加快外排。本案在治疗过程中，患者随着正气渐盛、祛邪外出之力增强，正邪交争明显，而出现关节痛加重等标象，则通络止痛之青风藤、拳参、忍冬藤、秦艽、虎杖通络助邪外解而痛，为当下当用。实是对《素问·标本病传论》"病发而有余，本而标之，先治其本，后治其标，病发而不足，标而本之，先治其标，后治其本"灵活发挥。

**关于"持重"与"应机"** 朱师强调治疗慢性久病、疑难杂症，要掌握"持重"与"应机"的原则，所谓"持重"即辨证既明，用药宜专，所谓"应机"，即症情既变，立法用药亦应随变。即如此案例治疗全程再次展现。

## 案14 朱良春教授辨治类风湿关节炎——肾虚顽痹，寒湿入络，经脉痹阻证

冷某，女，49岁。

主诉：四肢关节痛15年。

患者于1996年无明显原因出现双膝、肘关节肿痛，无明显晨僵。在上海某医院查RF(+)，诊断为类风湿关节炎，予氨甲蝶呤每周5~6粒，治疗欠佳。渐出现双手指、膝、趾关节肿痛。2003年患者至某医院行穴位封闭治疗，予MTX每周25mg，症状可缓解月余，后关节肿痛又发，并逐渐出现关节畸形。现每10日注射MTX 1次。刻下：双肩、膝、髋关节游走性疼痛，关节痛时略有畏寒，无晨僵，纳可，夜间略有口干，夜眠尚

可，二便调，苔薄白，脉细弦。

PE：脊椎无明显压痛，双直腿抬高试验（－），双下肢“4”征：右（＋），左（－）。弯腰指地距0cm，臀地距40cm，双肘关节不能伸直。

辅助检查：2009年9月12日RF 145IU/ml，CRP 2.3mg/L，CCP＜25rU/ml，ESR 7mm/h。X线：①左肘退变；②左桡骨小头骨折可能。WBC $8.99 \times 10^9$/L，N 0.646，RBC $4.21 \times 10^{12}$/L，ESR 28mm/h，RF（＋）148IU/ml，IgG 20.72mg/L，CIC（＋）。X线：①腰椎退变增生；②类风湿关节炎Ⅱ级。

中医诊断：顽痹（肾虚顽痹，寒湿入络，经脉痹阻）。西医诊断：类风湿关节炎，腰椎退变增生。

治则：益肾蠲痹，温经散寒。

首诊处理：①痹通汤，川桂枝10g，制川乌10g，生黄芪30g，青风藤30g，穿山龙50g，拳参30g，忍冬藤30g，生白芍30g，凤凰衣8g，莪术8g，泽兰、泽泻各30g，每日1剂，共30剂。②浓缩益肾蠲痹丸，每粒4g，每日3次，口服。③金龙胶囊，每粒0.25g，每次1.0g，每日3次，口服。④新癀片，每粒0.32g，每次0.96g，每日3次，口服。

二诊（2011年3月30日）：患者关节肿胀已消，唯关节游走性疼痛减而未已，左肩、肘部、手抬举受限，右腿根部疼痛牵掣至右腿痛，右膝关节痛，稍行走不利，翻身欠利，略畏寒，纳谷一般，眠欠安（疼痛所致）。二便如常，舌淡苔薄白罩黄，少许齿痕，脉细弦。朱师会诊意见：此非矢不中的，乃力不及鹄。

处理：①上方+骨碎补30g，补骨脂30g，姜半夏12g，生赭石30g。每日1剂，共30剂。②中成药同前。

三诊（2011年4月25日）：患者电话自述上月回去后双膝关节肿痛加重，至当地医院行穴位封闭治疗，关节痛剧时行输液治疗。药后关节游走性痛，现双手指肿胀，用力时痛，双髋关节、左踝行走时痛，双肘不能伸直，弯曲时痛，行走欠利，翻身可，纳眠可。求配服用1个月量的药。

处理：①上方加制南星30g，炒元胡30g。每日1剂，共30剂。②浓缩益肾蠲痹丸，每粒4g，每日3次，口服。③金龙胶囊，每粒0.25g，每次1.0g，每日3次，口服。

四诊（2011年6月7日）：患者双手指关节肿胀已消，无明显痛及晨僵，唯双髋关节痛反复，右侧甚，时牵掣感。双肘左足底略痛，行走欠利，时有颈项牵掣痛，右手指麻木，纳可，睡眠受痛的影响，二便调，苔薄黄微腻，质淡，脉细弦。近日检查：ESR 59mm/L，BRT(－)。追问患者疼痛时服用激素及抗生素，目前疼痛明显，要求尽快止痛。分析：病情反复，已使用激素，不可贸然撤除。

处理：守法出入，标本兼治。①上方14剂；②朱氏温经蠲痛膏，外用，每12小时1贴；③泼尼松、金龙胶囊、新癀片同前。

患者依从性差，随访服药间断，间中仍去输液，疼痛反复。

## 【按语】

此为类风湿关节炎15年案例，确切来讲，该患者没有完全收效。原因多方面，下面试分析。

## 【诊治思路】

患者于15年前无明显原因出现双膝、肘关节肿痛，先后予MTX注射及穴位封闭治疗，关节肿痛未有缓解，并渐出现关节畸形，后来依靠注射MTX(约10日1次)，渐成“顽痹”。此由肾虚督亏、寒湿入络，渐成痼疾，非“益肾蠲痹”不能固其本，非“温经散寒”不能开其“痹”。故首诊以痹通汤加川桂枝、制川乌、生黄芪、当归以温肾益气通络，以青风藤、穿山龙、拳参、生白芍、泽兰、泽泻、忍冬藤以通络止痛，辅以益肾蠲痹丸口服。二诊时，患者关节肿胀已消，唯关节游走性疼痛减而未已，尤以左肩、肘部、手抬举受限，右侧下肢疼痛、翻身欠利，畏寒。朱师会诊后认为，此非矢不中的，乃力不及鹄，长期服用激素者，肾虚更为明显。在原方基础上加骨碎补、补骨脂、姜半夏以加强温肾通痹。但患者因双膝关节肿痛加重不可耐受，至当地医院行穴位封闭、输液治疗，出现关节游走性痛、肿胀加重。复诊继续温肾益气通络治之，虽指关节肿胀已消，但双髋关节痛反复，并足底痛、颈项牵掣痛，肾督亏虚十分明显。当此之时，温肾督之阳、祛寒湿止痹痛为正治，但患者痛不可忍，要求快速止痛。故除继续前法治疗及外用朱氏温经蠲痛膏，在患者要求下重新使用泼尼松。

## 【跟诊体会】

顽痹证多错综复杂，朱师认为该病具有“久病多虚、久病多瘀、久病入络、久病伤肾”的特点，尤其使用了MTX、激素，或更损患者肾督阳气，出现虚实夹杂的情况，治疗难度更大。肾阳不足者，尤其长期服激素，更要重视补肾治疗。本案患者发病长达15年，风寒湿诸邪已层层入里，伏于腑、脏，病及多脏腑，病情更为复杂，治疗不易速效。而且，在痹证疼痛发作时，多数患者以输液作为止痛手段，殊不知，输入的液体皆可算作“阴”性物质，痹证患者本已是机体阳气亏虚，输液后机体内多了“阴寒”之物，岂不更伤阳气哉？况且输液所参用多为激素、抗生素或其他止痛药，虽暂时能缓解关节痛，但患者后来出现四肢关节游走性痛、肿胀，双肘不能伸直等络道不通“阴寒痹阻”情况，难道不是更伤阳气所致？除了药物治疗，取效的原因更多在于改变观念。正确的保健、防病教育何其重要！

## 案15　朱良春教授辨治类风湿关节炎——寒湿入络，经脉痹阻证

黄某，女，47岁，初诊2010年2月28日。

主诉：四肢关节痛10年余。

患者于10年前开始出现手指、腕、肩、肘等多关节疼痛，呈游走性，逢气交之变则疼痛加重，无晨僵及关节肿胀，未做特殊处理及诊治，疼痛一直未能缓解，今来诊要求中医药治疗。纳眠尚可，二便正常，舌质淡苔薄腻，脉弦细。

辅助检查：CRP 37.5mg/L，ESR 44mm/h，ASO正常。

中医诊断：寒湿痹（寒湿入络，经脉痹阻）；西医诊断：类风湿关节炎。

治则：温肾蠲痹通络。

首诊处方：穿山龙50g，生黄芪30g，川桂枝12g，仙灵脾15g，蜂房10g，地鳖虫10g，独活20g，巴戟天20g，制附片15g，生姜4片，红枣7枚，甘草6g。28剂。

服用上方半年，除间断停药外，病情稳定。

二诊（2011年3月14日）：患者偶尔手指、腕、肩稍疼痛，舌淡边有齿痕，苔白微腻，脉弦细。ESR 22mm/h（较前已下降）。

处方：穿山龙50g，生黄芪30g，仙灵脾15g，全当归10g，蜂房10g，乌梢蛇10g，熟地黄20g，补骨脂30g，巴戟天20g，甘草6g。28剂。

三诊（2011年6月1日）：患者诉病情稳定，手指、腕、肩关节基本无痛，唯吹空调时有冷感，余无不适；舌质淡，齿痕明显，苔白薄，脉细。

处理：效不更方。穿山龙50g，生黄芪30g，仙灵脾15g，全当归10g，蜂房10g，乌梢蛇10g，制川乌10g，独活15g，熟地黄20g，补骨脂30g，巴戟天20g，甘草6g。30剂。

四诊（2011年8月24日）：患者自行停药，感身体不适时才服药，病情尚稳定，多关节痛无明显发作，唯不能耐受风寒，吹风受冷即感不适。纳眠尚可，二便一般，舌淡苔薄白，脉细缓。分析：此为寒湿久伏，阳气重伤，不可速效，须耐心坚持服药，以根除痼疾。守上方30剂。嘱其不可自行停药。

五诊（2011年9月30日）：患者病情进一步改善，自觉体质较前改善，无特殊不适，来电要求购药善后。

随访稳定。

## 【按语】

此为取得显效案例，患者病程既久，又未能及时就诊服药，又不按医嘱，竟能全功，个中原因，颇值得思考。

## 【诊治思路】

痹证是临床常见疑难之证，其辨治之难，不亚于肿瘤，有人喻为“不死的癌症”。本病与风寒湿邪直接相关。如《素问·痹论》曰“所谓痹者，各以其时重感于风寒湿之气也”“不与风寒湿气合，故不为痹”。朱师认为无论是从痹病之始，还是其变化过程，均以肾气亏虚为基础，立“温肾壮督，通络止痛”作为根本治法，认为该法在痹证早期有开闭达郁、促使热邪速退之效，中期有燮理阴阳、防止寒凉伤中之功，后期有激发阳气、祛邪外出之能。

即如本案例，患者来诊时病已长达10年，风寒湿之邪由表及里，层层入侵，深伏骨骱，气交之变则伏邪蠢蠢欲动，故出现多关节游走性疼痛、加重。朱师认为，此种寒湿痹阻非重用温药不得通、非补肾督无以祛邪外出，故选穿山龙、生黄芪、川桂枝、仙灵脾、蜂房、地鳖虫、独活、巴戟天、制附片等温肾壮督、通络之品。患者并未坚持服药，类风湿关节炎仍控制稳定，偶尔手指、腕、肩疼痛，复查ESR较前下降，继续加用熟地黄、补骨脂、巴戟天以温补肾督。患者病情稳定改善。

本案用方简而效优，充分体现了朱师辨治此类疾病的基本原则，和独到而灵活的用药经验。痹者，闭也，乃是正虚于内、风寒湿邪痹阻不通所致，开“闭”与“温补”孰先孰后？这些在朱师辨治过程俱已提示。如第二诊时，患者关节痛等改善，即停用地鳖虫，加用熟地黄、补骨脂、巴戟天以温补肾督为主。朱师从《内经》“壮火食气，气食少火，壮火散气，少火生气”得到启示，认为痹证虽倡“温壮肾督”为基本法，但亦不可偏颇。大热大辛之品不能长期用于慢性风湿病患者，此类疾病多已有阴阳两伤之基础，过用辛热之品难免有伤阴之弊，而且虫类药虽具草木不能比拟之开“闭”之能，但多具温燥之性，故要注意“中病即止”，防止重伤阴津。当然，如果患者寒凝湿阻较重，非重用温燥不能开痹，当用则用，不必拘泥。

【朱师经验】

**温柔濡润、阴阳并补治痹证**　对于长期久病、阴阳偏虚之体，朱师认为此时仍用大剂温燥之品虽有温养脏腑、温煦肌表之功，但因为缺乏物质基础，难免伤阳，继而伤阴，终至阴阳俱损。前贤张介宾言：“善补阳者，必于阴中求阳，则阳得阴助，而生化无穷；善补阴者，必于阳中求阴，则阴得阳升，而泉源不竭。”阴阳并补，而使水火互济方能长久。如桂枝、补骨脂、仙灵脾、地黄、鹿角霜、生姜等，皆是朱师治疗阴阳两虚的常用之品，其中尤其喜用药对仙灵脾、地黄。

## 案16　朱良春教授辨治类风湿关节炎——寒湿入络，郁而化热，经脉痹阻证

梁某，女，47岁，初诊2010年4月15日。

主诉：指腕关节痛2年余。

患者2年前始有指腕关节痛，曾于当地医院检查后拟“类风湿关节炎”予以治疗（具体不详），乏效。继起双肩、肘、足、趾关节疼痛，逢气交之变诸症加重。平素畏寒怕冷。今来诊：精神疲倦，右腕肿胀（+），压痛（+），关节持续僵滞，得温则舒，双目干涩，纳眠可，二便调。苔薄白，质红，舌尖有珠点，脉细小弦。

既往月经每次先期7天至，近1年来每次愆期1~2周，经量时多时少，无明显不适。

辅助检查: RF 422IU/ml, ASO 91IU/ml, ESR 17mm/h; 血常规: PLT $100\times10^9$/L。X线: 右侧桡骨远端骨质疏松。

中医诊断: 顽痹(寒湿入络,郁而化热,经脉痹阻); 西医诊断: 类风湿关节炎。

治则: 温经蠲痹,散寒止痛。

首诊处理: ①痹通汤,补骨脂30g,骨碎补30g,鹿角片10g,制川乌6g,川桂枝6g,穿山龙50g,青风藤30g,忍冬藤30g,拳参30g,凤凰衣8g,莪术8g,生白芍30g。30剂。②金龙胶囊,每粒0.25g,每次1.0g,每日3次,口服。③协定5号3g,每日2次,口服(饭前半小时)。④朱氏温经蠲痛膏1贴,外用,12小时1次。

二诊(2010年6月13日): 患者药后症平,指腕关节肿胀疼痛,晨起关节僵滞不适,活动后缓解。双膝关节肿胀,纳可,眠安,二便调,舌光红,苔薄白,脉细小弦。分析: 药既取效,守法继进。

处理: ①上方加生地、熟地各15g,生苡仁30g。60剂。②金龙胶囊,每粒0.25g,每次1.0g,每日3次,口服。③浓缩益肾蠲痹丸,每粒4g,每日3次,口服。④朱氏温经蠲痛膏1贴,外用,12小时1次。

三诊(2010年8月9日): 患者电话自述,症情平,续配1个月量的中成药。

四诊(2010年9月15日): 患者电话自述手指关节肿痛明显缓解,肩部痛仍较明显,近来发热汗较多,动则汗出,轻度脱发,纳可,眠安,便调。求配1个月量的药。

处理: ①上方中制首乌20g,五爪龙50g。30剂。②金龙胶囊,每粒0.25g,每次1.0g,每日3次,口服。③浓缩益肾蠲痹丸,每粒4g,每日3次,口服。④朱氏温经蠲痛膏1贴,外用,12小时1次。

五诊(2010年10月18日): 患者电话自述症情平稳,续配前药。

六诊(2010年11月6日): 患者自述后病情较首诊时减轻25%以上,指腕关节痛减而未已,唯右肩关节疼痛明显,畏寒喜暖,纳眠均可,二便调,苔薄黄微腻,脉细小弦。2010年11月4日当地检查: RF 362.7IU/ml, ASO 137U/ml。分析: 药既合拍,率由旧章。

处理: ①痹通汤,青风藤30g,穿山龙50g,拳参30g,忍冬藤30g,补骨脂30g,骨碎补30g,制川乌8g,川桂枝8g,鹿角片10g,制首乌20g,生白芍30g,凤凰衣8g，莪术8g，生地、熟地各15g。90剂。②金龙胶囊，每粒0.25g，每次1.0g，每日3次，口服。③浓缩益肾蠲痹丸，每粒4g，每日3次，口服。④化瘀胶囊0.2g，每日3次，口服。

七诊（2011年2月11日）：患者电话自述右肩关节痛较上次就诊减轻50%左右，右腕关节肿痛明显缓解，唯手指关节肿痛仍作；月经已2个月未至，纳眠可，二便调，购1个月量的药。

八诊（2011年3月24日）：患者电话自述药后症情平稳，右肩、右腕关节肿痛减而未已，双手指关节肿痛仍作；月经已来，纳可眠安，二便如常。求购1个月量的药。处理：守上治疗方案。

九诊（2011年5月4日）：患者电话自述药后症情平稳，手指关节略有红肿，气交之变时指、腕关节略痛；月经规则，余无特殊。苔薄白。

处理：①上方加鬼箭羽30g。60剂。②金龙胶囊，每粒0.25g，每次1.0g，每日3次，口服。③浓缩益肾蠲痹丸，每粒4g，每日3次，口服。

十诊（2011年7月17日）：患者电话自述诸症平稳，要求继服药。承上。

随访病情稳定好转，关节红肿疼痛基本消失。

## 【按语】

此例类风湿关节炎患者取得明显效果，患者病情持续好转，基本痊愈。

## 【诊治思路】

我们回顾一下治疗过程：患者2年前始有指腕关节痛，于当地医院确诊为“类风湿关节炎”，继起双肩、肘、足、趾关节疼痛，畏寒怕冷，逢气交之变诸症加重，关节持续僵滞，遇寒痛剧，得温则舒。此为寒湿入络，经脉痹阻所致也，故以痹通汤加补骨脂、骨碎补、鹿角片、制川乌、川桂枝、穿山龙等益肾壮督、散寒通络之品，以青风藤、忍冬藤、拳参藤类除湿通络止痛，兼服以虫类药为主的中成药，以及外用止痛之品。前后共约服120剂，患者手指关节肿痛明显缓解，但有发热汗较多，动则汗出明显。考虑为患者肾督阳气渐复，乃加制首乌、五爪龙温阳养阴并用。继续服用1.5个月，患者病情较首诊时减轻25%以上，指腕关节痛减而未已，右肩关节疼痛明显，仍畏寒喜暖，乃加制川乌至8g以加强温阳散寒之力。药后患者肩关节痛减轻50%左右，腕关节肿痛明显缓解。守法服药，病情稳定。

【朱师经验】

朱师认为，痹证成因复杂，正气亏虚、风寒湿热诸邪胶固难解贯穿全程，则固本基础上，须"寒者温之、热者清之、留者去之、虚者补之"。如患者初起或病程不长，整体情况尚可，则祛邪之力适当加强；若久病邪未去而已正伤，痰瘀、寒湿乃至湿热互结，呈现正邪胶着状态，则当以"攻不伤正""补不碍邪"为基本原则，"持重""应机"并用。另外，"邪之所凑，其气必虚"，正气内虚是导致痹证的前提，如张介宾言"痹证大抵因虚者多，因寒者多，唯气不足，故风寒得以入之；唯阴邪留滞，故筋脉为之不利，此痹之大端也"。故，即使初期朱师亦强调充分顾护正气，多以补骨脂、骨碎补、鹿角片、仙灵脾、熟地黄温补肾督之精，以制川乌、川桂枝、黄芪、穿山龙等益气温阳，辅以青风藤、忍冬藤、拳参藤类通络除湿，搜剔通络必伍以虫药。如此，始能正气充足，阳得以运，气得以煦，血得以行，邪无容身，而顽痹向愈矣。

## 案17　朱良春教授辨治类风湿关节炎——寒湿入络，郁久化热证

龙某，女，43岁，初诊2010年4月6日。

主诉：腕膝关节、多指关节肿痛8年。

患者8年前出现双膝、腕关节、多指近端指间关节、掌指关节肿痛，当地医院予以"PG"治疗乏效，6年前至四川某医院查：RF 282IU/ml，诊为"类风湿关节炎"，予以泼尼松每日2粒治疗，效果渐差，3年后渐停此药，后又叠经治疗(包括激素、抗生素等，具体不详)，其间患者右腕、膝关节僵直，活动受限。2009年9月7日当地中心医院查：RF 57.03IU/ml，CRP 62mg/L，当年10月份开始服用"MTX、来氟米特、叶酸"等至今。今来诊求中医治疗。刻下：畏风寒，易感冒，双手心发热，双手各指关节疼痛及晨僵不明显，双腕关节疼痛、僵直，以右侧为甚，左膝关节僵直，纳可，二便调，夜眠安，苔薄白、质红紫，脉细小弦。现服MTX每周4粒，叶酸每周2粒，美洛昔康、来氟米特每日1粒。

辅助检查：ESR 43mm/h，血常规(－)，RF 59.4IU/ml，CRP 19.7mg/L，ASO 238U/ml，IgG 16.82mg/L；X线片：类风湿关节炎Ⅲ期，肝功能(－)。

中医诊断：顽痹（寒湿入络，郁久化热）；西医诊断：类风湿关节炎Ⅲ期。

治则：温经散寒、蠲痹通络，佐以清热。

首诊处理：①痹通汤，穿山龙50g，骨碎补30g，补骨脂30g，鹿角片15g，生黄芪30g，青风藤30g，拳参30g，忍冬藤30g，泽兰、泽泻各30g，凤凰衣8g，莪术8g，川桂枝8g，生白芍30g，水牛角30g，炒知母10g，全蝎粉2.25g（冲），蜈蚣粉2.25g（冲），生半夏15g（加生姜3片同煎），制川乌10g，焦山栀8g，淡豆豉15g，秦艽15g。30剂。②益肾蠲痹丸，每丸8g，3粒，每日3次，口服。③朱氏温经蠲痛膏。④忌口，坚持服药。

二诊（2010年6月1日）：患者电话自述近日感冒，双膝关节疼痛明显，行走不利，手中心热，心烦易怒，双指关节亦有肿痛，纳眠便调，苔薄白，要求续配1个月量的药。

处理：①上方加金银花15g，赤芍10g。30剂。②益肾蠲痹丸，续上服。

三诊（2010年7月31日）：患者电话自述用药后症状好转。双侧膝、指腕关节肿痛较前减轻，仍行走受限，盗汗，纳眠便调；诉现有理疗。

处理：①上方加葎草20g，瘪桃干15g。30剂。②益肾蠲痹丸，续同前服。

四诊（2010年11月1日）：患者电话自述症情好转50%以上，指腕关节痛减轻，唯仍双膝关节屈伸不利，下蹲受限。

处理：①痹通汤，穿山龙50g，骨碎补30g，补骨脂30g，鹿角片15g，生黄芪30g，青风藤30g，拳参30g，忍冬藤30g，泽兰、泽泻各30g，凤凰衣8g，莪术8g，川桂枝8g，生白芍30g，水牛角30g，炒知母10g，全蝎粉2.25g（冲），蜈蚣粉2.25g（冲），生半夏15g（加生姜3片同煎），制川乌10g，焦山栀8g，淡豆豉15g，秦艽15g。30剂。②益肾蠲痹丸续前服用。③蝎蚣胶囊，每次4粒，每日3次，口服。

五诊（2010年12月1日）：患者电话自述服蝎蚣胶囊后病情有反复，双膝关节疼痛不利，下蹲受限，指腕关节痛如前，近日左膝肿胀，苔薄白，余无其他。续配1个月量的药。分析：久病正虚，缓而攻之。

处理：①上方去蝎、蚣，加制南星30g。30剂。②益肾蠲痹丸。③蝎蚣胶囊。

六诊（2011年4月1日）：患者电话自述药后病情稍减轻，但膝关节痛明显，肿胀，不能伸直，出汗减少，纳眠便调，苔薄淡黄脉弦。原法继治。

处理：①痹通汤，穿山龙50g，骨碎补30g，补骨脂30g，生黄芪30g，鹿角片15g，青风藤30g，拳参30g，忍冬藤30g，泽兰、泽泻各30g，凤凰衣8g，莪术8g，生半夏15g（加生姜3片同煎），川桂枝8g，生白芍30g，水牛角30g，炒知母10g，制川乌8g，秦艽15g，制南星35g。30剂。②益肾蠲痹丸同前服用。

患者病情稳定好转，随访情况可。

## 【诊治思路】

此案例顽痹病程已8年，正气方虚，邪气阻滞，郁久化热。双膝、腕关节、多指近端指间关节、僵直、掌指关节肿痛，畏风寒，易感冒，双手心发热，曾经“PG”、激素、MTX、来氟米特、叶酸等治疗至今。本虚基础，复又叠加多种治疗，不唯邪不能去，正气亦大虚。

“痹”者“闭”也，成因多，寒凝、湿蕴、痰瘀皆可致不通，热邪入侵，阻滞气血运行，亦可致闭阻不通，故无论新久，皆为“不通”。尤其是病至中后期，正虚无力抗邪，诸邪得以深入，留伏关节、隐匿骱髓，阻滞气血津液运行，以致关节僵肿变形，疼痛难已，患者甚为所苦。“不通”则气血不能正常营运，筋、脉、肉、皮、骨得不到滋养，而有废用之变；“不通”则阳气失于周流，内不能濡养五脏、外不能温煦肌表筋脉。故朱师强调治痹应以“通”为用、以通为先机，常以补骨脂、骨碎补、蜂房、仙灵脾、紫河车、当归等补肾壮督，桃仁、红花活血通络，白芥子、南星、半夏祛痰开窍散结，尤其喜用虫类药搜剔窜透之品，以开闭解结。

## 【朱师经验】

朱师治顽痹的经验，已在多篇文章中论述，此不赘述。着重朱师对“热痹”的辨治思考。

朱师认为，“热痹”亦是在整体正气亏虚的基础上所致的局部郁而化热，亦当以“通”为法，佐以清热，强调寒温共用、辛散流通治热痹。医圣张仲景《金匮要略》的白虎加桂枝汤，治疗热痹发热、关节肿痛为后世所广泛应用。宋代《圣济总录》热痹门方，或以犀角[1]、羚羊角配羌活、桂枝，或以生地配附子，或以乌药、玄参、麦冬配羌活、桂枝，皆为后世提供了典范。再如叶天士《临证指南医案》治热痹以石膏配桂枝、羚羊角配桂枝，皆为范例。

1　犀角：该药现今为国家禁用药品。

朱师辨治热痹尤重桂枝。《素问·阴阳应象大论》曰:“壮火散气,少火生气”,阳亢则火壮而生气反衰,阳和则火平而生气壮盛。认为能“少火生气”者莫若桂枝。桂枝,性温入肝经而行血分,走经络而达营郁,最调木气,能舒筋脉之急挛,利关节之壅阻,通经络而开痹涩。除了热痹外,朱师还巧妙运用桂枝配伍治疗各种疾病,如他常以桂枝配白术以助中焦脾阳温运化湿,使气布湿散;配当归、川芎以行气活血;配石膏以辛散热邪、通络止痛,疗效甚佳。此不多述。

## 案18　朱良春教授辨治类风湿关节炎——寒湿入络,肾虚脉痹,郁久化热证

卢某,女,25岁,初诊2010年11月。

主诉:肩关节疼痛、活动不利半年,加重10天。

患者半年前受凉后出现肩关节疼痛、活动不利,受凉后加重,活动受限,下午加重,疼痛持续3天左右自行消失,行相关检查外院诊断为“类风湿关节炎”。近10天以来疼痛加重,伴右手拇指指间关节痛,无手臂麻木,无红肿热。纳眠可,二便调,苔薄白腻、质红,脉细小弦。

外院检查:ESR 12mm/h,血常规:WBC $10.7\times10^{12}$/L,N 0.091,L 0.119,ASO 74U/ml,RF 82IU/ml,CRP 5.98mg/L,ENA系列(–)。

中医诊断:顽痹(寒湿入络,肾虚脉痹,郁久化热);西医诊断:类风湿关节炎。

治则:益肾蠲痹、通络止痛,兼解郁热。

首诊处方:痹通汤,穿山龙50g,补骨脂30g,生黄芪30g,青风藤30g,泽兰、泽泻各30g,凤凰衣8g,莪术8g,山萸肉20g,生白芍30g,生地、熟地各20g。30剂。

二诊(2010年10月16日):患者诉药后有关节疼痛加重现象,后自行缓解。分析:正气渐复,祛邪有力。处理:续服前药30剂。

三诊(2010年12月4日):患者诉药后关节已无疼痛,活动自如,纳眠皆可,二便调,遂自行停药。建议继续服药巩固,情况不详。

四诊(2011年3月19日):患者已自行停药近3个月,近来因天气变冷多关节游走性疼痛,以双侧肩关节为主,晨起掌指关节痛僵滞,得热舒,活动

可缓解；感冒，乏力，咽痛伴痒，无咳嗽、咳痰，无发热。纳眠可，大便2~3天一行，偏干，小便尚可。舌质红绛、苔薄白，脉细小弦。本院查：RF 58IU/ml，CRP 2.7mg/L，Ig系列(–)，ESR 19mm/h。朱师会诊，此乃顽痹之候，经脉痹阻，风热搏结。

处方：痹通汤，穿山龙30g，青风藤30g，拳参30g，忍冬藤30g，金银花、连翘各10g，蝉蜕8g，金荞麦60g，鱼腥草30g，羌活6g，板蓝根30g，炙麻黄6g，杏仁15g，生石膏10g，凤凰衣8g，莪术8g。14剂。

电话随访，患者药后关节痛缓解，感冒已愈，自行停药。

## 【按语】

年轻女性得发此病，多为先天肾精不足，复因后天失调所致，治宜温补先天、通络止痛。以痹通汤、补骨脂、生黄芪、山萸肉、熟地填精补髓而养肾，以青风藤、穿山龙、泽兰、泽泻、生白芍通络止痛，凤凰衣、莪术护膜止疡、运中焦。治疗过程中，患者曾出现关节疼痛有加重现象，此为阳气来复，正邪相争所引起的排病反应，无须特殊处理，自行缓解。其后患者因关节活动自如，遂又自行停药。但由于其脾肾两本皆有不足，风寒湿邪未完全清理外出，故气候发生变化即再次复发。遂再以温壮肾督、蠲痹通络治之。而患者药后症减，又自行停药。

此患者依从性甚差！

## 【跟诊体会】

该案例值得思考。

**禀赋不足乃痹证之根本的内因** 张介宾指出："痹证，大抵因虚者多，因寒者多，唯气不足，故风寒得以入之，唯阴邪留滞，故经脉为之不利，此痹之大端也。"该患者年纪甚轻即发此病，则先天禀赋不足当为其根本。故朱师倡温补肾督以培其本，以痹通汤、补骨脂、生黄芪、山萸肉、熟地等填精补髓而养肾，以青风藤、穿山龙、泽兰、泽泻、生白芍通络化浊止痛。

**男女痹证之不同** 笔者窃以为，治疗女性的痹证似有不同于男性。"阳气者，精则养神，柔则养筋"，四末为诸阳之本，筋脉得濡、四肢能伸的重要前提：一是肝血充足，一是阳气正常温煦。因此，《伤寒杂病论》曰："手足厥寒，脉细欲绝者，当归四逆汤主之”“若其人内有久寒者，宜当归四逆加吴茱萸生姜汤主之”。女子以血为用，“血虚寒厥”是此类女性的重要特点，那么，对于女性而言，痹证除温壮肾督之外，是否同时考虑“血虚寒厥”的问题？如此，则本案患者加用桂枝、全当归似乎更为妥当？此为个人观点，仅供参考。

## 案19　朱良春教授辨治类风湿关节炎——肾督亏虚，络痹不通证

申某，女，30岁，初诊2002年6月17日。

主诉：四肢关节疼痛4年，加重半年。

患者4年前始出现四肢腕、肘、膝、肩关节游走性疼痛，每因天气变化或受寒则发，患者未在意。近半年来四肢关节痛加重，遇寒或冷水则痛剧，甚至不可触，伴口干咳嗽，大便数日一行，小便可，舌淡，苔薄白，脉细。

辅助检查：ASO 233U/ml，RF、CRP均正常。

中医诊断：顽痹（风湿入络，经脉痹阻）；西医诊断：类风湿关节炎。

治则：祛风湿，通经络，温肾督。

首诊处方：全当归10g，辛夷20g，全瓜蒌20g，豨莶草20g，川石斛10g，青风藤30g，蜂房10g，地鳖虫15g，徐长卿15g，杜仲15g，生白术20g，仙灵脾15g，炒元胡20g，甘草6g，生地、熟地各15g。7剂。

二诊：患者仍手指关节痛、怯冷，肤痒，口干，大便已正常，小便可，苔薄白，脉细。IgA 2.04mg/L，IgM 2.09mg/L（较前升高）。考虑患者怯寒明显，阳气不足为其主要原因，须加强温通之力。

处理：①川桂枝10g，独活20g，生地、熟地各15g，全当归10g，蜂房10g，乌梢蛇10g，徐长卿15g，炒元胡20g，地肤子30g，玉蝴蝶8g，甘草6g。14剂。②益肾蠲痹丸，8g，每日3次，口服。

三诊：时值盛夏，患者药后仍肢体关节痛，手指、肘、膝关节为主，遇风痛剧，晨僵超过30分钟，大便偏稀，小便尚可，舌淡，苔薄白，脉细弦。续前法出入，加辛夷通督。

处理：①上方+辛夷20g。②益肾蠲痹丸。③痹痛宁。30剂。

四诊：患者诉服药后痛减，遂自行停药，手指、肘、膝关节痛再发，手指

跳痛明显，纳可，大便偏稀，小便可，苔薄腻，脉细弦。诉7月中旬曾发头晕、恶心，至当地医院检查示：脑动脉轻度痉挛，服扩血管药物治疗，头晕恶心改善。朱师指示：肾虚所致也。

处理：①太子参15g，甘杞子15g，丹参15g，徐长卿15g，全当归10g，蜂房10g，炒白术15g，仙灵脾15g，川续断15g，甘草6g。14剂。②中成药同前。

五诊：患者诉手指跳痛好转，仍怕冷，下肢有烘热感，咽部似阻，苔薄微腻，脉细。近日因胃部不适，行上消化道钡剂示：胃下垂。患者长期久病，阳气虚损明显，续温补之，原法继进。

处理：①生黄芪20g，仙灵脾15g，全当归10g，太子参15g，绿萼梅12g，干地黄15g，淮山药30g，甘草6g。14剂。②中成药同前。

六诊：患者药后咽部梗阻感已无，唯双膝疼痛，身热烧灼感，下肢怯冷，二便正常，苔薄腻，脉弦细。分析：其身灼热而下肢怯冷，非温药之力过，而是虚阳上浮，不能下潜所致，遂加用怀牛膝等温补肾气并引浮阳下行，同时继续温补肾阳之功，守法出入。

处理：①全当归10g，穿山龙50g，怀牛膝15g，蜂房10g，赤芍、白芍各15g，独活20g，桑寄生20g，甘草6g。30剂。②中成药同前。

七诊：患者诉服药后四肢关节游走性疼痛，下肢怯冷异常，关节疼痛。结合时令，为天气转冷，症状加重之故，所谓“同气相求”也。故继续温肾通络。

处理：①仙灵脾15g，当归10g，独活20g，蜂房10g，乌梢蛇10g，炒元胡20g，川续断20g，甘草6g，穿山龙50g，生黄芪30g。30剂。②中成药同前。

八诊：天气进一步转冷，患者诉四肢肘、膝、髋关节游走性疼痛，怯冷，晨僵改善，余症尚可，苔薄腻，脉弦细。加强温补肾督之力，前法出入。

处理：①上方加川桂枝10g，补骨脂10g，熟地黄10g。30剂。②中成药同前。

九诊：患者诉四肢关节痛减而已，怯冷仍，苔薄腻，脉细弦。守法同前。

处理：①上方加鹿角霜10g，巴戟天10g。30剂。②中成药同前。

十诊：患者仍以四肢关节怯冷为著，苔薄脉细略涩。分析：患者本身阳气虚损，兼之脉络欠畅，致阳气不能敷布固护周身，守法再进前剂。

处理：①生黄芪30g，穿山龙50g，川桂枝10g，独活20g，蜂房10g，鸡血藤30g，鹿角片10g，制川乌10g，熟地黄15g，甘草6g。30剂。②中成药同前。

十一诊：患者四肢关节发作性疼痛，阵发性，发作短暂，怯冷，大便偏干，苔薄腻，脉细弦。守前继进。

处理：①上方再加川桂枝10g，寻骨风30g。30剂。②中成药同前。

十二诊：患者关节疼痛较前减轻，仍有怯冷，苔薄腻，脉细弦。复查所有风湿相关指标均正常。守前继进。

处理：①第八诊方，30剂。②中成药同前。

患者以上方间断服用，四肢关节疼痛明显减轻，自觉病情已好，未再系统诊治。时隔3年，患者再次因关节痛来诊。

十三诊（2009年12月18日）：类风湿关节炎再诊，患者诉近日手指关节冷痛肿胀，肛门以上及腰怯冷，疼痛，纳尚可，大便干结，舌淡红苔薄腻，脉细弦。并诉旧年反复发作的荨麻疹已愈年余，近又发作。血常规：WBC $11.9\times10^{12}$/L，N 0.859，ESR 6mm/h，CCP、HLA-B27（－），CRP 6.4mg/L，ASO 103U/ml，RF 75IU/ml。X线片：双侧骶髂关节密度增高，腰椎小关节退变，双手关节骨质未见明显异常。考虑患者体质素虚，先天肾气不足，“阳气者，精则养神，柔则养筋”，肾气虚，外则不能温煦周身，内则不能濡养五脏六腑，筋脉关节瘀阻不通，则疼痛时作。分析：究其根本原因仍在于肾督不足、寒痰瘀阻所致，故拟益肾壮督通络治之。

处理：①穿山龙50g，青风藤30g，赤芍、白芍各15g，蝉蜕15g，地肤子30g，僵蚕12g，蛇蜕12g，蜂房10g，全当归10g，生锦纹10g，片姜黄10g，甘草6g。14剂。②益肾蠲痹丸、腰痹痛胶囊。服法同前。

十四诊（2010年1月18日）：患者诉两手指肿胀，以右手明显。肛门怯冷，苔薄白、质淡，脉细弦。分析：此乃肾气不固，卫表空虚，寒湿入络，经脉痹阻。治则益卫固表、温经散寒、蠲痹通络。

处理：①制川乌、制草乌各10g，川桂枝10g，熟附片12g，细辛3g，干姜3g，生黄芪60g，防风15g，炒白术30g，党参10g，蝉蜕10g，地肤子30g，拳参30g，穿山龙50g，凤凰衣8g，莪术8g，生白芍30g，甘草6g。30剂。②浓缩益肾蠲丸、蝎蚣胶囊。

十五诊（2010年2月22日）：患者诉服药后手指疼痛，再发晨僵，腰部不适，怯冷，二便尚调，舌苔黄微腻，脉弦细。此为寒湿之邪外出之象，继续温阳、补肾精以加强祛邪之力。

处理：①穿山龙50g，仙灵脾15g，全当归10g，川桂枝10g，蜂房10g，乌梢蛇10g，鸡血藤30g，制南星30g，地肤子30g，豨莶草30g，甘草6g。30剂。②中成药同前。

十六诊（2010年3月29日）：患者腰痛怯冷均有改善，唯手指晨僵疼痛，月经量少，纳眠便调，舌淡苔薄脉细。

处方：①穿山龙50g，仙灵脾15g，全当归10g，熟地黄20g，制南星30g，鸡血藤30g，蜂房10g，地鳖虫12g，乌梢蛇10g，豨莶草30g，甘草6g。30剂。②中成药同前。

十七诊（2010年4月26日）：患者手指晨僵同前，腰部冷痛，遇风周身易出现荨麻疹，舌苔薄，脉细。患者顽疾反复发作，固本为基础，同时须注意祛标，另外，注意辨别有无虫类药过敏的情况，前法治之。

处理：①上方加白鲜皮30g，徐长卿30g，鹿衔草10g。30剂。②中成药同前。

十八诊（2010年6月7日）：患者诉服药后腰痛渐好转，手指晨僵仍存，面部手臂肩背部皮疹减轻，右下肢疼痛，舌淡苔薄腻，脉弦细。守法继进。

处理：①上方加生地黄20g，僵蚕10g，蛇蜕10g。30剂。②中成药同前。

十九诊（2010年7月12日）：患者药后症状改善，皮疹减轻几无，腰痛好转，晨僵明显改善，近两天以来下嘴唇疼痛，舌脉同前。

处理：①穿山龙50g，全当归10g，生地、熟地各15g，仙灵脾15g，蜂房10g，地鳖虫10g，僵蚕10g，决明子15g，大贝母15g，甘草6g。30剂。②中成药同前。

二十诊（2010年7月26日）：患者服药后下嘴唇痛已瘥，手指、腕关节僵硬、疼痛，舌脉同前。目前正处月经期间。分析：患者经治疗症情有所改善，但关节疼痛持续存在，腰痛明显，可加苏木以加强活血化瘀、通利关节之力。

处理：①上方去决明子、大贝母，加苏木30g，威灵仙30g，鸡血藤30g，地肤子30g，蛇蜕10g。30剂。②中成药同前。

二十一诊（2010年8月23日）：患者手指关节疼痛，臀部疼痛，怯冷，舌淡白苔白腻，脉弦细。

处方：①穿山龙50g，仙灵脾15g，全当归10g，川桂枝12g，制南星30g，蜂房10g，地鳖虫10g，独活20g，苏木30g，徐长卿15g，甘草6g。14剂。②中成药同前。

二十二诊（2010年9月6日）：患者诉药后关节冷痛较前改善，仍怯冷，背部冷痛仍作，时有皮疹稍痒，受寒大便即溏，月经量少。舌淡白苔薄，脉细。分析：患者体内陈寒痼冷较重，寒痰瘀交阻，缠绵不去，加用附片以加强温化之力，合蛇蜕祛风，原法出入。

处理：①上方加制川附片20g，蛇蜕10g。30剂。②中成药同前。

二十三诊（2010年10月11日）：患者药后右手指关节疼痛好转，左手指关节仍痛，背部冷痛及皮疹好转。大便1~2日一行，质可，小便尚调。舌质红，苔薄，脉细弦。B超示子宫脱垂。分析：患者年纪尚轻，却出现中气下陷，气虚可见一斑，有子宫脱垂之虞，须温补脾肾兼益气升。

处理：穿山龙50g，生黄芪40g，升麻10g，全当归12g，炒白术20g，蜂房12g，地鳖虫10g，乌梢蛇12g，制附片20g，熟地黄20g，补骨脂30g，甘草6g。20剂。

二十四诊（2010年11月15日）：患者药后手指痛、腰背痛好转，唯口腔溃疡，纳差，大便2日一行，舌淡白苔白微腻，脉细弦。分析：此虚火也，不可因其口腔溃疡误认为阳气盛壮而用清寒之剂，当引火下行，同时益火之源以育阴潜阳。

处理：穿山龙50g，生地、熟地各20g，全当归10g，决明子15g，蜂房10g，地鳖虫10g，甘中黄10g，甘杞子20g，制南星30g，仙灵脾15g，甘草6g。20剂。

二十五诊（2010年12月6日）：患者服药后口腔溃疡已愈，至今未再发，但经常鼻血，臀部仍痛，二便正常，舌淡苔薄白，脉弦细。药既获效，率由旧章。

处理：上方去甘中黄，加制附片20g。15剂。

二十六诊（2010年12月20日）：患者药后疼痛减，腰背部冷痛，鼻血时作，口疳已消，自觉子宫下坠感亦消，舌脉同前。

处理：11月15日方加煅花蕊石30g，川续断15g。15剂。

二十七诊（2011年1月10日）：患者药后鼻血未再出现，仍感怯冷，舌淡苔白，脉沉细。分析：沉寒痼疾，非一日可功，须做长期打算，前法继进。

处理：穿山龙50g，生黄芪30g，全当归10g，仙灵脾15g，蜂房10g，乌梢蛇12g，益智仁15g，制附片20g，熟地黄15g，制南星30g，鸡血藤30g，甘草6g。30剂。

二十八诊（2011年2月21日）：患者诉药后腰部怯冷减轻，手指有僵酸感，偶尔鼻血。舌淡苔薄腻，脉弦细。原法继进，上方加狗脊、巴戟天、地鳖虫、桑寄生。

处理：穿山龙50g，全当归10g，蜂房10g，金毛狗脊20g，巴戟天15g，地鳖虫10g，枸杞子15g，桑寄生30g，生黄芪20g，杜仲15g，甘草6g。20剂。

二十九诊（2011年3月14日）：患者药后鼻血、腰痛已瘥，双手食指、中指关节疼痛，怯冷，舌淡苔白微腻，脉弦细。继续加强温肾督、通络止痛。

处理：上方加仙灵脾20g，川桂枝20g。20剂。

三十诊（2011年4月11日）：患者手指疼痛较前减轻，局部怯冷，皮肤发红，舌淡苔白微腻，脉弦细。守法继进。

处理：穿山龙50g，仙灵脾15g，全当归10g，枸杞子20g，蜂房10g，乌梢蛇10g，巴戟天15g，熟地黄15g，鸡血藤30g，甘草6g。20剂。

三十一诊（2011年5月9日）：患者双手掌指关节疼痛，稍肿，皮肤发红，瘙痒，前胸皮肤有大片皮疹伴瘙痒，舌淡苔白微腻，脉弦细。考虑与过敏有关。

处理：上方加地肤子30g，白鲜皮30g，僵蚕12g。20剂。

三十二诊（2011年8月1日）：患者药后症减，仍手指怯冷。舌淡苔白微腻，脉弦细。症状既减，守上处理。

处理：上方加红景天30g（分冲），白鲜皮30g，豨莶草30g，20剂。

三十三诊（2011年8月11日）：患者药后症减，仍有皮肤红疹，痛痒，手指怯冷。舌淡苔白微腻，脉弦细。分析：皮肤红疹反复出现不排除为里邪外出之象，继续温补以托透邪外出。

处理：穿山龙50g，生地、熟地各15g，仙灵脾15g，全当归10g，巴戟天15天，蜂房12g，乌梢蛇12g，生姜2片，红枣7枚，甘草6g。20剂。

三十四诊（2011年8月29日）：患者肢痒已瘥，手指怯冷疼痛，以右侧为主。舌淡苔白微腻，脉弦细。

处理：①2011年8月11日方加片姜黄10g，20剂。②浓缩益肾蠲痹丸，每粒4g，每日3次，口服。

三十五诊（2011年9月19日）：患者药后症减，手指疼痛稍减，舌淡苔白微腻，脉弦细。处理：上方加络石藤20g，20剂。

三十六诊（2011年10月10日）：患者手指偶尔有短暂性疼痛，受凉后肠鸣、泄泻，舌淡苔白，脉弦细。

处理：①穿山龙40g，炒白术20g，广木香8g，焦六曲20g，豨莶草30g，川续断15g，干姜4g，甘草6g。20剂。②浓缩益肾蠲痹丸，每粒4g，每日3次，口服。

三十七诊（2011年10月24日）：患者药后疼痛减轻，时感脊柱怕冷，双手指、食指短暂冷痛；泄泻已瘥，大便成形，舌淡苔白，脉弦细。

处理：①穿山龙50g，仙灵脾15g，生黄芪30g，全当归10g，金狗脊15g，蜂房10g，川续断15g，鹿角片12g，甘草6g。14剂。②浓缩益肾蠲痹丸，每粒4g，每日3次，口服。

患者病情持续稳定，温阳壮督续用，随访尚可。

## 【跟师心得】

此案例是笔者跟师学习过程中，体会颇深的案例之一。该患者治疗不但时间长，反复发作，而且治疗过程中变证蜂起。纵观整个治疗过程，朱师始终抓住“肾督亏虚，络痹不通”的根本病机，守“缓则治本，急则治标”之原则，采用温肾壮督，蠲痹通络之法，随证裁减。患者从2002年初诊，直到获得较好效果，颇多曲折。患者因病情好转而一度停药，复又不知保养再发，复诊再予以温补肾督之治反复调理，治疗跨度超过9年，终取良效。

该患者的整个治疗过程，较完整地反映了朱师对痹证从病因病机、诱发因素、治疗原则、处方用药的原则把握，以及治疗此类疑难杂症“持重”与“应机”灵活应用，区别认识排病反应与药物不良反应等。笔者在整理过程中，有感于朱师辨识疑难杂症之精准、标本缓急处理先后、随症加减之用药特色，冀通过对此案的还原整理能够对后学者在处理疑难杂症方面有一定启发。

## 【诊疗思路】

患者9年始出现四肢腕、肘、膝、肩关节游走性疼痛，每因天气变化或受寒则发，初未在意。后因反复四肢关节痛加重，遇寒或冷水则痛剧，甚至不可触，伴口干间咳嗽，大便数日一行，舌淡，苔薄白，脉细而就诊。初诊考虑为肾督俱损、寒湿入侵，故处方以杜仲、仙灵脾、生地、熟地、蜂房、地鳖虫温补肾督，以全当归、徐长卿、生白术、炒元胡、辛夷、全瓜蒌、豨莶草、川石斛、青风藤活血通络止痛，并以益肾蠲痹丸口服温肾壮督。

二诊时，患者疼痛明显、怯冷明显，并肤痒。时已近盛夏，患者缘何反而出现怯寒明显、肢体关节痛加重、晨僵？《黄帝内经·九针论》“阳病发于冬，阴病发于夏”，盛夏之时，大气热而上浮，人身之气亦如此，对于素体寒盛的患者，则内寒更甚。“阳气者，精则养神，柔则养筋”，阳气出表，里气愈虚，即如此患者盛夏怯冷反而更为明显之原因，则其本身阳气大虚可知也！故加强温补之力，以川桂枝、独活、生地、熟地，以后更加辛夷、痹痛宁以通络止痛。

四诊时患者诉服药后痛减，遂自行停药。五诊时，患者诉痛好转，仍怕冷、下肢烘热，咽部似阻的情况，此为长期久病，阳气虚损明显，续温补之。后又出现上半身热、烧灼感，双下肢怯冷疼痛，分析为阳气虽有所恢复，但仍浮虚于上，不能下潜肾水以温养所致，遂继续温补肾阳，并加用怀牛膝等引浮阳下行；其后更加鹿角霜、巴戟天以温柔濡润、阴阳并补。患者四肢关节疼痛明显减轻，此时患者阳气已有一定程度恢复，但体内伏寒仍有留伏、五脏虚损修复尚需时日，若乘势继进，可望进一步获效，惜患者自觉已好，未再诊治。

时隔3年，患者再次因关节痛来诊，并出现肛门以上及腰怯冷，疼痛，大便干结，舌淡红苔薄腻，脉细弦，而旧年反复发作的荨麻疹近期再次发作。相较初诊，患者此次肾督之阳受损甚为严重。督脉为“阳脉之海”，起于小腹内胞宫，下出会阴部，向后行于腰背正中至尾骶部的长强穴，与太阳之脉挟背下行，总督一身之阳经。患者肛门以上及腰怯冷，究其根本原因为肾督不足、阳虚失煦、经络不通，故益肾壮督通络为其正治。予以制川乌、制草乌、川桂枝、熟附片、细辛、干姜以温补肾督，党参、生黄芪、防风、炒白术、生白芍，取建中之意，并调和营卫气血，辅以蝉蜕、地肤子祛风止痒，辅以浓缩益肾蠲丸、蝎蚣胶囊以温肾壮督、通络止痛。随症加减以蜂房、地鳖虫、乌梢蛇等温阳通督之品。患者症状逐渐改善，除了治疗过程中皮疹反复出现，及有鼻出血、口腔溃疡外，病情稳定好转。至2011年10月24日第三十七诊时，患者怕冷，四肢冷痛诸症改善，时值天凉时节，亦不如过去畏冷。病情持续稳定，温阳壮督续用以善后，随访尚可。

## 【朱师经验】

**温肾阳，壮肾督”为治疗痹证之法** 肾督之阳气为人一身阳气之基，对维持人体正常功能甚为重要。《素问·生气通天论》曰：“阳气者，若天与日，失其所则折寿而不彰，故天运当以日光明，是故阳因而上卫外者也”“凡阴阳之要，阳密乃固，两者不和，若春无秋，若秋无夏，因而和之，是谓圣度。故阳强不能密，阴气乃绝；阴平阳秘，精神乃治，阴阳离决，精神乃绝。”《素问·生气通天论》述：“阳气者精则养神，柔则养筋，开阖不得，寒气从之，乃生大偻。”李中梓把阳气的重要性形象描述为“譬如春夏生而秋冬杀，向日之草木易荣，潜阴之花卉善萎也……”

朱师遵《内经》之旨、参《伤寒》之论，结合长期临证经验，认为：痹证发生是肾督阳气不足在先，所关脏腑为肾、督。督为阳脉之海，肾为先天之本，受五脏六腑之精而藏之，是调节各个脏器功能的中心、平衡维系机体矛盾统一的主宰。肾气充足，则精力充沛，五脏六腑之阳气充足，百病少于，倘肾气亏虚，肾阳虚衰，脏腑失于温煦，必然神气衰惫、倦怠无力，百病丛生；肾气亏虚，则卫阳卫外功能不力，肌腠不能固密，予外邪可乘之机，正邪斗争，又加重阳气的耗伤，风寒湿燥等邪停留于肌肉、筋脉、脏腑，缠淹不去，终成痼疾。因此，无论是痹证之始，还是痹证发展过程，均以肾督亏虚为其根本因素。故朱师提出“温肾阳，壮肾督”为治疗痹证之法，临证已反复证明正确、有效性，实值得临床推广。

治病求本，辨“实热”“虚火”朱师还强调不可误把“虚火”当“实热”。本案例治疗过程中因“虚阳上浮”所表现出来的口腔溃疡、鼻血等“假热”征象，以及阳浮于上、不能温潜于下而出现的上半身热而下半身冷的虚寒于内、浮阳于外的征象；另外，患者手指痛、腰背痛好转，却出现口腔溃疡的征象，等等。朱师明确指出：此虚火也，不可清之解之，当引火下行，并继续益火之源以育阴潜阳，加生地、熟地、甘中黄、甘杞子，患者口疮愈。其后，患者又反复鼻血，考虑仍为阳气不足，浮于上，加制附片温补下元；患者鼻血果未再发作。如果不是着眼于本病的根本病因病机，可能会犯见血止血、见火清火之误。“治病求本，本于阴阳”，通过整理本案，如何透过疾病的标象，把握疾病本质，给了笔者很大启发。

**临证需区别“排病反应”与“过敏反应”** “排病反应”与“过敏反应”的区别和治疗在本案例辨治过程完整体现。在温阳壮肾督治疗过程中，当天气温暖之时，患者旧年荨麻疹再次出现，不耐其痒。朱师从患者根本病机着手，结合“天、地、人利”三者关系，考虑是机体阳气渐复、逢天阳开泄，机体祛邪外出的反应，宜乘胜追击、继续固本；而同时朱师注意有无虫类药过敏的情况。轻病、初病，多病及一经，长期久病则病及多经，甚至涉及腑、脏，朱师指出在诊治此类长期久病，反复发作的患者时，必须要考虑全面。正如朱师所判，随着患者腰痛渐好转，皮疹减轻。治疗过程中出现的另外一个排病反应是，患者服药过程中出现下嘴唇疼痛，在继续温阳壮肾督治疗后，下嘴唇痛痊愈。

**精研本草，实践临床** 朱师精研本草，实践于临床，并在实践中不断丰富完善，挖掘了许多药物没有被发现的效果，而且关注国内外有关本草的最新进展，加以思考运用。例如，关于中药“辛夷”，《日华子本草》载其“通关脉……瘙痒”，朱师从《神农本草经》载其“主五脏身体寒热风”，《名医别录》谓其“温中解肌，利九窍，通鼻塞，涕出”的记载，认为本品对痹证之关节肌窍不利有温能开闭之效。尝试运用辛夷治疗痹证患者，发现了该药具有通关窍、布阳气而助温煦之功。据1996年日本木村康氏报道：“辛夷的有效成分对RA（类风湿关节炎）引起内皮细胞多种反应的细胞因子具有明显的抑制作用，且可控制血管增生及滑膜细胞增殖，从而控制RA病情进展，其效果不仅不次于氢化可的松，而且还具有对慢性炎症，尤其是对关节滑膜炎等选择性作用的优点”（《日本东洋医学杂志》，1996，46（5））。朱师认为，辛夷通利关窍之功，对于气机壅塞，不论寒热皆可用之，实发前人所未发，值得临床进一步观察。

**疑难杂症，小虫担大任** 疑难杂症、顽固性疾病，小虫可以担大任。侍诊见朱师运用虫类药得心应手，获效甚殊，如案例所用的蜂房、地鳖虫、乌梢蛇、僵蚕等。兹对此几种虫类药之用稍作分析。

乌梢蛇：《开宝本草》曰：“主诸风瘙隐疹，疥癣，皮肤不仁，顽痹诸风。”《本草纲目》曰：“黑花蛇与白花蛇同，而性善无毒。其膏以棉裹豆许塞耳，治耳聋神效。其胆治大风疠疾，木舌胀塞。”《本草分经》则曰：“甘咸，温，性窜，内走脏腑，外彻皮肤，透骨搜风，截惊定搐，治风湿瘫痪疥癞。”朱师认为乌梢蛇味甘，性平，有较好的祛风通络、定惊止痉之功，痹证用之，肿瘤亦用之，一切疑难杂症皆可用之。

蜂房：《景岳全书》载其：“味微甘微咸，有毒。疗蜂毒肿毒。合乱发、蛇蜕烧灰，以酒服二方寸匕，治恶疽、附骨疽、疔肿诸毒，亦治赤白痢，遗溺失禁，阴痿。煎水可洗狐溺疮、乳痈、蜂螫恶疮，及热病后毒气冲目。漱齿牙，止风虫牙痛。炙研，和猪脂，涂瘰疬成瘘。”《名医别录》曰：“治诸恶疽、附骨痛，根在脏腑，历节肿出，丁肿恶脉诸毒皆差。”朱师用治痹证必用此药，而且在益肾蠲痹丸、痹通汤、消瘤丸中皆有此药，用治肾阳不足、命门火衰所致诸证，认为有很好的强壮作用。

地鳖虫：《本经》曰：“主心腹寒热，血积癥瘕，破坚，下血闭。”《本草经疏》曰：“䗪虫，治跌扑损伤，续筋骨有奇效。”朱师认为本品有活血化瘀、通络止痛之功，治疗腰腿痛有特殊疗效，并根据肝久病多气血郁滞、癥结癖积的病理机制，拟订了以地鳖虫为主的“复肝丸”治疗慢性肝炎、早期肝硬化，临床与科研均证实疗效可靠。

朱师对虫类药的造诣之深、临床经验之丰富，实非一案所能尽述。

## 案20　朱良春教授辨治类风湿关节炎——肾督亏虚，郁热内阻证

王某，男，56岁，初诊2011年5月23日。

主诉：四肢关节疼痛、活动不利5年，加重10天。

患者2006年11月出现四肢关节疼痛，受凉后加重，活动受限，未在意，其后关节疼痛渐重，在江西当地医院行相关检查诊断为“类风湿关节炎”，因经济原因无力续治。10天前，患者关节痛加重，以小关节为主，痛不可触，伴红肿，肢体无力不能直立行走，由其女轮椅送来求诊。来诊见：小关节红肿变形、痛不可忍，晨僵，发热，双肘关节附近可触及多个风湿小结节。入暮则恶寒发热明显，纳眠可，大便干而难排，小便调，苔薄白腻、质红，脉细小弦。

中医诊断：热痹（肾督亏虚，郁热内阻）；西医诊断：类风湿关节炎活动期。

治则：顽痹久也，标象显著，当以治标为首要。

首诊处方：①穿山龙50g，生地黄30g，赤芍、白芍各20g，葎草30g，忍冬藤30g，地龙12g，僵蚕12g，寒水石30g，桑枝30g，生锦纹10g（后下），知母10g，甘草6g。7剂。②新癀片，每粒0.32g，每日3次，口服。

二诊（2011年6月6日）：患者药后大便顺利排出，入暮恶寒发热减轻，关节仍痛，舌质红、苔薄腻，脉弦数。

处理：①守上方加炒元胡30g，7剂。②新癀片同前。

三诊（2011年6月13日）：患者自述因疼难忍自行服用扶他林，关节痛

稍减，身热减，纳眠尚可，二便调，舌质淡红、苔白腻，脉细弦。

处理：穿山龙50g，生地黄20g，赤芍、白芍各15g，鬼箭羽20g，地龙15g，僵蚕12g，葎草30g，酒炒桑枝30g，青蒿15g，甘草6g。14剂。

四诊（2011年6月20日）：患者间断服药，左侧膝、髋、腕、肩、手指关节疼痛明显（时逢气交之变），活动不利，上楼需要人扶搀，晨僵，腹胀，纳一般，大便偏稀，日行1~2次，舌淡红、苔薄腻，脉细弦。朱师分析：郁热未清。

处理：①穿山龙50g，生地黄30g，忍冬藤30g，葎草30g，寒水石30g，知母15g，土茯苓40g，赤芍20g，徐长卿15g。7剂。②新癀片同前。

五诊（2011年7月21日）：患者发热已瘥，关节痛已减，下肢稍肿，双肘关节附近可触及多个风湿小结节。

处理：上方去青蒿、葎草，加炒苡仁30g，土茯苓30g，14剂。

六诊（2011年8月1日）：患者四肢关节痛本已改善，昨日不慎受凉又出现发热，肩关节痛，舌淡红、苔腻，脉细弦数。

处理：①桑寄生12g，青蒿15g，前胡10g，僵蚕10g，蝉蜕12g，浮萍12g，甘草6g，20剂。②益肾蠲痹丸。

七诊（2011年8月22日）：患者诸症减，唯天气变化出现四肢关节痛，但程度及频率减轻，已下轮椅行走，但不能久行，兼帮助家人处理少许家务，纳眠可，舌淡苔白，脉细弦数。

处理：①五诊处方加千年健20g，桑寄生30g，14剂。②益肾蠲痹丸。

八诊（2011年9月5日）：患者关节症状较前减轻，怯冷，肩痛，踝、膝稍肿，胸闷时作，舌淡苔薄脉细弦；补诉有冠心病史。

处理：①上方加桑寄生30g，合欢皮15g。20剂。②益肾蠲痹丸。

九诊（2011年9月17日）：患者期间自行停药3天，突发右侧肢体僵硬，活动不利，CT示脑萎缩。经使用活血通络剂症状改善。目前见双侧颞颌关节、膝踝关节稍肿，口干，舌淡苔、薄白，脉细弦。BP 120/75mmHg，前法继进。

处理：枸杞子、菊花各15g，赤芍、白芍各15g，穿山龙40g，全当归10g，豨莶草15g，川石斛15g，地龙15g，桑寄生30g，桃仁、红花各10g，甘草6g。14剂。

十诊（2011年10月10日）：患者来诊病情稳定，原方巩固。

十一诊（2011年10月17日）：患者诉双侧颞颌关节痛，肩膀手臂不能抬举，步态不稳，舌红苔薄，脉弦细。前法继进。

处理：上方加制附片6g，片姜黄10g，海桐皮15g。7剂。

随访情况良好，已能帮家人做一般家务劳动。

## 【按语】

“急则治标，缓则治本”，是中医治病之则，痹证尤其是热痹发作红肿热痛时，当以治标为要。

## 【诊治思路】

本案例王某来诊前已有5年类风湿病史，来诊见全身关节红肿痛，以小关节为主，双肘关节附近可触及多个风湿小结节，晨僵；入暮则恶寒发热，大便干而难排，苔薄白腻、质红，脉细小弦等正邪交争、瘀滞不化热之象，疾病标象十分明显，故首诊以穿山龙、僵蚕、桑枝、生地黄、赤芍、白芍通络止痛，以葎草、忍冬藤、地龙、寒水石、知母清络中之热。7剂后，患者入暮恶寒发热减轻，大便顺利排出，关节仍痛，遂以守上方加炒元胡通络止痛。服药28剂后，患者关节痛已减，发热瘥，下肢稍肿，但双肘关节多个风湿小结节仍存。此为瘀浊湿毒闭阻之证，上方去清热之品，加炒苡仁、土茯苓降泄浊毒。7剂后，患者关节痛已改善，再服20余剂，诸症减，唯天气变化出现四肢关节痛，但程度及频率减轻，已下轮椅行走，兼帮助家人处理少许家务。此时邪势已减，可加强补肾之力，乃加千年健、桑寄生并益肾蠲痹丸以温壮肾督。此后虽症情有所波动，但基本以温柔濡润、补肾通络之品加减治疗，患者病情稳定好转。

## 【朱师经验】

**寒温并用治热痹**　热痹之成因亦是在素体亏虚的基础上，感受风寒湿邪入侵郁而化热。当然有素体阴虚感受外邪从热者，或直接感受热邪者，结果都是“闭阻不通”、郁而化热。若僵化认为“热者寒之”，则为大错！寒凉之品不但不能流通气血，甚至冰伏邪气，而致病根深种。故治疗热痹，朱师恒寒温并用，诸温通药中，朱师尤其强调桂附之功。桂枝性温，入肝经，行血分，走经络而达营郁，最调木气，能舒筋脉之急挛，利关节之壅阻，通经络而开痹涩。《名医别录》谓“桂枝宣导百药，良以有也”，《长沙药解》谓桂枝“入肝家而行血分，走经络而达荣郁”，对桂枝的通痹之功进行了很好的概括。朱师认为，桂枝不但治疗寒湿之痹，治疗热痹亦可巧妙配伍桂枝，因为痹证皆以“不通”为其病理关键，阳气亏虚是“不通”的基础，桂枝本身兼“温”“通”之用，经巧妙的配伍可广泛用于各种痹证。

朱师早年创制治疗热痹的“乌桂知母汤”即以川桂枝、制川乌、制草乌配生地、知母、寒水石，长期应用无不适。关于寒温药的比例问题，朱师认为，当根据病情而定，如因风寒湿浊郁久化热，舌脉俱有热象表现者，可以桂枝、制川乌配寒水石、知母或地龙，而对寒象重而热象轻，关节虽灼热，但仍以温通为宜，以桂枝、制川乌、制草乌配土茯苓、知母；若寒热并重者，以桂枝、制川乌、制草乌配寒水石、地龙、忍冬藤，至于用量根据临床实际进行相应调整。另外，朱师还喜用寒水石治热痹，而少用石膏，认为二者均味辛、大寒，均有清热泻火、除烦止渴之功，然寒水石味咸，入肾走血，可解肌肤之热，兼清络中之热，较石膏清气分之热胜一筹。

**结合现代药理研究用药** 朱师认为，临证不可一味排斥西医，结合现代药理研究结果，选取有针对性的药物不失为一种途径。如痹证兼见发热，ESR、抗“O”增高，可加葎草、青风藤、虎杖既退热又能降低此等指标。前提是在整体辨治基础上施用。

尤值一提的是，朱老获知患者家庭困窘，妻子病重在床，仅靠女儿养家时，遂全程皆免费治疗其夫妻两人，并在全院发起爱心捐赠，历时几个月，终至夫妻俱获良好治疗。“老吾老，及人之老，幼吾幼，及人之幼”“大医精诚”在朱师身上得以全面阐释！

## 案21 朱良春教授辨治类风湿关节炎——肾虚督痹，经脉痹阻证

徐某，男，60岁，初诊2009年11月2日。

主诉：双侧指、腕、肩、髋、足趾关节痛3年，加重2个月。

患者3年前开始有周身关节痛，在上海某医院查：RF 20IU/ml，CRP 20.9mg/L，CCP 3.661rU/ml，拟诊“类风湿关节炎”，予以“来氟米特片1粒，每日1次；甲氨蝶呤，每周4粒”，效果不理想。2009年4月查：IgM 0.58mg/L，IgA 0.89mg/L，C3 0.82g/L，C4 0.23g/L，抗“0”6.8U/ml，CRP 8.35mg/L。近2个月自觉颞颌关节痛，不能握拳，晨僵10分钟左右。双肩、肘关节痛，双髋、膝关节

疼痛，蹲立困难，翻身不能。纳可眠安，便调，脉细弦。目前在服“来氟米特”。

PE：枕墙距0cm，臀地距40cm，指地距15cm，压颈试验(－)。右侧臂丛牵拉试验(－)，直腿抬高试验(＋)，双“4”字征(＋)。右足踇趾肿胀变形、压痛(＋)。来诊查：HLA-B27 27U/ml，ESR 5mm/h，Ig系列正常，RF(－)，CIC(－)，CRP正常，血常规(－)，肝功能异常，转氨酶偏高。

既往高血压病3年余，现服尼群地平片1粒/日；今晨BP130/90mmHg。

中医诊断：顽痹(肾虚督痹，经脉痹阻)；西医诊断：类风湿关节炎。

治则：益肾蠲痹。

首诊处理：①痹通汤，青风藤30g，穿山龙50g，骨碎补30g，补骨脂30g，生黄芪30g，泽兰、泽泻各30g，拳参30g，忍冬藤30g，凤凰衣8g，莪术8g，垂盆草30g，田基黄30g。7剂。②浓缩益肾蠲痹丸，每粒4g，每日3次，口服。③蝎蚣胶囊，每粒0.3g，每次1.5g，每日3次，口服。

二诊(2009年11月7日)：患者药后关节疼痛如前，右足踇趾红肿色紫。苔薄白，质红，脉细弦。此非矢不中的，乃力不及鹄，续当原法出入。

处理：①上方加生地黄20g，元胡30g，制乳香6g，葛根30g，宣木瓜20g。30剂。②中成药同前。

三诊(2009年12月10日)：患者药后右足踇趾肿痛较前好转50%，双肩关节已无明显疼痛，双侧指腕、髋关节、双下肢酸楚不适，活动尚可。无明显晨僵，晨起双足背酸痛，活动后可缓解。近日左手食指远端关节红肿疼痛，屈伸受限。纳眠可，二便调，苔薄白质红，脉弦。复查肝功能正常。续当原法出入。

处理：①上方加土茯苓30g，萆薢30g，去田基黄、垂盆草。30剂。②中成药同前。

四诊(2009年12月30日)：患者药后关节痛已无，两下肢已不感到疼痛，食指红肿亦消，苔薄白、质红，有紫气，脉细弦。20天前爱诺华每日半粒，MTX由每周4粒减至2粒。续当原法出入。30剂。同前处理。

五诊(2010年1月27日)：患者28天前停服所有西药。半个月后病情有所反复，右手第2、3、5掌指关节，左手第2、5掌指关节及双腕肿痛，握拳受限，温水浸泡后可即缓解。双足第1、5足趾关节疼，晨僵5分钟，天气转暖后关节肿痛好转，近1个月以来偶有咳嗽。1周前至启东市城区医院复查ESR 6mm/h，尿素、肌酐、尿酸、RF(－)。纳可，便调，眠安。舌质红，苔薄白、中裂、根黄，脉细弦。原法出入。

处理：①上方去茯苓、萆薢，加金银花、连翘各15g，蝉蜕8g，羌活6g，板蓝根20g。30剂。②浓缩益肾蠲痹丸，每粒4g，每日3次，口服。③蝎蚣胶囊每粒0.3g，每次1.5g，每日3次，口服。④朱氏温经蠲痛膏外贴。

六诊（2010年2月26日）：患者咳嗽已无，唯右手食指、中指关节梭形肿胀痛，苔薄白质红、边有齿痕，脉细弦。续当原法出入。

处理：①痹通汤，青风藤30g，穿山龙50g，拳参30g，忍冬藤30g，骨碎补30g，补骨脂30g，鹿角片15g，生黄芪30g，泽兰、泽泻各30g，凤凰衣8g，莪术8g，蜈蚣粉2.25g，全蝎粉2.25g。30剂。②浓缩益肾蠲痹丸，每粒4g，每日3次，口服。③朱氏温经蠲痛膏。

七诊（2010年3月29日）：患者药后症状已消失，手指关节肿痛好转80%，双侧肩、腕、髋关节已无明显疼痛，来氟米特、MTX已停药3个月，纳眠可，二便调，苔薄白、中裂，脉细弦。药既合拍，率由旧章。

处理：上方加徐长卿15g。30剂。

八诊（2010年4月29日）：患者咳嗽、关节痛俱不明显，好转90%，纳眠可，二便调，苔薄白，脉细弦。处理：同前。

九诊（2010年5月21日）：患者药后双下肢酸胀及指关节肿胀痛无，唯时有双手胀滞，双足底晨起时僵痛时有，活动后缓解，纳眠可，二便调，肝功能正常。后坚持1年后，未再发作。

随访良好。

## 【诊治思路】

本案例患者病程已3年，外院诊为“类风湿关节炎”，来诊前已服来氟米特、甲氨蝶呤，效果不理想，并出现颞颌关节痛，晨僵10分钟左右，双髋、膝关节疼痛，蹲立困难，翻身不能。此为顽痹，肾虚督痹、经脉痹阻，立“肾蠲痹”，首诊以痹通汤加骨碎补、补骨脂补肾蠲痹，以生黄芪、穿山龙、青风藤、泽兰、泽泻、拳参、忍冬藤益气通络止痛，并凤凰衣、莪术等护膜止疡。并口服浓缩益肾蠲痹丸、蝎蚣胶囊以补益肾督、活血止痛。服7剂患者关节疼痛如前，并出现右足踇趾红肿色紫。上方加生地黄、元胡、制乳香、葛根、宣木瓜以通络止痛。30剂后，患者右足踇趾肿痛较前好转50%，双肩关节已无明显疼痛，但又出现左手食指远端关节红肿疼痛，屈伸受限。考虑此为湿阻内郁导致红肿反复出现，乃加土茯苓、萆薢以泄化湿浊。服上药2个月余，患者关节痛已无，两下肢已不感到疼痛，食指红肿亦消，爱诺华、MTX停服。并加强补肾督再服1个月，患者诸症好转，手指关节肿痛好转80%，双侧肩、腕、髋关节已无明显疼痛。加徐长卿再服30剂诸症好转90%。坚持1年后，稳定好转，诸症未再发作。

## 【朱师经验】

**温通以扶正** 扶正与祛邪并用是朱师治疗痹证的基本原则，"扶正"贯穿全程是朱师辨治本病的一大特色。在"温通"方面，朱师有自己独到见解，指出：治疗痹证虽倡"温壮肾督"为主，但亦不可偏颇。《内经》早有提示"壮火食气，气食少火，壮火散气，少火生气"，大热大辛之药不能长期用于慢性之风湿，须适可而止，以免化燥伤阴。对于寒湿较重、阴阳俱虚，宜遵仲景旨，用"微汗法"才能风湿俱去而且不伤阴阳。另外，对于阴阳偏虚之体，朱师认为此时用大剂温燥之品激发其体内残存之阳以温脏腑、肌表，但因为没有物质基础，徒伤其阳，继而伤阴，终至阴阳俱败。因此，宜于温阳之剂中酌加补肾阴之品，俾阴阳并补，而使水火互济。此即朱师提倡"温柔濡润，忌刚愎强"。值得临床应用。

**关于应用激素药** 朱师临证中发现，前来求治顽痹患者中，有一部分由于长期使用激素，常伴明显的停药综合征，从而产生严重的不良反应，甚至脱钙、股骨头坏死及胃肠病等，同时服其他如爱诺华、MTX更因停药而出现诸多问题。因此，临证要密切观察，不可骤停，宜小量渐停，以免引起反弹。而且激素用量大易伤阳气，出现"阴虚火旺"的征象，须及时加用滋阴养肝肾之品，如生地、麦冬、甘杞子、甘草等，阴阳并补。激素减量后出现精神不振等，则以脾气虚弱及脾肾阳虚多见，此时均应采用温补脾肾之品，如补骨脂、仙灵脾、地黄、鹿角霜、蜂房、菟丝子等，以减少对激素的依赖性。

## 案22　朱良春教授辨治类风湿关节炎——痰瘀夹湿，经脉痹闭证

严某，女，54岁，海门市人，初诊2007年2月26日。

主诉：四肢疼痛4个月余。

患者4个月以来一直有四肢关节肿胀、灼热，活动受限，手指握拳不实，肩、膝关节疼痛，翻身、穿衣困难，曾在当地医院拟诊为“类风湿关节炎”，输液治疗，自觉稍有减轻，但症状持续存在。目前正服雷公藤多苷片、扶他林，偶尔服用泼尼松。来诊见：全身困重，纳呆，午后身热，左侧肢体发麻，行走欠利，舌苔厚腻，脉细小弦。既往有脑出血病史。ESR 68mm/h。

中医诊断：尪痹（痰瘀夹湿，经脉痹闭）；西医诊断：类风湿关节炎。

治则：化痰瘀，蠲痹着。

首诊处理：①穿山龙50g，土茯苓30g，生苡仁40g，葎草30g，忍冬藤30g，豨莶草30g，地龙15g，制南星30g，青蒿珠15g，炒元胡30g，徐长卿15g，甘草4g。14剂。②益肾蠲痹丸，每粒8g，每日3次，口服。

二诊（2007年3月12日）：患者药后症状较前缓解不明显，低热，纳可，便溏，舌苔垢腻，脉细涩。前法继进。

处理：①穿山龙50g，生白术20g，全当归12g，紫苏梗、藿香梗各15g，蚕沙10g，生苡仁、熟苡仁各15g，仙灵脾15g，制南星30g，蜂房10g，地鳖虫10g，炒元胡30g，独活15g，甘草6g。14剂。②新癀片，每粒0.32g，每次0.96g，每日3次，口服。

三诊（2007年3月26日）：患者腹部囊肿，下肢酸痛，肩痛，苔腻略化，低热已平，前法继进。

处理：①上方去独活，加青风藤30g，豨莶草30g，14剂。②益肾蠲痹丸，每粒8g，每日3次，口服。

四诊（2007年4月9日）：患者面色少华，疼痛明显减少，周身困倦，纳少香，眠欠实，苔边黄腻、中剥，脉细弦带数。胸片：左下肺炎；血常规：WBC $16.7\times10^9$/L，N 0.865，RBC $3.45\times10^{12}$/L，HGB 100g/L，血小板$50\times10^9$/L。血压在降压片控制为90/60mmHg，T 37.6度，EKG窦性心动过速，ST改变，前法继进。

处理：①穿山龙50g，赤芍、白芍各15g，青风藤30g，豨莶草30g，忍冬藤30g，白薇15g，地鳖虫10g，炒元胡30g，金荞麦30g，藿香梗10g，谷芽、麦芽各15g，徐长卿15g，首乌藤30g，白花蛇舌草30g。7剂。②新癀片，每粒0.32g，每次0.96g，每日3次，口服。

五诊（2007年4月16日）：患者于当地医院抗感染治疗，体温已正常，左侧肢体疼痛，口干欲饮，眠欠安，舌红苔腻花剥，脉细数，BP 120/100mmHg，前法继进。

处理：①穿山龙50g，麦冬12g，川石斛20g，豨莶草30g，知母10g，僵蚕10g，地龙15g，忍冬藤20g，怀牛膝15g，甘草6g。7剂。②新癀片，每粒0.32g，每次0.96，每日3次，口服。③桑叶40g，老桑枝40g，茺蔚子40g，煎汤泡脚，每晚。后患者出现低热口干，舌红苔薄腻花剥，脉细数。B超示胆囊炎，胆汁淤积，胆囊多发小结石。予以加金钱草、海金砂、广郁金、鸡内金等处理。

六诊（2007年5月7日）：患者左肩肘疼痛，汗多，汗出较舒，苔边腻中剥，脉细弦数。血压居高不下，前法继进之。

处理：①穿山龙50g，生黄芪30g，制南星30g，赤芍、白芍各20g，地鳖虫10g，蜂房10g，煅牡蛎30g，炒元胡30g，川石斛15g，浮小麦30g，金钱草40g，甘草6g。14剂。②桑叶40g，老桑枝40g，茺蔚子40g，煎汤泡脚，每晚。

七诊（2007年5月21日）：患者药后关节痛减轻，出汗较多，纳可，二便调，舌苔白腻，脉细弦。前法继进。其后患者汗出较多，乏力，手指刺痛，手心灼热，阵发性低热，怕风，纳谷不香，苔薄腻尖稍剥，脉细弦。

处理：①穿山龙50g，生黄芪40g，制南星30g，生白芍30g，地鳖虫10g，蜂房10g，鬼箭羽20g，葎草30g，川石斛10g，谷芽、麦芽各15g。14剂。②新癀片口服。患者药后症状改善，纳增。

八诊（2007年7月4日）：患者重度贫血貌，类风湿关节炎经治9个月，两手指关节渐平，唯两膝关节滑膜囊肿，两膝关节肿痛，突然站立困难，上下楼梯困难。易汗出。苔中腻，脉细数。X线：双膝关节增生。前法继进。BP 120/70mmHg。

处理：①痹通汤加穿山龙50g，生黄芪40g，仙灵脾15g，山萸肉20g，骨碎补20g，仙鹤草50g，泽兰、泽泻各20g，制南星30g。14剂。②扶芳藤合剂，1支，1日1次，口服。③益浓缩益肾蠲痹丸，每粒4g，每日3次，口服。④降压洗脚方，煎汤外泡。后患者晨僵约2~3小时，阴雨天关节痛加重，怯冷，纳呆，自汗。乃以上方制南星改为35g，加川石斛10g，炒元胡30g，青风藤30g等，治之。患者药后症平，晨僵减为1小时左右，面色萎黄，四肢关节疼痛，气交之变加重。原方加生苡仁、熟苡仁各30g，续服。

九诊（2007年8月15日）：患者药后两手关节疼痛较前好转，晨僵减至20~30分钟，两膝关节冷痛，得温则舒，自汗，苔薄黄微腻中剥，脉细小弦。

处理：①痹通汤加穿山龙50g，生黄芪40g，仙灵脾15g，山萸肉20g，骨碎补20g，制南星30g，仙鹤草50g，泽兰、泽泻各20g，川石斛10g，炒元胡30g，青风藤30g。14剂。②中成药同前。

患者药后症情明显减轻，双手关节疼痛基本缓解，续服前药，双手指疼痛、左膝关节疼痛均缓解，晨僵基本消失，怕冷、汗出情况较前明显缓解，苔红中剥、苔黄腻，脉细小弦。ESR 100mm/h。原法继进。

十诊（2007年11月8日）：患者药后双手已无肿痛、晨僵，晨起膝关节酸胀感较前减轻，左下肢怕冷，活动后缓解，纳可，眠安，二便调，苔红中剥、苔薄白腻，脉细小弦。今日复查：ESR 61mm/h，血常规：WBC $7.0 \times 10^9$/L，HGB 11.1g/L，血小板$229 \times 10^9$/L。（自服扶他林每日1粒，雷公藤每日1粒）原法继进。

处理：①上方去女贞子20g，墨旱莲20g。14剂。②中成药同前。

患者服上药后诸症好转，雷公藤2粒，每日2次，扶他林已停服1个月。续前治疗，症情稳定，关节已不感疼痛。复查相关指标：ESR 60mm/h，RF 39.6IU/ml，CRP 12.1mg/L，ASO 247U/ml，CIC 20g/L，Cr 125.63μmmol/L。

十一诊（2008年3月13日）：患者药后关节不感到疼痛，晨僵不明显，左下肢麻木，怯冷，得温则舒，纳可，眠安，二便调，苔黄腻，舌尖红，脉细小弦。近查：ESR 39mm/h。

处理：①上方加忍冬藤30g，30剂。②中成药同前。

十二诊（2008年5月17日）：患者停药2天，无不适，纳可，眠安，二便调，苔白厚腻、燥，脉细小弦。ESR 43mm/h，血常规：WBC $5.8 \times 10^{12}$/L，HGB 145g/L，RBC $5.32 \times 10^{12}$/L，血小板$164 \times 10^9$/L。续当原法出入。

处理：①上方加苍术、白术各15g。30剂。②成药同前。

药后患者关节疼痛渐平，左膝、足底麻木，牙龈疼痛，苔黄厚腻，脉细小弦。续服前药。

十三诊（2008年8月16日）：患者关节疼痛好转，左下肢仍有麻木感，遇冷尤甚，纳可，眠安，二便调，苔红苔薄腻罩黄，脉平。近查：RF 18.3IU/ml。续当温经蠲痹，前方加减服用。

十四诊（2008年9月13日）：患者诉因牙痛服抗生素后苔黄厚腻如积粉苔、质红，脉细小弦。ESR 34mm/h，血常规正常。续当原法出入。

处理：①上方去半夏，加竹沥夏15g，苍术、白术各15g。30剂。②浓缩益肾蠲痹丸，每粒4g，每日3次，口服。③蝎蚣胶囊，每粒0.3g，每次1.5g，每日3次，口服。

## 【按语】

类风湿关节炎为全身性疾病，为正气亏虚基础上，风寒湿热诸邪侵袭，层层留伏于体内，遇触则发。在治疗上必须始终坚持整体观念，急则治标，缓则治本，采取综合措施，内外并治。

## 【诊治思路】

患者因四肢关节肿胀、疼痛，灼热，活动受限，翻身、穿衣困难。首诊见全身困重，纳呆，午后身热，左侧肢体发麻，行走欠利，舌苔厚腻，脉细小弦。考虑为痰瘀夹湿阻络、经脉痹闭之证，且有中风后遗留肢体关节活动不灵。遵“急则治其标”原则，以“祛湿热、蠲痹着”为法。故首诊以穿山龙、忍冬藤、豨莶草、地龙、制南星、炒元胡、徐长卿通络蠲痹止痛，土茯苓、生苡仁祛湿热、解毒化浊，以葎草、青蒿珠清虚热，并益肾蠲痹丸温补肾督。其后再加生白术、全当归、紫苏梗、藿香梗、蚕沙祛湿浊，仙灵脾、蜂房、地鳖虫、独活补肾通络。服药42剂后，患者肢体疼痛明显减少，唯周身困倦、纳少、眠欠实、苔边黄腻中剥，脉细弦带数，检查相关指标示肺炎。继续以芳化湿浊、通络祛湿，俾湿去络通，则炎症自消，原方加藿香梗、金荞麦、白花蛇舌草、谷芽、麦芽、青风藤、白薇、徐长卿。六诊时患者仍觉低热口干，眠欠安，肢体疼痛，右腹肿胀稍减，下肢无力，舌红苔薄腻花剥，脉细数。且行B超示胆囊炎、胆汁淤积、胆囊多发小结石，此为湿热缠绵，故致低热不去、腹肿难消，当以祛湿理气为要，故原方加金钱草、海金沙、广郁金、鸡内金以健脾化湿分消。患者关节痛减轻，续以健脾，并加温肾之品如仙灵脾、蜂房等以充养下焦，以使中焦祛湿有力。药后患者纳增，舌剥，脉细弦(阴伤之本底初露)，继续补阳养阴。随着湿浊寒等邪进一步祛离，患者脾肾两本虚损渐显，乃及时调整治疗原则以温补脾肾为基础。服药6个月余，患者两手关节疼痛较前好转，晨僵减至20~30分钟，两膝关节冷痛，得温则舒，自汗。7个月后，患者疼痛缓解，晨僵基本消失，又出现颈项疼痛不适，易自汗。“邪之来路，即邪之去路”，患者经扶正固本治疗而出现颈项疼痛不适，考虑为正气渐复、祛邪外出之象，原方继续温通固本。治疗8个月余，患者关节疼痛渐平，唯天气转凉后关节稍有疼痛。续服药至9个月余，患者双手已无肿痛，晨起膝关节酸胀感较前减轻，诸症平稳，舌脉基本正常。继续前法温补脾肾，治疗约17个月，患者诸症进一步减轻，加制川乌、细辛以温通透托寒邪外出，平稳好转。

## 【朱师经验】

在本案治疗过程中涉及许多朱师经验用药，介绍如下。

**当归** 二诊时，治疗湿浊除了加入生白术、蚕沙、生苡仁、熟苡仁、紫苏梗、藿香梗等传统健脾祛湿之药外，朱师还加了全当归，颇有深意。当归气轻而辛，专以补血、又能行血，补中有动，行中有补，对于血虚而厥之证颇为合用，如张仲景治疗寒厥即以当归四逆汤加减治疗，此在《伤寒论》有明确论述“手足厥寒，脉细欲绝者，当归四逆汤主之”，《注解伤寒论》解曰“脉者血之府，诸血皆属心，凡通脉者必先补心益血，故张仲景治手足厥寒，脉细欲绝者，用当归之苦温以助心血”。朱师认为，因寒湿痹痛者，往往多夹有血虚，为阴阳气血皆虚也，故当温通并用、气血双补，如此方能阴阳气血通调而脉体自和，痹证自除；但朱师同时指出：久痹之证，肝肾阴阳皆亏，当归四逆汤虽温通养血，其力有不逮，须加入温肾督之品方始全功。此是对仲景治疗“寒厥”的一大发展。

**白薇** 朱师治热病亦用之，盖取其清热中寓有透解之意。朱师治痹证，凡属热或寒热错杂症，每于辨治方中加白薇、葎草，热退较速，痹痛亦随之缓解。朱师指出，治阴虚或湿热缠绵者，须与养阴、透解之药共用，方可养阴不留滞、湿去不伤阴。

当然，朱师辨治痹证的经验不限于此，如他反复强调准确辨识病机，对于用药殊为重要。例如第五诊时，患者口干欲饮，眠欠安，舌红苔腻花剥，脉细数。此为阴伤之象也，《素问·生气通天论》：“阴不胜其阳，则脉流薄疾，病乃狂；阳不胜其阴，则五脏气争，九窍不通”，此为阴不能和阳，争于内所见也，故加麦冬、川石斛、知母以养阴和阳，并以地龙替换地鳖虫以清解其热。

另外，朱师强调辨治此类疾病慎用寒凉。如本案患者经温补肾督治疗，诸症明显稳定好转时，因牙痛服抗生素后出现苔黄厚腻，如积粉苔。朱师指出，此类患者本已有阳虚于内，辨治用药须慎用寒凉之剂以防杀伐阳气。如抗生素、清热解毒类中药，如果确实需要使用，亦要寒温同用。

## 案23 朱良春教授辨治类风湿关节炎——湿热蕴结，脉络瘀阻证

姚某，女，41岁，初诊2011年5月9日。

主诉：四肢关节痛1年多。

患者于1年前开始出现手指、腕、肘、膝、踝关节疼痛、红肿，也曾服用药物治疗，计有甲氨蝶呤、羟氯喹、西乐葆、雷公藤多苷片等，效果欠佳，渐出现关节变形，活动欠利。目前手脚肿胀明显，疼痛甚，遇冷明显，夜间睡眠时发热。舌红苔黄腻，脉细弦。ESR 61mm/h。既往有溃疡病史。

中医诊断：尪痹（湿热蕴结，脉络瘀阻）；西医诊断：类风湿关节炎。

治疗：拟蠲痹通络。

首诊处理：①穿山龙50g，赤芍、白芍各15g，僵蚕12g，地龙15g，青风藤30g，忍冬藤30g，乌梢蛇10g，制南星20g，徐长卿15g，地骨皮15g，糯稻根30g，甘草6g。14剂。②血蝎胶囊，6粒，每日3次，口服。③新癀片，每粒0.32g，每次0.96g，每日3次，口服。④芙黄膏：4盒，外敷。

二诊（2011年5月23日）：药后发热已平，关节肿胀明显好转，唯胃脘不适，大便溏烂，舌红苔薄腻，脉小弦。前法继进。

处理：①上方加甘松10g，凤凰衣10g，焦山楂、焦神曲各15g，14剂。②中成药同前。

三诊（2011年6月6日）：四肢关节作胀，胃脘不适，大便不畅，偏干，舌淡苔黄薄腻，脉小弦。相关检查：ESR 80mm/h，CRP 50.1mg/L，RF 170IU/ml，ASO 103U/ml，前法继进。

处理：①穿山龙50g，生地、熟地各15g，全当归10g，鸡血藤30g，制南星30g，蜂房10g，地鳖虫10g，乌梢蛇10g，泽兰、泽泻各30g，徐长卿15g，甘草6g。14剂。②口服中成药同前。

四诊（2011年6月20日）：药后关节肿胀减轻，足底、踝关节疼痛，行走欠利，夜眠时烘热感，舌苔黄腻，脉细弦数，前法继进。

处理：①上方制南星加至35g，女贞子20g。14剂。②口服中成药同前。

五诊（2011年7月4日）：药后症减，唯左足底胀痛，舌红苔黄腻，脉细弦。

处理：①穿山龙50g，生地、熟地各15g，全当归10g，制南星40g，蜂房

10g，地鳖虫10g，桑枝20g，生黄芪30g，甘草6g。14剂。②口服中成药同前。

六诊（2011年7月18日）：药后症减，手心时有烘热感，大便次数增多，舌红苔薄腻，脉细弦。前法继进。

处理：①上方加炒白术15g。14剂。②口服中成药同前。

七诊（2011年8月1日）：关节肿胀痛明显改善，受凉后大便次数增多，肠鸣明显，舌红苔薄，脉细弦。前法继进。

处理：①上方加煨木香8g。14剂。②口服中成药同前。

八诊（2011年8月15日）：关节痛肿痛基本消失，ESR 41mm/h，RF 8 IU/ml，肝肾功能正常，舌红苔薄腻，脉细弦。前法继进。

处理：①穿山龙50g，仙灵脾15g，生黄芪30g，甘草6g，全当归10g，蜂房10g，地鳖虫10g，乌梢蛇10g，制南星40g，豨莶草30g，徐长卿15g。14剂。②浓缩益肾蠲痹丸，每粒4g，每日3次，口服。

随访症情稳定。

## 【按语】

痹证虽是肾督阳虚之证，但多为寒热夹杂，临证宜区分标本虚实、分阶段进行治疗。

## 【诊治思路】

本案患者病已1年，先后服甲氨蝶呤、羟氯喹、西乐葆、雷公藤多苷片等治疗，症情时轻时重。来诊有关节变形，肿胀明显，疼痛甚，遇冷明显，夜间睡眠时发热，舌红苔黄腻，脉细弦。患者关节肿痛、遇冷明显，而夜眠时发热并舌脉表现为寒热夹杂，目前以“标热”为主要矛盾，故以“清热通络”治法。首诊以穿山龙、僵蚕、地龙、青风藤、忍冬藤通络解热，以赤芍、白芍、乌梢蛇、制南星、徐长卿通利止痛，并地骨皮、糯稻根养阴清热敛汗。药服14剂患者发热已平，关节肿胀明显好转，而出现胃脘不适，大便溏烂，舌红苔薄腻。以上方加甘松、凤凰衣、焦山楂、焦神曲，以温脾护胃。三诊时，患者四肢关节肿胀，仍胃脘不适，大便不畅，偏干，舌淡苔黄薄腻，脉小弦，继续培补阴精气血为主，穿山龙、生地、熟地、全当归、鸡血藤、制南星、蜂房、地鳖虫、乌梢蛇等加减。四诊时患者关节肿胀减轻，足底、踝关节疼痛，夜眠时烘热感，舌苔黄腻，脉细弦数。治疗约两个半月时，患者关节肿胀痛明显改善，前后治疗至三个半月时，患者关节痛肿痛基本消失，此后基本以穿山龙、仙灵脾、生黄芪、全当归、蜂房、地鳖虫、乌梢蛇、制南星、豨莶草、徐长卿加减治疗，病情稳定好转。

## 【朱师经验】

以下两味药为朱师经验独到之处。

**甘松** 甘松味甘性温，归脾、胃经。《本草纲目》谓“芳香能开脾郁，少加入脾胃药中，甚醒脾气”，《本草正义》曰“甘松，近东瀛医家谓此药善通经络，专治转筋，为霍乱转筋必需之药。颐自定霍乱药酒方，用伊打和酒精，浸取浓汁，合姜、附、萸、连诸味，治真寒霍乱、转筋入腹危急重症，极有捷效，知此物温运，活络通经，无出其右。此固向来治药物学者之所未知者也”。朱师认为，本品温而不腻，香而不燥，微辛能通，故兼理气温中，芳香之气大可醒脾，治疗气滞胃痛、胸满腹胀、不思饮食、脉弦舌腻者，常以此配焦山楂、紫苏梗、麦芽等，收效甚好。

**制南星** 南星为祛痰专药，《本草纲目》言：“虎掌天南星，味辛而麻，故能治风散血；气温而燥，故能胜湿除涎；性紧而毒，故能攻积拔肿而治口㖞舌糜。”《本经逢原》曰：“天南星，即《本经》之虎掌也，为开涤风痰之专药……南星、半夏皆治痰药也，然南星专走经络，故中风麻痹以之为向导，半夏专走肠胃，故呕逆泄泻以之为向导。”朱师在治疗痹证实践中体会到本品能燥湿化痰、祛风定惊、消肿散结，尤善止骨痛，对各种骨痛均有良效。盖痹证之久痛多瘀亦多痰，故凡顽痹久治无效而关节肿痛者，多为邪与痰瘀凝聚胶结难解，故须用涤痰化瘀之品。本品有明显的镇痛、镇静、抗惊厥、祛痰作用。朱师同时指出，南星因其炮制方法不同，作用有异，“制南星”对风痰、湿痰、骨痛作用明显，汤剂用之以30g起始，若效不显，可渐加至50~60g，则止痛消肿甚佳；而“胆南星”或“陈胆星”对于惊痰、搐搦、热郁生痰效佳。朱师近年又扩大其应用范围治肿瘤疼痛，亦取明显效果。

## 【跟诊心得】

整理医案时发现一个有意思的情况：患者初诊舌红苔黄腻，一派湿热之象，但持续温化治疗，则舌逐渐变淡，苔腻转薄，而脉仍小弦。此表明虽为寒湿痹证，苔黄腻及舌红俱为假象，即只反应“当下”的邪气进退，而不能完全反应病本，脉象则不然。因此，着眼于整体非常重要，如本案治疗过程中舌象每诊皆有变化，关节肿胀此起彼伏，疼痛此消彼长，皆不作特殊处理，仅随证加减，如湿浊盛，则加白术、泽兰、泽泻。患者总趋向好转。此时对朱师治疗慢性疑难杂症所反复强调的“持重”“应机”体会尤为深刻。

## 案24　朱良春教授辨治重症类风湿关节炎——风湿郁阻，脉络痹阻证

高某，女，67岁，金沙人，初诊2007年10月18日。

主诉：四肢关节痛10余年，加重1周。

患者10余年前开始出现四肢关节游走性痛，在当地医院诊断为类风湿关节炎，经治疗后病情一度稳定（用药不详），但出现四肢关节变形，天冷或受寒则痛剧。服用双氯芬酸钠缓释胶囊（英太青）、昆明山海棠、雷公藤等多种药物治疗，症状未见明显缓解。近1周以来畏寒明显，手指、肩、膝、肘关节痛加重，局部发热、肿胀，行走不利，胃脘嗳气明显。来诊求治。发病以来眠可，二便尚调，舌淡苔薄微腻，脉细弦。

中医诊断：顽痹（风湿郁阻，脉络痹阻）；西医诊断：类风湿关节炎（重症）。

治则：益肾蠲痹，通络止痛。

首诊处理：①穿山龙50g，生黄芪30g，鬼箭羽30g，仙灵脾15g，蜂房10g，地鳖虫10g，徐长卿15g，生苡仁40g，糯稻根30g，甘草6g。14剂。②龙血竭胶囊，每次6粒，每日3次，口服。③新癀片，每粒0.32g，每次0.96g，每日3次，口服。

二诊（2007年10月29日）：患者近日恶寒明显，关节痛加重，膝部疼痛，下蹲受限，自行加用泼尼松每日6片，胃脘不适。ESR 109mm/h，RF 28IU/ml，舌淡苔薄微腻，脉细弦。守法继进。

处理：①穿山龙50g，鬼箭羽30g，忍冬藤30g，葎草30g，蜂房10g，地鳖虫10g，生苡仁40g，拳参30g，制南星30g，炒元胡30g，甘草6g。14剂。②中成药同前。

三诊（2007年11月19日）：患者药后发热已瘥，关节痛减轻，膝关节活动时痛，泼尼松已减至每日2粒，舌淡苔薄，脉细弦。

处理：①穿山龙50g，生地、熟地各15g，全当归10g，赤芍、白芍各15g，鬼

箭羽30g，蜂房10g，地龙15g，怀牛膝15g，制南星30g，女贞子20g，谷精珠10g，甘草6g。14剂。②中成药同前。

四诊（2007年12月10日）：患者药后症平，天气变化时膝关节痛明显，舌淡苔薄微腻，脉细弦。守法继进。

处理：①上方制南星改为35g。②中成药同前。

五诊（2007年12月31日）：患者药后病情平稳，唯膝关节活动后痛加重，舌红苔花剥，脉细弦。守法继进。

处理：①上方去谷精珠，加黄柏10g，白花蛇舌草30g，骨碎补20g，青风藤30g，炒元胡30g。14剂。②中成药同前。

六诊（2008年1月21日）：患者药后关节痛已不明显，上楼时膝关节不适，口苦，大便不成形，每日2次，舌淡苔薄，脉细弦。

处理：①上方加炒白术20g，淮山药30g，30剂。②中成药同前。

七诊（2008年3月10日）：患者类风湿关节炎重症，经治基本平稳，近日出现头晕，转颈时明显，伴天旋地转，口干多饮，嗳气腹胀，纳差，舌淡苔薄，脉细弦。X线片：颈椎病。

处理：①穿山龙50g，生地、熟地各15g，赤芍、白芍各15g，葛根30g，蜂房10g，地鳖虫10g，乌梢蛇10g，徐长卿15g，八月札20g，石斛15g，制南星30g，甘草6g。14剂。②中成药同前。

八诊（2008年3月31日）：患者头晕好转，颈肩疼痛，纳差，舌脉同前。

处理：①上方加鸡内金4g，蔻仁5g。14剂。②中成药同前。

九诊（2008年4月21日）：患者颈肩疼痛消失，膝关节屈伸不利，口苦，纳食欠佳，舌淡苔薄，脉细弦。前法继治。

处理：①穿山龙50g，全当归10g，仙灵脾15g，生地、熟地各15g，蜂房10g，地鳖虫10g，生白术15g，徐长卿15g，泽兰、泽泻各20g，蔻仁5g，甘草6g。14剂。②防寒保暖。

十诊（2008年5月19日）：患者经治诸症平稳，唯上楼梯时关节痛，纳可，大便干燥，肛门重坠感，舌淡苔薄，脉细弦。前法继治。

处理：上方加瓜蒌30g，石斛15g，升麻6g，20剂。

十一诊（2010年10月11日）：患者停药关节痛又发，以右髋关节明显，行走不利。左肘关节肿胀、灼热，手掌指关节轻度变形，纳眠一般，二便尚调，舌质偏红，苔薄，脉细弦。外院行X线片：右侧股骨头坏死。拟从益肾壮督治。

处理：①穿山龙50g，生地、熟地各15g，全当归10g，仙灵脾15g，蜂房10g，地鳖虫10g，地龙15g，补骨脂30g，全蝎5g，制南星30g，甘杞子20g，甘草6g。14剂。②龙血蝎胶囊6粒，每日3次，口服。③浓缩益肾蠲痹丸，每粒4g，每日3次，口服。④芙黄膏：外敷肿胀处。

后随访患者进行了股骨头置换术。

十二诊（2011年4月25日）：患者股骨头置换术半年多来诊，患者诉近3个月以来，双肘、膝疼痛加重，局部灼热，行走困难，舌质偏红，苔薄，脉细弦。拟“湿热瘀阻，脉络不通”。

处理：苍术15g，炒知母、炒黄柏各10g，桂枝10g，生石膏30g（先），忍冬藤15g，拳参15g，怀牛膝15g，山慈菇15g，骨碎补30g，参三七末3g（分吞），炙蜈蚣粉4g（分吞），炙全蝎粉4g（分吞），制乳香、制没药各12g（分吞），红花10g，炙蜂房10g，甘草6g，等。14剂。

十三诊（2011年5月19日）：患者药后关节症状较前减轻，肩、肘、膝局部肿胀，膝痛仍存在，舌质淡，苔薄，脉细弦。

处理：①穿山龙50g，生地、熟地各15g，赤芍、白芍各15g，青风藤30g，地龙15g，僵蚕10g，地鳖虫10g，乌梢蛇10g，忍冬藤30g，徐长卿15g，寒水石30g，肿节风30g，甘草6g。14剂。②新癀片，每粒0.32g，每次0.96g，每日3次，口服。

十四诊（2011年5月30日）：患者药后关节肿痛减轻，口干，近日来皮肤瘙痒，嘴唇肿胀、发麻，舌质淡、苔薄，脉细弦。

处理：①上方加白鲜皮30g，地肤子30g，葎草30g，14剂。②中成药同上。

十五诊（2011年6月13日）：患者皮肤瘙痒、嘴唇肿胀已瘥，腕、肘、膝等多关节肿胀，舌质淡、苔薄，脉细弦。前法继进。

处理：①穿山龙50g，生地20g，蜂房10g，地龙15g，僵蚕10g，忍冬藤30g，鬼箭羽30g，泽兰、泽泻各30g，炒元胡30g，甘草6g，14剂。②中成药同上。

十六诊（2011年6月27日）：患者手、掌指关节弯曲，手指、腕、膝关节痛，活动欠利，手心烘热，大便偏烂，舌质淡，苔薄，脉小弦滑数。前法继进。

处理：①穿山龙50g，赤芍、白芍各15g，鬼箭羽30g，地龙15g，忍冬藤30g，青风藤30g，蜂房10g，地鳖虫10g，乌梢蛇10g，寒水石30g，葎草，甘草6g，7剂。②中成药同上。

随访病情稳定。

## 【诊治思路】

此案例为类风湿关节炎重症，经治效果尚可。

患者10余年前开始出现四肢关节游走性痛，在当地医院诊断为类风湿关节炎。服用英太青、昆明山海棠、雷公藤等多种药物治疗，症情缓解不明显，又出现畏寒明显，四肢关节肿胀、局部发热，疼痛、变形。此为肾督重虚、络痹郁久化热，当以“标本兼治”为则，以“益肾蠲痹通络、解热止痛”为法，以穿山龙、仙灵脾、蜂房、地鳖虫益肾蠲痹通络，生黄芪、鬼箭羽、徐长卿、生苡仁、糯稻根泄化湿浊、活血利水，并龙血竭胶囊、新癀片口服。其间因天气寒凉，患者关节痛加重，自行加服泼尼松。服药30剂后，患者发热已瘥，关节痛减轻，并泼尼松已减。除了因为天气变化时膝关节痛明显，把制南星增至35g外，继服前方。五诊时，患者膝关节活动后痛加重，舌红苔花剥，脉细弦，有阴伤之伤，遂原方加炒黄柏清肾中虚热。六诊时患者关节痛已不明显。服药5个月余，患者病情平稳，唯因颈椎病出现头晕，转颈时明显，伴天旋地转。脑为清窍，《素问·阴阳应象大论》曰“清阳为天，浊阴为地”“清阳出上窍，浊阴出下窍”，今浊阴窃据阳位，清窍被扰故有头晕，宜以温化浊阴、通络道以利浊阴下行，故用穿山龙加蜂房、地鳖虫、乌梢蛇温阳活血通络，葛根、徐长卿、制南星通络止痛，并以生地、熟地温清并补。由于辨治得当，患者头晕好转，唯纳差，此为湿浊上犯所致，加鸡内金、薏仁健脾化湿浊。经治6个月余，患者诸症已平稳，唯上楼梯时关节痛，大便干燥，肛门重坠感，此为气虚血失濡也，加瓜蒌、石斛养阴，并加升麻益气升提。此亦为阴阳并补、温柔濡润也。但患者进行了股骨头置换术，再诊时，已是股骨头置换术半年。患者双肘、膝疼痛加重，局部灼热，行走困难，舌质偏红、苔薄，脉细弦。此“热痹”也，为湿热瘀阻、脉络不通，当寒温并用治之，14剂后关节症状虽然减轻，但出现皮肤瘙痒、嘴唇肿胀、发麻，此考虑一为内伏之邪外排，一为虫类药的过敏反应，遂以白鲜皮、地肤子、葎草化湿并清解之。药后皮肤瘙痒、嘴唇肿胀已瘥，再出现多关节肿胀，遂再处以益肾蠲痹法。随访患者情况可。

## 【跟诊体会】

**痹证用药问题** 除了培补肾督的药物外，朱师长期临证用药自有独到之处，如穿山龙、鬼箭羽之用。朱师认为穿山龙为吸收大自然灵气与精华的祛风湿良药，有扶正、活血、通络之功，通过适当配合，可用于各型痹证治疗。而鬼箭羽《本草述钩元》谓其“大抵功精专于血分”，朱师在长期实践中，引申用之，认为其味苦坚阴，性寒入血，攻专破血活血，并擅清解阴分之燥热，对痹证有湿瘀夹热之象者，以本品加入辨治方中，能提高蠲痹通络之功。朱师治疗痹证经验十分丰富，此不过举一二尔。

**“排病反应”与“过敏反应”** 此案例治疗中反复出现类似“排病反应”，如何与药物引起的“过敏反应”进行区别仍是临床要关注的问题，十分考量医家的临证功力。如痹证患者，经温肾督通络治疗一段时间后，体内所伏之寒湿瘀之邪被透出时，表现出红疹、溃疡等，此时不可一味追求治本而忽视之，应当及时对标象进行处理，可促使邪毒外排，而“祛邪即所以扶正”。

另，痹证形成非朝夕，治疗也非短期能成功，故持续服药、勿擅自停药更弦易张为须注意事项。

## 案25 朱良春教授辨治重症类风湿关节炎——肾督亏虚，湿浊瘀阻证

朱某，女，29岁，初诊2010年10月5日。

主诉：全身关节畸变5年。

患者5年来，手关节、肘关节、肩关节、膝关节先后出现疼痛，并出现畸变。住在常州某医院风湿免疫科，疼痛甚，夜间发热达39℃左右，用退热药后体温可降，但仍反复升高。当地医院查：HGB 87g/L，PLT 638×$10^9$/L，曾予SASP、MTX、来氟米特等治疗，病情控制欠佳，持续进展。要求中医药治疗。刻诊：激素面容，周身关节疼痛变形，无法下蹲，体温暂不升（昨日已加服泼尼松至2粒/日、扶他林及SASP治疗）。纳可，苔薄、质红，口干，脉细数。最近复查相关指标：ESR 117mm/h，Ig系列指标升高，RF 406.01IU/ml。

中医诊断：顽痹（肾督亏虚，湿浊瘀阻）；西医诊断：类风湿关节炎（重症）。

治则：益肾蠲痹，养阴退热。

首诊处理：①痹通汤，生地黄20g，炒赤芍、炒白芍各20g，穿山龙50g，青风藤30g，肿节风30g，鬼箭羽30g，虎杖30g，徐长卿30g，独活15g，制南星15g。

14剂。②浓缩益肾蠲痹丸、金龙胶囊。

二诊(2010年10月27日):患者药后病情平稳,活动时关节疼痛较前缓解,口干明显,纳食可,二便调,舌质红,苔薄微黄,脉细。

处理:①上方+川石斛10g,牡丹皮10g,熟地10g。②中成药同前。

三诊(2010年11月25日):患者诉症缓,关节晨僵明显,天气变化时酸痛。

处理:①上方加鹿角片15g。②中成药同前。

四诊(2011年1月18日):患者诉病情没有进一步缓解,关节仍有僵滞,阴雨天时关节酸明显,现服泼尼松每日2粒,扶他林。

处理:上方加仙灵脾30g,甘杞子10g。并嘱激素不可再加量,在中药取效情况下,缓慢减量。

五诊(2011年3月22日):患者诉现服泼尼松7/4粒,每日2次,PLT $300\times10^9$/L,ESR 40mm/h,逢湿则关节痛明显,仍如前。

处理:上方加制南星35g,余药同前。

六诊(2011年5月13日):患者诉泼尼松已减至每日1.5粒,扶他林75mg,每日2粒。四肢关节仍痛,下肢无力,左膝肿大,双手指梭形肿大,握拳不能;上午症状重,无发热,颈部有不适感,纳可,便调,苔薄腻质红,口干欲饮,脉细数。肝肾功能正常。血常规:WBC $33.2\times10^9$/L,HGB 95g/L,ESR 108mm/h,RF 1∶320IU/ml,ASO<200U/ml,CRP 17.3mg/L,IgG 21.7mg/L,IgM 3.26mg/L,CIC(+)。服药8个月,CRP已从71.3mg/L降至17.3mg/L,RF从406IU/ml降至320IU/ml。泼尼松、扶他林已减量,而MTX、SASP均已停服。继续原法。

处理:①痹通汤,穿山龙50g,生黄芪30g,肿节风30g,泽泻30g,炮山甲10g(分冲),制南星40g,生地、熟地各15g,鬼箭羽30g,葎草20g,猫人参30g,鹿角片15g,赤芍、白芍各30g,猫爪草30g,仙灵脾15g,徐长卿15g。30剂。②中成药同前。

随访病情平稳改善。

## 【诊治思路】

此为一例重症类风湿关节炎,患者全身关节畸变5年,历经SASP、MTX、来氟米特、激素等治疗,诊时激素面容,周身关节疼痛,无法下蹲,反复夜间发热达39℃左右,舌质红,口干,脉细数。此为久病正气内虚,复因治疗不当致肾督亏虚、湿浊瘀阻,久而化热,复因激素长期使用,更伤阴精,导致阴虚火旺,故立"益肾蠲痹、养阴退热"以标本兼治,首诊以痹通汤炒赤芍、炒白芍、穿山龙以益肾蠲痹通络止痛,以鬼箭羽、肿节风、青风藤、徐长卿、制南星解毒消肿,虎杖、生地黄、独活以养阴清热补肾,并浓缩益肾蠲痹丸、金龙胶囊口服益肾壮督通络。14剂后,患者关节疼痛较前缓解,口干明显,舌质红,苔薄微黄,脉细。郁久化热之征明显,原方加川石斛、牡丹皮以清血分热养阴,加熟地以温柔濡润并防寒凉伤阳。三诊时患者症情缓,但关节晨僵明显,天气变化时出现酸痛,"阳气者,精则养神,柔则养筋",此为阳虚不能温养所致,加鹿角片以温补肾督,其后更加仙灵脾、甘杞子培补肝肾阴精气血。经治,患者激素渐减,至五诊时,已减至7/4粒,但逢湿则关节痛明显仍如前。考虑邪伏深留,不可急进,只宜缓图,原方加制南星以镇痛通络。服药8个月,CRP已从71.3mg/L降至17.3mg/L,RF从406IU/ml降至320IU/ml,泼尼松、扶他林已减量,而MTX、SASP均已停服。患者寒湿瘀阻已明显减轻,遂扶正为主、祛邪为辅,俾正气充足则邪自去,以痹通汤穿山龙、生黄芪、鹿角片、仙灵脾、生地、熟地培补肾督、提高免疫功能,肿节风、徐长卿、泽泻、鬼箭羽、炮山甲、制南星散结泄郁浊通络道,以葎草、赤芍、白芍、猫人参、猫爪草清解郁热。病情稳定改善。

## 【朱师经验】

**关于激素撤药问题**　此案例治疗看似不如其他案例效果明显,其实不然。此为痹证之重症,患者关节畸形多年,复因长期服用泼尼松、扶他林、MTX、SASP等所带来的不良反应十分明显,且已呈激素依赖状态,患者来诊时因长期较大量使用激素已呈现阴虚火旺征象,虚实寒热错杂。故治疗既要扶正、培本以滋潜浮阳,又要解郁热以通络,仅撤除激素就是比较长的过程。因此,即使从泼尼松、扶他林已减量、MTX、SASP均已停服来看,用"益肾蠲痹、通络止痛"治疗已是取得明显效果。因此,本案重点谈对激素撤掉用药问题。

对于长期服用激素,已有依赖情况的患者,治疗要分阶段进行,盖肾为水火之脏,蕴真阴真阳,二者互为存在基础。若肾水浅则不能潜阳而致浮阳于上,轻者表现为"阴虚火旺",重者则表现为"龙雷之火"上冲,故宜潜宜养;若肾寒水太甚,出现"水寒龙火飞"情况则有生命之忧。

案例中亦可看出朱师治疗激素依赖的方法及步骤：先以滋阴降火以引火下行，并育阴潜阳，药如生地、玄参、甘杞子、甘草等；待激素渐减量而患者出现脾肾两虚时，及时予以温补脾肾，如熟地黄、仙灵脾、仙茅、鹿衔草、巴戟天、肉苁蓉、补骨脂、鹿角片、蜂房等，通过培补脾肾以提高患者免疫力，减少因激素所带来的不利影响。整个治疗过程耗时较长，需全面兼顾，而且要注意“独处藏奸”的情况，稍有不慎，可能导致撤药失败，并发他症。

笔者跟师侍诊两年以来，已有多例此类案例，多经过此治疗过程，而获显效。此辨治思路，颇值得临床应用。

## 案26　朱良春教授辨治类风湿关节炎、颈椎病——肾虚络阻证

马某，女，57岁，张家港人。初诊2011年8月22日。

主诉：双手指麻木疼痛3年余。

患者3年前开始出现双手指麻木、疼痛，伴手臂痛，活动尚可，未作系统诊治。来诊见双手指麻木疼痛，皮肤感觉紧绷不适，晨僵明显，左下肢肿胀，血缕满布，纳可，眠安，二便调，舌淡苔薄，脉弦。

X线片：颈椎病，L5/6椎间盘狭窄。

中医诊断：尪痹（肾虚络阻）；西医诊断：类风湿关节炎，颈椎病。

治则：益肾蠲痹通络。

首诊处理：①穿山龙50g，全当归10g，葛根20g，赤芍、白芍各15g，豨莶草30g，蜂房10g，地鳖虫10g，泽兰、泽泻各20g，鸡血藤30g，炒元胡30g，甘草6g。14剂。②浓缩益肾蠲痹丸，每粒4g，每日3次，口服。③龙血竭胶囊，每次6粒，每日3次，口服。

二诊（2011年9月12日）：患者诉服药后仍有手指麻木，皮肤感觉紧绷不适，无红肿热痛，左下肢肿胀，纳可，大便溏烂，小便可，舌淡苔根腻，脉细弦。守法继进。

处理：①穿山龙40g，仙灵脾15g，炒白术20g，鸡血藤30g，蜂房10g，地鳖虫10g，乌梢蛇10g，豨莶草30g，炒元胡30g，威灵仙30g，补骨脂20g，甘草6g。14剂。②中成药同上。

三诊(2011年10月10日):患者手指麻木、手臂痛减轻,有晨僵,下肢仍有肿胀,二便可,舌淡苔白微腻,脉细弦。守法继进。

处理:①上方加赤芍、白芍各15g,泽兰、泽泻各20g。14剂。②中成药同上。

四诊(2011年10月24日):患者服药后症情改善明显,手指麻木、疼痛进一步减轻,下肢肿减。舌淡苔白微腻,脉细弦。

处理:①上方去泽兰、泽泻。14剂。②龙血竭胶囊,6粒,每日3次,口服。

## 【诊治思路】

患者以“双手指麻木疼痛3年余”为主诉来诊,双手指麻木、疼痛,皮肤感觉紧绷不适,晨僵明显,左下肢肿胀,血缕满布,舌淡苔薄,脉弦,X线示L5/6椎间盘狭窄。四诊合参,为肾虚络痹之证,乃立“益肾蠲痹通络”为法,首诊以穿山龙、全当归、葛根、赤芍、白芍、豨莶草、蜂房、地鳖虫、泽兰、泽泻、鸡血藤、炒元胡汤剂内服,并以浓缩益肾蠲痹丸以温肾蠲痹通络止痛,辅以龙血竭胶囊口服活血通络。14剂后患者仍有手指麻木、左下肢肿胀,大便溏烂,舌淡苔根腻,脉细弦。考虑患者脾肾阳虚、湿浊内阻明显,原方加仙灵脾、补骨脂、炒白术、乌梢蛇,并加威灵仙以通经络、止痹痛。患者手指麻木、疼痛、下肢肿胀减。续服上方,病情稳定改善。

## 【朱师经验】

### 一、虫类药使用经验

朱师认为,痹证虽病情反复缠绵,施治颇有难度,但其共同病机则是肾虚络痹不通,宜在常规辨治基础上加用温肾培本、化痰剔透之血肉有情之品,奏效甚速。虫类药因其独具的钻剔通络而常参用,即如本案例所用蜂房、地鳖虫、乌梢蛇三品。

**蜂房** 各家对其有不同认识,但多认为本品为清解软坚之品,或认为可治虚证,如《滇南本草》:“治一切虚证,阳痿无子,采服之。”朱师认为本品不仅有祛风攻毒作用,且有益肾温阳之功,对于肾阳虚所致多病,以之加入辨治方剂,多能收佳效。朱师所创“痹通汤”及其他经验方皆伍以本品。

**乌梢蛇** 乌梢蛇性甘，平之品，《开宝本草》谓其“主治风瘙隐疹，疥癣……顽痹诸风”，《本草分经》“甘咸，温，性窜，内走脏腑，外彻皮肤，透骨搜风，截惊定搐，治风湿瘫痪疥癞”。朱师认为与蜂房、地鳖虫等虫药相伍用于风湿顽痹、筋肉麻木拘急及中风后遗症等皆有较好疗效，但血虚生风所致痉挛抽搐则不宜。

**地鳖虫** 地鳖虫味咸，性寒，有破血逐瘀、续筋接骨之效，朱师认为从仲景大黄䗪虫丸主治“五劳虚极羸瘦，……经络荣卫气伤，内有干血，肌肤甲错，两目黯黑，缓中补虚”可知本品有破血而不伤血、祛邪而不伤正之效，为通络良品，治肾精亏虚所致腰痛，与蜂房、乌梢蛇、地黄相伍能起温阳补精之效。

章次公先生曾指出在大队虫类药中如蜈蚣、全蝎、蕲蛇、蜂房、地龙、穿山甲等中加入本品能明显增强其逐瘀通络之功，同时有扶正之效。朱师承章次公所传，结合长期临床观察，认为此三类虫类相伍不但对于类风湿关节炎，而且对于所有痹阻不通之疾病，皆可用之。

**二、临证选方用药攻守自如，慎防猛峻**

朱师临证选方用药攻守自如，剂量配伍逐步叠加、以知为度，处处以固护正气为先，慎防猛峻，运用虫类药如此，运用其他药物亦如此。如治疗关节肿痛，朱师初诊以炒元胡、豨莶草，二诊缓解不明显，即加用威灵仙。威灵仙，本来就是为祛风湿、通络止痛之良品，朱师认为本品泄化湿浊、宣散通泄、调理气机，有“宣通十二经络”之功，认为本品对改善关节肿痛有殊功，如《本草正义》所言“积湿停痰，血凝气滞，诸实宜之”。朱师对本品娴熟应用，如在治疗痛风病所拟“痛风汤”即以威灵仙配伍土茯苓、萆薢为主，对于痛风发作期、缓解期具有较好的泄浊化滞之功。朱师根据“肾主骨”理论，对于各类骨病皆加用威灵仙，认为不仅能通利关节、宣痹止痛，且从其能治鱼骨鲠推导得出本品可能使病变关节周围紧张挛缩的肌肉变得松弛。临床实践已证明了这一点。

**三、慎用攻伐之品、中病即止**

朱师处处以固护正气为先，以养护阳气，以使机体有祛邪之力。治长期久病，慎用攻伐之品、中病即止是朱师一贯强调的。即如本案例，患者下肢肿胀，加用泽兰、泽泻，至下肢肿减即去之，防逐湿太过、伤及中阳。另外，病程既久，阳气伤耗也是慎用攻伐之因。

## 案27　朱良春教授辨治类风湿关节炎、雷诺病——肾虚督痹，郁久化热证

张某，女，31岁。

主诉：双手雷诺氏现象4年余、多指近端指间关节肿2个月。

患者素有RA史，后出现双手雷诺氏现象，曾检查：RF(+)，未系统治疗。患者于2个月前开始出现双手各指近端指间关节、多足趾关节肿痛，晨僵时间超过6小时，温水浸泡可稍有缓解，口干而苦，未正规诊治。近日纳可便调，夜眠安，今日RF 219.7IU/ml，CRP 7.3mg/L，CCP 162.9rU/ml，ESR 25mm/h，苔薄黄，质红，脉细小弦。

中医诊断：顽痹(肾虚督痹，郁久化热)；西医诊断：类风湿关节炎。

治则：益肾蠲痹、温经通络，佐以清热养阴。

首诊处理：①痹通汤，青风藤30g，穿山龙30g，拳参30g，忍冬藤30g，制川乌8g，川桂枝6g，生白芍30g，凤凰衣8g，莪术8g，生黄芪30g，泽兰、泽泻各30g，熟附片8g，干姜3g。30剂。②浓缩益肾蠲痹丸，每粒4g，每日3次，口服。③金龙胶囊，每粒0.25g，每次1.0g，每日3次，口服。④保暖，坚持服药。

二诊(2010年5月21日)：患者诉药后痛减轻，但近1周又加重，特别是肘、膝、腕处疼痛，要求购1个月量的药。

处理：①上方+炒元胡30g，30剂。②成药同前。

三诊(2010年6月21日)：患者诉药后病情稍减轻，关节痛仍存，舌脉不详。

处理：上方加制南星30g，30剂。余同前。

四诊(2010年10月14日)：患者诉药后病情平稳，晨僵已明显减轻，雷诺现象已缓解，唯左手手腕及右脚趾关节疼痛，左手腕肿胀，口干已无。纳食可，眠安，便调，苔薄白，质淡红，边有齿痕，脉细弦。检查：WBC $5.76\times10^9$/L，RBC $4.19\times10^{12}$/L，HGB 122g/L，PLT $251\times10^9$/L。ESR 34mm/h。最近1个月月经来3次。药既获效，率由旧章。

处理：①首诊方加炮山甲4g(分吞)，30剂。②炙牛角腮30g，油松节30g，仙鹤草30g，茜草炭20g，煅海螵蛸30g，地榆炭30g(月经来潮时加入处方中)。③浓缩益肾蠲痹丸，每粒4g，每日3次，口服。④蝎蚣胶囊，4粒，每日3次，口服。

五诊(2010年12月18日):患者电话自述,药后症情平稳,腕、膝、肘关节疼痛基本消失,唯左手腕稍肿,要求去炮山甲。

六诊(2011年3月16日):患者电话自述,药后病情平稳,唯左肘略有僵直,右肘关节略有疼痛,纳可,二便调,眠安,因出差不方便服用,嘱其加量服用中成药。

近期随访,病情稳定,生活工作正常。

## 【诊治思路】

本案例患者既往已有类风湿病多年,其寒湿久留于内,深及下焦,耗损阳气阴精,故治疗当以温肾蠲痹、通络止痛为主。首诊以痹通汤、制川乌、熟附片、干姜、川桂枝、生黄芪以温阳通脉,考虑患者有郁阻不解、化热的情况存在,故以青风藤、穿山龙、拳参、忍冬藤、生白芍以解郁通络止痛,以浓缩益肾蠲痹丸、金龙胶囊口服益肾壮督;并嘱患者保暖。二诊时,患者诉疼痛本已有减轻,但逢小满节气,患者内有伏寒,遇气交之变再发,故加炒元胡以助通络止痛,余继续温肾阳通脉为治。三诊时患者病情稍减,疼痛仍存,考虑为伏寒深伏骨骱,再加制南星除邪伏骨髓所致之痛。四诊时患者病情平稳,晨僵已明显减轻,雷诺现象已缓解,接近消失,续"持重"应机。至六诊时,患者除左肘略有僵直、右肘关节略有疼痛外,余无不适,改服中成药进行维持治疗。近期随访,病情稳定,生活工作正常。

## 【朱师经验】

本案例取得明显效果,除了"痹通汤"在"益肾蠲痹、通络止痛"原则指导下灵活运用之外,笔者认为,以下几个方面亦值得体会。

**桂附之用** 痹久病深入关节,且风、寒、湿之性缠绵胶着,若驱之太急,风去而寒湿仍留,反遗后患,故治疗宜缓而行之。朱师认为,治痹之着眼点是使血脉流行,气血络道营运正常,但临床运用不可仅此一点,应辨证辨病相结合,更要注意药之寒温之性、患者体质而施治。《素问·阴阳应象大论》早就有明示,"壮火散气,少火生气",故除沉寒痼冷需要大辛温通之外,治痹一般以"温柔濡润"之法。诸温通药中,朱师尤其强调桂附之功。

附子,作为"药中四维",其辛温通阳之力为诸药之最,一般以制品多用。朱师临证多用制附子、制川乌,若寒甚则川草乌同用,用量从8g始,可渐增到20g。若用生品注意配伍甘草先煎，并配桂枝、细辛，一则制其剽悍之性，二则加强温通之功，使寒去瘀通、血脉复流。桂枝性温，入肝经，行血分，走经络而达营郁，最调木气，能舒筋脉之急挛、利关节之壅阻、通经络而开痹涩。

**攻邪不伤正** 朱师认为，风、寒、湿邪内伏既久，留滞于内，深入骨骱，胶着不去，邪正混淆，如油入面，扶正有助邪之虞，攻邪则有伤正之弊，故治疗难以速效。大攻大补绝非所宜，宜以益肾壮督治其本、蠲痹通络治其标，推动机体自身的力量，本固则祛邪之力强，而使邪渐消，如此，方可祛邪不伤正，病情平稳改善，最终达到治愈的目的，即“缓则治其本”。

**重视治标** 朱师认为，“痹”之一证，本虚而标实，临证象变多端，痛、肿、热非其本，而为正邪之争之象，虽温肾壮督为治本，但不可忽视对“标”的治疗，此亦为“急则治其标”的实际应用，尤其对于痹证患者，出现上症，若无恰当的处理措施，不但加重患者焦虑及不信任心理，对继续“固本”治疗亦造成较大影响，最终影响患者的康复。朱师一般或加用“对症”的中药，或以外敷治之，多能起到很的效果，如全蝎、蜈蚣配伍通络止痛，青风藤、穿山龙、拳参、忍冬藤四药相伍扶正利络等，在降低风湿因子等的同时，患者亦易于接受进一步治疗。

**制南星尤善治骨痛** 制南星为开结闭、散风痰良药。《本经》谓本品：“主心痛，寒热，结气，积聚，伏梁，伤筋，痿，拘缓，利水道。”《本经逢原》曰：“天南星，即《本经》之虎掌也，为开涤风痰之专药，南星、半夏皆治痰药也，然南星专走经络，故中风麻痹以之为向导，半夏专走肠胃，故呕逆泄泻以之为向导”。对南星及南星与半夏的区别做了很好地阐释。朱师在实践中体会：南星功能燥湿化痰、祛风定惊、消肿散结，尤善止骨痛，对包括类风湿关节炎在内的各种骨痛均有良效。我院原肿瘤科徐凯主任学习朱师经验后，以制南星加入癌痛患者的辨治方中观察发现明显本品止痛效果肯定、减少了麻醉药的使用量。

**“持重”不变，“应机”而施** “辨证既明，用药宜专”“症情既变，立法用药亦随变”，此为朱师治疗疑难杂病的原则。案例患者1个月内来月经3次，乃气虚失摄，故在原来治疗基础上加用炙牛角腮、油松节、仙鹤草、茜草炭以益气温经生血。炙牛角腮、油松节、仙鹤草也是朱师临床治疗气血两虚患者的经验药对之一。

茜草炭是朱师对《内经》中治疗血枯闭经之名方——四乌贼骨一芦茹丸的充分发挥及拓展应用。朱师认为，乌贼骨（海螵蛸）咸温下行，主女子赤白漏下及经闭血枯，又能涩精秘气；茜草既能止血治崩，又能补益精气；雀卵气味甘温，为补益精血之妙品；鲍鱼能通血脉，益阴气。《内经》此方，虽为肝伤所致而设，实际上是一张通补奇经之祖方。方中海螵蛸、茜草不仅能固涩下焦，而且能通利血脉。朱师认为，失血之一证，尽管在辨证上可以分为肝不藏血、脾不统血等多种类型，但治肝、治脾总有鞭长莫及之虑，莫若固摄冲任为先，待血崩止后，再调肝脾以治其本；雀卵不易得，鲍鱼价昂，可取其意，代之以鹌鹑蛋、鹿角胶、龟甲胶、紫河车、淡菜、阿胶之类，但需根据证候阴阳之偏颇，随证选药。茜草、海螵蛸固摄下焦，加入紫石英、龙骨、牡蛎等以补其不逮，可以收效。

朱师深厚的经典理论基础，广博的临床学识实在值得后学者好好学习继承！

## 【跟诊体会】

笔者在学习的过程中，对于痹证反复发作，每因气交之变即作的原因也进行了浅薄的思考。笔者认为，痹证反复发作，除了外邪侵袭之外，与患者正气本虚，复有"伏邪"在内，故"逢年之虚、遇月之空，失其时"即会发作。在《灵枢·岁露论篇》少师答黄帝问时对伏邪之因已有初步的论述："贼风邪气之中人也，不得以时，然必因其开也，其入深，其内极病，其病人也，卒暴，因其闭也，其入浅以留，其病也，徐以迟。"风、寒、湿、温、暑及乖时之气等侵入人体，留而未去，邪伏于腠理、分肉、血脉相对较浅的部位，或伏于骨或骨髓相对较深部位，而停留于较深部位的邪气不能自发，并层层入传，停留在人体的不同部位，故每于气交之变或天气变化时，内外相引而发病。

"痹"者"闭"也，痹证初起由风、寒、湿、热之邪痹阻经脉，气血为邪所阻，壅滞经脉，久而盘踞经隧络道，出现关节肿胀、疼痛、重着、屈伸不利，痰瘀交阻，如油入面，胶着不去，渐深入骨骱，遂成顽缠痼疾。因此，"痹"之一证，虽成因素多，无论新久，皆为"不通"所致也，其成因固有外感风、寒、湿诸邪，而"内伏之邪"亦为发病的重要的因素，并且是难以解除的因素，此"内伏之邪"非"通"不能开导"邪之出路"，非"温"不能化其久留伏寒、湿。

由以上治疗过程分析，阳气亏虚导致的一系列病症，象虽异，本则同，其共同的病因病机为本寒、复感受风寒湿诸阴邪，其处理原则皆应为“益肾通络止痛”。

【按语】

此案例涉及两个疾病，一为类风湿病，一为雷诺病。本处主要谈谈雷诺病的问题。雷诺病是指患者在受到寒冷刺激，如遇冷水时，出现手指或是脚趾的麻木刺痛，皮肤苍白发紫的现象，严重者会有肢端皮肤的萎缩或是手指头溃烂的现象。中医认为本病与阳虚寒盛、气虚血瘀主要相关，如《素问·举痛论》曰：“寒气入经而稽迟，泣而不行。”此由患者体质素阳虚，寒自内生，复有寒邪外淫经络，令血凝涩而不流，内外合邪，则脉络气血瘀阻而发病，如《素问·调经论》曰：“血气者，喜温而恶寒，寒则泣而不能流。”诚如清代王清任曰：“元气既虚，必不能达于血管，血管无气，必停留而瘀。”本病与情志刺激亦有明显相关性，部分患者因多思多虑，易致气机郁结，引起阴阳失调、气血不和，而致经脉阻塞、脏腑功能紊乱。同风湿类疾病一样，本病与免疫性因素有很大关系。朱师从其病本出发，认为本病阳虚、气虚为本，气滞、血瘀为标，其本在肾，为命门火亏，推动、温煦无力所致。

## 案28　朱良春、朱剑萍教授辨治风湿性关节为并发皮肤瘙痒——风湿交阻，络脉不利证

刘某，女，初诊2002年11月15日。

主诉：周身关节疼痛5年。

患者周身关节疼痛，遇冷加重，经期腹泻，经后舒，稍受寒冷即周身瘙痒皮疹，苔腻脉细。5年前行子宫肌瘤全切术。

中医诊断：痹证（风湿交阻，络脉不利）；西医诊断：风湿病关节炎。

治则：祛风化瘀，宣通经络。

首诊处理：①炒白术20g，生黄芪20g，蜂房8g，蛇蜕10g，苍耳子12g，地肤子30g，徐长卿15g，全当归10g，白芷10g，川芎10g，葛根20g，僵蚕12g，熟苡仁30g，首乌藤30g，豨莶草30g，川桂枝12g，生白芍15g，甘草6g。30剂。②痹痛宁，每次5粒，每日3次，口服。

二诊（2003年3月10日）：患者关节痛减轻，腹泻已止，风疹减少，少量透发，膝及阴部有少量湿疹，眠欠安，舌有齿痕、苔薄微腻，脉细弦。考虑为“脾虚湿滞”所致，治则健脾化滞，缓图效机。

处理：①苍术、白术各15g，生黄芪20g，僵蚕12g，蝉蜕8g，生苡仁、熟苡仁各15g，茯苓20g，党参15g，炒枣仁30g，首乌藤30g，全当归10g，丹参15g，豨莶草30g，甘杞子15g，甘草6g。30剂。②中成药同前。

三诊（2003年9月10日）：患者面色红润，精神可，便溏之候，每周会出现2~3次，偶见腹泻，风疹肤痒减少，仍怯冷，舌苔薄白脉细弦。续巩固。

处理：①炒白术30g，党参15g，炙黄芪30g，柴胡8g，生白芍15g，仙灵脾15g，川桂枝6g，补骨脂15g，蜂房10g，山萸肉12g，蛇蜕10g，苍耳子10g，茯苓15g，全当归10g，熟苡仁30g，炙甘草6g。60剂。②浓缩益肾蠲痹丸，每粒4g，每日3次，口服。

四诊（2006年11月27日）：患者素体畏风怕冷，入冬尤甚，近日颜面皮肤吹风后起疹时现，痒不甚，可自消散。纳可，眠欠安，时大便溏薄，舌质嫩红，苔薄白腻，齿痕明显，脉细软。考虑脾阳已复，气虚仍存，前法继进。

处理：①党参20g，炒白术30g，炙黄芪30g，补骨脂15g，徐长卿15g，川桂枝8g，淮山药30g，苍耳子15g，蝉蜕8g，佛手片10g，首乌藤30g，煅牡蛎30g，炙甘草6g。90剂。②中成药同前。

五诊（2007年4月23日）：患者情绪乐观，风疹减退，大便已成形，夜眠好转，苔薄质淡，脉细缓。此正气渐复之征，佳象也，守法继进。

处理：①上方去苍耳子、佛手、蝉蜕，桂枝为12g，蜂房10g，熟地黄20g，鸡血藤30g，鹿角片8g。90剂。②中成药同前。

六诊（2009年5月8日）：患者2008年8月至今每遇风吹、花粉，则颈至头面部浮肿，泛发红疹瘙痒，服抗过敏药、外涂药后可缓解，反复发作，今无不适。纳可眠浅，二便自调，舌淡红衬紫，苔白腻，脉细无力。血常规：RBC $4.13\times10^{12}$/L，PLT＞10万，ESR 75mm/h，Ig、CIC、补体$C_4$（－），补体$C_3$ 1.02（较前下降）。原法出入。

处理：①协定19号，蛇蜕10g，地肤子30g，白鲜皮30g，徐长卿20g，白蒺藜15g，杜仲15g，桑寄生20g，赤芍、白芍各15g，生地、熟地各15g。30剂。②中成药同前。

七诊（2009年6月22日）：患者电话自述症平，痒止，唯自感头重，余无所苦。续原法出入。

处理：①痹通汤加白蒺藜15g，山萸肉20g，枸杞子、菊花各15g，徐长卿15g，杜仲15g，桑寄生20g，赤芍、白芍各20g，生地、熟地各15g。30剂。②中成药同前。

八诊（2011年3月9日）：患者四肢皮肤出现对称性皮疹，瘙痒，偶见疹块，头重面沉，眠欠安，夜尿3~5次，纳可，大便调。苔薄白微腻，舌衬紫，脉细。续原法出入。

处理：①痹通汤去地鳖虫，加生黄芪30g，泽兰、泽泻各30g，川芎10g，葛根30g，山萸肉30g，生水蛭6g，凤凰衣8g，桑寄生20g，金樱子20g，徐长卿20g，菟丝子20g，蛇蜕12g，地肤子30g。30剂。②中成药同前。

九诊（2011年4月26日）：患者电话自述疹消，未见复发，纳眠可，大便调，自感舌硬。夜尿2~3次，4月18日查CT示（－）。处理：上方继进。

十诊（2011年6月10日）：患者药后诸症明显缓解，服药期间疹消，大便稍见不调，唯近日外阴热燥，但在医院检查未见异常。纳可，便调，苔薄白，质偏暗红，脉细。续原法出入。

处理：①妇科外洗方。②穿山龙50g，全当归10g，赤芍、白芍各20g，鹿衔草15g，蜂房10g，乌梢蛇10g，苦参片10g，萹蓄15g，土茯苓30g，徐长卿15g，萆薢15g，甘草6g。30剂。

## 【诊治思路】

该案例以黄芪桂枝五物汤，并加蜂房温补肺肾之品，当归、炒白术、蛇蜕、苍耳子、地肤子、徐长卿、白芷、川芎、葛根、僵蚕、熟苡仁、首乌藤、豨莶草等，温养营卫气血，外散风寒湿、通血脉。二诊时，患者关节痛减轻，腹泻已止，风疹减少，膝及阴部有少量湿疹，苔薄腻质伴齿痕，脉细弦。考虑脾虚湿滞明显，乃以四君子汤加健脾渗湿之剂；药后患者腹泻明显减轻，风疹肤痒减少，但仍怯冷，酌温补脾肾两本、化湿行气为法，加仙灵脾、补骨脂、蜂房、山萸肉以温补下元，全当归、蛇蜕、苍耳子以活血祛风。在温运脾肾过程中，患者脾肾虚寒之象表现明显，尤其在入冬时，但经温补脾肾治疗后，明显改善。至春天，患者复再发作四肢皮肤对称性皮疹、瘙痒、偶见疹块，伴头重面沉，夜尿3~5次。考虑为脾肾虚损、络阻不通，宜温运湿滞、祛风止痒，处以痹通汤加生黄芪、山萸肉、桑寄生、金樱子以温补脾肾虚损，生水蛭、泽兰、泽泻、川芎、葛根、凤凰衣、徐长卿、菟丝子、蛇蜕、地肤子以通滞化湿止痒。后疹消，未见复发。

此案例辨证准确，湿滞虽为突出之症，但其根本的病机为脾肾两虚。《黄帝内经》曰“饮入于胃，游溢精气，上输于脾，脾气散精，上归于肺，通调水道，下输膀胱，水精四布，五经并行”，中州之气虚而失于健运，温运无力，则水湿不能上输肺以溉四旁，不能外达肌腠、皮肤以营养温运，滞留于中、泛于肌肤腠理。肾气为全身阳气之根，以温煦、濡养为功，此患者病久已伤脏腑，复因下焦手术更伤元气。“湿为阴邪，非温不化”，脾肾两本亏虚，则温运之力欠佳，水湿留滞，故有腹泻（经期明显）、皮疹、瘙痒、夜尿多等表现，故温肾运脾、化湿导滞为其治。

## 【朱师经验】

黄芪桂枝五物汤加减治疗风湿痹痛，为张仲景所创，《金匮要略》记载:“血痹阴阳俱微，寸口关上微，尺中小紧，外证身体不仁，如风痹状，黄芪桂枝五物汤主之。”仲景论本方“在风痹可治，在血痹亦可治也，以黄芪为主固表补中，佐以大枣；以桂枝治卫升阳，佐以生姜；以芍药入营理血……五物而营卫兼理，且表营卫里胃肠亦兼理矣。推之中风于皮肤肌肉者，亦兼理矣，固不必多求他法也”。

对于长期痹证出现阴阳气血俱有不足者，朱师认为患者正虚已虚损于内、阴阳气血俱有不足，不能正常濡养肌肤，复因风、寒、湿等邪入侵阻碍血行，血行不畅，则有麻木不仁、疼痛等表现，故当遵《素问·阴阳应象大论》言“形不足者，温之以气，精不足者，补之以味”，《灵枢·邪气脏腑病形》曰“阴阳形气俱不足，勿取以针，而调以甘药”，宜“温运”之。

需要指出的是，朱师虽强调温运以祛湿，并非一味以温运，对于湿毒凝蕴肌肤的情况，朱师多兼用以清毒、散湿合用。如本案例之僵蚕即对于毒蕴肌表、郁久不解化热而设。朱师认为，僵蚕其功能散风降火，化痰软坚，解毒疗疮，对于风热痰火为患的喉痹喉肿、风疹瘙痒、结核瘰疬等症均适用之，疹出明显时复加蝉蜕能加强祛风胜湿、涤热解毒之力。朱师认为，僵蚕、蝉蜕二药气味俱薄，对于长年痼疾，且夹有痰瘀者甚效。二药治疗湿郁久化热之理，即如邹澍在《本经疏证》言“以其疏泄，故‘阴中之清阳既达，裹缬之秽浊自消’”。杨栗山《寒温条辨》把僵蚕列为“时行温病之要药”，推蝉蜕为“轻清灵透，为治血病对药”，深有见地。在他治温热病的主要方剂中，有十二首俱用之。《本草纲目》亦述蝉蜕主治一切风热之证。

## 案29 朱婉华教授辨治类风湿关节炎——肾虚络痹证

吴某，女，35岁，初诊2010年3月30日。

主诉：四肢关节肿痛2年余。

患者2年前出现四肢关节对称性肿痛，屈伸不利，伴晨僵，渐进性加重，近半年出现双手指、脚趾关节肿痛畸形，屈伸受限。于当地医院诊断为类风湿关节炎。予以“白芍总苷、爱诺华、柳氮磺吡啶、益肾蠲痹丸”等治疗，疗效欠佳，今来诊。

查体：双手指肿胀畸形，屈伸不利，腕关节肿、压痛（+），纳可，眠欠安，便调，舌衬紫，苔薄，脉小弦。

本院查X线片：RA Ⅲ期，骶髂关节炎，颈椎退变。ESR 108mm/h，血常规正常。

中医诊断：尪痹（肾虚络痹）；西医诊断：类风湿关节炎Ⅲ期，骶髂关节炎，颈椎退变。

治则：益肾蠲痹通络。

首诊处理：①痹通汤，青风藤30g，忍冬藤30g，穿山龙50g，拳参30g，生半夏15g（加生姜3片，先煎30分钟），炮山甲4g（分吞），蜈蚣粉2.25g（分吞），全蝎粉2.25g（分吞），泽兰、泽泻各30g，补骨脂30g，骨碎补30g，川桂枝10g，等。②浓缩益肾蠲痹丸，每粒4g，每日3次，口服。③住院。

患者出院仍以上药为主，继续益肾蠲痹为法治疗。

二诊（2010年7月10日）：患者病情平稳。续服。后来再次住院，出院带药。

处理：①痹通汤，青风藤30g，忍冬藤30g，穿山龙50g，拳参30g，生半夏15g（加生姜3片，先煎30分钟），补骨脂30g，骨碎补30g，川桂枝10g，制南星30g，生地、熟地各20g，仙灵脾15g，等。64剂。②浓缩益肾蠲痹丸，每粒4g，每日3次，口服。

三诊（2011年3月17日）：患者经治1年，体重增加，面色红润，已能独立行走，两手指晨僵消失，唯齿衄，能操持家务，纳香，二便正常，苔薄白，质红，有紫气，脉细小弦。药既合拍，率由旧章。

处理：①上方加墨旱莲20g，女贞子30g，甘杞子20g，淮山药30g。7剂。②浓缩益肾蠲痹丸，每粒4g，每日3次，口服。③收入院。出院后仍以益肾蠲痹法为治疗大法。

四诊（2011年7月21日）：患者症情较首诊好转50%，已能独立行走，手指关节活动转利，唯药后腹泻每日3~4次，纳欠香，眠欠安。苔薄白，质紫气，脉细小弦。治则益肾蠲痹、化痰和瘀、健脾助运。

处理：①痹通汤，党参30g，云苓20g，炒白术30g，陈皮8g，生黄芪30g，泽兰、泽泻各30g，凤凰衣8g，莪术8g，生半夏15g（加生姜3片，先煎30分钟），等。14剂。②浓缩益肾蠲痹丸，每粒4g，每日3次，口服。③蝎蚣胶囊，每粒0.3g，每次1.5g，每日3次，口服。

五诊（2011年10月29日）：患者诉药后诸症明显好转，自我评价好转约80%，刻下仅右膝关节痛，无肿胀，无关节痛。已无明显晨僵，独立行走无障碍，纳眠均佳，二便自调，舌体瘦小，边尖红、苔薄白，脉细小数。药既合拍，率由旧章。

处理：①上方加淮山药30g，焦山楂、焦神曲各15g，生半夏15g（加生姜3片，先煎30分钟），伸筋草20g，穿山龙40g，肿节风20g，川石斛15g，甘杞子15g，山萸肉15g，等。14剂。②浓缩益肾蠲痹丸，每粒4g，每日3次，口服。③蝎蚣胶囊，每粒0.3g，每次1.5g，每日3次，口服。④雷公藤多苷（自备）。

## 【按语】

痹证共同的特点均有关节疼痛、肿胀、拘挛僵直，患者来诊多以"疼痛"为主诉，因此，采取何种措施缓解疼痛，十分考验医生的临证。而痹证又不与他病的疼痛相似，其痛持续如针刺刀割、如蚁爬虫行，甚则如火燎伴肿，不可忍受。这也是西医强调以激素等缓解其疼痛的原因之一。如何有效辨治痹证之"痛"是中西医界共同的难题。业界虽将其分为风痛、寒痛、湿痛、热痛、瘀痛，其原因皆为"不通"。开闭散结、通关窍，莫若虫类。如本案患者四肢关节对称性肿痛。服"白芍总苷、爱诺华、柳氮磺吡啶等"无全效。首诊除温补肾督、通络止痛之外，在辨证基础上参用多种虫类药，如炮山甲、蜈蚣粉、全蝎粉、凤凰衣。经治1年，患者诸症明显改善，已能独立操持家务。

## 【朱师经验】

痹证属于疑难杂证，在于辨证之“疑”，论治之“难”。朱师认为辨治的关键在于找到“证”的本质，明悉客观规律，辨“疑”不惑，治“难”不乱。朱师从“怪病多由痰作祟，顽疾必兼痰与瘀”，从“久病多虚”“久痛入络”“久病多瘀”“久必及肾”之病机演变指导临床。痹证的成因以“虚”为内因，已是共识，但诸邪袭踞经隧，阻滞气血运行、壅滞经脉、深入骨骱、胶着不去，故须参用虫类药，充分利用其“搜剔通络”开“闭”驱“瘀”。朱师从“肾”论治，创制益肾蠲痹丸，该中成药内含蜂房、蕲蛇、地鳖虫、僵蚕、蜣螂虫、炮山甲、全蝎、蜈蚣、地龙等。临床与研究都已证明其不但能阻止骨质破坏的进展，并可以修复，也从实践中论证了中医“肾主骨”理论。

## 【跟诊体会】

朱婉华教授在继承朱师的经验基础上，提出了新的见解，认为青风藤、忍冬藤、穿山龙、拳参四药组合，治疗痹证络阻明显，能很好地降低ESR、RF等指标；同时患者疼痛症状得以明显缓解。盖四药俱为藤类药，通络止痛之效明显。青风藤，《本草纲目》载其：“治风湿流注，历节鹤膝，麻痹瘙痒，损伤疮肿，入酒药中用。”《本草汇言》曰：“青风藤，散风寒湿痹之药也，能舒筋活血，正骨利髓，故风病软弱无力，并劲强偏废之证，久服常服，大建奇功。须与当归、枸杞合用方善也。”而忍冬藤合岗稔根、虎杖根、川牛膝、生甘草能有效治疗各种风湿病关节肌肉酸痛。穿山龙乃朱师辨治痹证之主药，已反复强调。藤类植物多是祛风湿通络良药，且有引诸药入筋脉之妙，朱师喜用的原因盖与此有关。

另外，朱师经验发现，长期服用激素、爱诺华、柳氮磺吡啶及其他抑制机体免疫反应药物者，治疗难度极大。原因或与此类药打乱机体免疫应答有关，而过度消耗机体的“正气”以抑制正邪交争所引起的反应有没有关系呢？笔者暂且存疑，当继续追踪。

## 案30　朱婉华教授辨治类风湿关节炎——肾虚络痹，经脉痹阻证

殷某，女，60岁，初诊2009年5月9日。

主诉：多关节疼痛3年。

患者3年前始起颈项、肩、腕、手、膝、右足趾等多关节疼痛，曾到江阴某医院行封闭针治疗，未有好转，后邮购某“蚂蚁药”服用至今，药后疼痛有所缓解。刻下：颈项僵滞酸楚，双肩、膝、右足趾第2指关节疼痛，左上肢抬举不利，夜间关节痛更甚，双手拇指远端指间关节、双腕略有疼痛，无晨僵，夜间平卧时双髋略有疼痛，足趾僵痛不能行走，纳香，二便调。苔薄黄，质红衬紫，脉细小弦。PE 压颈（+），头顶叩击痛（-），右臂丛神经牵拉（+），直腿抬高（-），双“4”征（-）。

4月19日检查：双膝关节退行性变，双肩关节未见明显异常，相关血检正常。

中医诊断：顽痹（肾虚络痹，经脉痹阻）；西医诊断：类风湿关节炎。

治则：益肾蠲痹通络。

首诊处理：①痹通汤，补骨脂30g，骨碎补30g，鹿角片15g，青风藤30g，忍冬藤30g，拳参30g，生黄芪30g，凤凰衣8g，泽兰、泽泻各30g，莪术8g，葛根20g。30剂。②浓缩益肾蠲痹丸，每粒4g，每日3次，口服。③蝎蚣胶囊，每粒0.3g，每次1.5g，每日3次，口服。

二诊（2009年7月2日）：药后颈肩、双膝疼痛缓解50%，近日阴雨天气，症状有反复，抬肩不利，双膝不能上下楼梯，纳可眠安，便调，苔薄白，质红，脉细小弦。续当原法出入。

处理：①上方加羌活10g，生白及10g，宣木瓜20g。30剂。②中成药同前。

三诊（2009年8月1日）：右足趾疼痛好转80%，已能行走，唯颈、双肩夜间睡眠时疼痛，上举、后展受限，颈项疼痛时，右腘窝亦感到疼痛。服中药后有泛恶感，苔薄白，质红，脉细小弦。续当原法出入。

处理：①上方加姜半夏10g，生赭石30g，葛根30g，枸杞子、菊花各10g，川芎10g。30剂。②中成药同前。

四诊（2009年10月3日）：1个月药量改服2个月，颈项掣痛，颈部淋巴结肿大，两膝关节突然站立困难，右足趾第2关节疼痛。纳谷欠香，苔薄白、质

红，脉细小弦。续当原法出入。

处理：①痹通汤，补骨脂30g，骨碎补30g，鹿角片15g，青风藤30g，穿山龙50g，忍冬藤30g，生黄芪30g，葛根20g，鸡内金10g，莪术8g，凤凰衣8g，蒲公英30g，生白及10g，生白芍20g，刺猬皮15g。30剂。②中成药同前。

五诊（2009年12月14日）：诸症减轻，汤药停服，只服中成药。

六诊（2010年5月21日）：药后已无明显疼痛，各关节活动自如，颈部淋巴结消失，苔薄白，质红，脉细小弦。续当原法出入。今日查相关检查：PLT $335\times10^9$/L。ESR 21mm/h，RF 32.2IU/ml，CRP 13.9mg/L，IgG 15.81mg/L。处理守上。

七诊（2010年10月19日）：患者近半年未正规服药，现颈部、双膝、肩关节酸胀牵掣，活动受限，夜间睡眠时加剧，翻身疼痛，右手中指晨僵10分钟，活动后缓解，畏寒怕冷，天气变化时上症加重，得温则舒。查体：颈椎压痛（+），右手第2掌指关节压痛（+），指地距0cm，枕墙距0cm，胸廓活动度1cm，双“4”字征（+），双直腿抬高试验（-）。X线片：腰椎退行性变，提示：①腰椎间盘突出（待排），②骶髂关节炎1级。苔薄白，脉细小弦。续当益肾蠲痹、温经散寒。

处理：①痹通汤，葛根20g，补骨脂30g，骨碎补30g，鹿角片15g，泽兰、泽泻各30g，川桂枝10g，生白芍20g，川芎10g，枸杞子、菊花各10g，宣木瓜20g，莪术8g，凤凰衣8g，葎草20g。30剂。②中成药同前。

随访稳定好转。

## 【诊治思路】

此顽痹案例值得关注的是对“排病反应”的辨识及处理。

患者恙起3年，先后行封闭针、蚂蚁药，药后疼痛虽有缓解但持续存在。来诊见颈项僵滞酸楚，四肢关节疼痛、抬举不利，夜间关节痛更甚，夜间平卧时双髋略有疼痛。考虑为诊断肾虚络痹、经脉痹阻所致。以“益肾蠲痹通络”法治之，首诊以痹通汤补骨脂、骨碎补、鹿角片以温养肾督之精，以生黄芪、青风藤、忍冬藤、拳参、泽兰、泽泻升阳补气通络止痛，并葛根升阳润解颈项拘挛不舒，兼服浓缩益肾蠲痹、蝎蚣胶囊益肾督、活血止痛。30剂后患者关节疼痛缓解50%，续服30剂后，足趾疼痛好转80%，已能行走，双肩夜间睡眠时疼痛，活动受限，继续前法处理。患者病情稳定好转之时，突然出现颈部淋巴结肿大，两膝关节突然站立困难，右足趾第2关节疼痛。排除了多种原因后，考虑“排邪外出”反应，为正气渐盛之佳兆，继续温补肾督、通络止痛后诸症减轻，只服中成药。再服药6个月后，关节无明显疼痛，活动自如，颈部淋巴结消失。继续原法处理。随访良好。

【跟诊体会】

**关于“伏邪”的点滴思考** 案例治疗过程中，反复出现“伏邪”外排反应：颈项掣痛加重，颈部淋巴结肿大，两膝关节突然站立困难，右足趾第2关节疼痛等。要正确回答此类问题，就牵涉“伏邪”之问。

何为“伏邪”？邪伏于何处？伏邪在什么情况下透发？“伏邪”自《素问》提出“冬伤于寒，春必病温”，《灵枢》与《素问》均提到邪留骨或骨髓，而《灵枢》在许多篇章中提到邪伏腠理、分肉之间、血脉之中。比较而言，邪伏腠理、分肉、血脉相对较浅，邪伏骨或骨髓相对较深。虽未明确提出“伏邪”的概念，但已对后世警示颇深。后世对此发挥较多，并由温病学派作为理论及病机认识的源头，得到极大丰富发展。

那么，“伏邪”是否仅限于“伏寒”？笔者认为“伏邪”确实存在，但绝不限于“伏寒”。即如痹证病因病机为感受风、寒、湿、热之邪，若不及时祛除，则邪气均可单独或兼夹留伏于体内，由皮毛、肌腠、筋脉，乃至骨髓，层层深入，在逐步深入的过程中，表现出皮肤、肌腠疼痛红肿，进而筋脉屈伸不利，进而骨骱痛如刀割针刺等。“伏邪”内传的过程反映了患者正气虚损的过程。

笔者在跟诊时，目睹朱师治疗痹证过程中，患者所表现出的种种“伏邪”外透的反应，如原本并不存在的症状如颈肿、淋巴结肿大、正常皮肤出现红肿热痛等。故此，“伏邪”不但指“伏寒”，风湿暑燥皆可成“伏邪”。我们不妨再看《素问·生气通天论》的论述“春伤于风，邪气留连，乃为洞泄；夏伤于暑，秋为痎疟；秋伤于湿，上逆而咳，发为痿厥；冬伤于寒，春必病温”，由此可见，“伏邪”并不单独指“伏寒”而言，所有外犯之邪治疗不当皆有可能伏入体内，都有可能发展为“伏邪”。

那么，“伏邪”如何治疗呢？古人谓“邪之来路，即邪之去路”，治疗也应当是温通托透、促伏邪外出，即如喻嘉言在《医门法律·痢疾门》中指出“邪陷入里，虽百日之久，仍当引邪由里出表，若但从里去，不死不休”。众所周知，痹证之发生，以内虚为先，复因风寒湿入侵所致，则“温壮肾督、培补阳气”以培补固本，“蠲痹通络”不但治本之法，亦是促伏邪之外出的关键环节。

此时方能体会朱师治痹所提出“益肾蠲痹通络”的深刻含义矣！

## 案31　朱婉华教授辨治骨关节炎——肾虚骨痹，经脉痹阻证

宋某，女，93岁，初诊2010年8月24日。

主诉：双手指关节肿痛3个月余。

患者四五个月以前出现双下肢浮肿，当地医院诊断为“浮肿病”，经治好转，后出现双手关节肿痛，握拳屈伸不利，每天服英太青1粒，自觉症状控制尚可，但一直没有消除肿痛。刻下：双手指关节肿痛，握拳不利，晨僵数分钟，活动后略好转，脚背、脚踝处略有肿胀，动辄汗出，量中等。纳可，失眠，大便干结，4~5天一次，夜尿频，每晚4~5次。苔薄白、质紫，脉细小弦。既往有高血压病10余，服依那普利，血压控制可，血压150/90mmHg。

PE双直腿抬高试验（-），双“4”字征（±），双手指压痛（+），脊柱压痛（-）。今日查X线：类风湿关节炎2期，血常规正常，ESR 19mm/h，RF 60IU/ml，CRP 8.5mg/L，UA 351μmol/L，IgG 15.24mg/L，IgA 3.66mg/L，IgM 6.45mg/L，ASO 68U/ml，Cr 107μmmol/L。

中医诊断：骨痹（肾虚骨痹，经脉痹阻）；西医诊断：骨关节炎，类风湿关节炎2期。

治则：益肾蠲痹通络。

首诊处理：①痹通汤，补骨脂30g，骨碎补30g，鹿角片15g，生黄芪30g，泽兰、泽泻各30g，炙麻黄5g，连翘6g，赤小豆30g，凤凰衣8g，莪术8g，金樱子15g。7剂。②浓缩益肾蠲痹丸，每粒4g，每日3次，口服。③蝎蚣胶囊，每粒0.3g，每次1.5g，每日3次，口服。

二诊（2010年9月8日）：药后关节疼痛减轻60%，大便日行1次，夜尿1次，苔薄白，脉细小弦。续当原法出入。

处理：①上方加山萸肉15g。14剂。②中成药同前。

三诊（2010年9月23日）：药后症情较首诊好转70%~80%，手指肿痛已基本消失，晨僵数分钟，用热水敷后症状可缓解，双下肢无浮肿，大便成形，日一次，夜尿2~3次，纳眠均佳，苔薄白，脉细弦。续当原法出入。

处理：①上方加菟丝子30g。14剂。②中成药同前。

四诊（2010年10月11日）：关节疼痛已好转90%，唯晨僵数分钟。苔薄白，脉细弦。续当原法出入。

处理：①上方15剂。一剂药服2天。②中成药同前。

五诊（2010年11月11日）：关节肿痛已无，来人索药。

处理：病情稳定，中成药善后。①浓缩益肾蠲痹丸，每粒4g，每日3次，口服。②蝎蚣胶囊，每粒0.3g，每次1.5g，每日3次，口服。

随访生活正常。

## 【按语】

视病情分阶段治疗是痹证的治疗原则之一。初期邪实为主，而正不虚者，以攻邪为主；待邪减正虚则以补虚为主。虽分阶段治疗，但扶正贯穿全程。本案例把两个方面结合甚为完全，故取效明显。

## 【诊治思路】

患者来诊前四五个月已出现双下肢浮肿，经治又出现双手关节肿痛，握拳屈伸不利，伴晨僵，动辄汗出，失眠，大便干结，夜尿频，苔薄白、质紫，脉细小弦。一派正虚邪实之象，究其病本，乃肾阳已虚，不能温阳化气，濡养全身所致。《素问·生气通天论》曰“阳气者，精者养神，柔则养筋”，阳气伤而不能推动无力，则荣血泣而为肿矣；阳虚不化、瘀浊内阻，乃见关节肿痛、晨僵之象，而大便干结及夜尿频亦为阳虚不能化气行水濡润之征，故以温肾壮督治之。治疗此类疾病，朱师尤重补肾，温固肾精必用补骨脂、骨碎补、鹿角片，黄芪功能补气并燥湿利水，既补五脏之虚又防呆补而滞气，以浓缩益肾蠲痹丸、蝎蚣胶囊以益肾蠲痹通络。二诊患者关节疼痛即减轻60%，乃加山萸肉继续温补肝肾。三诊时，患者较首诊好转70%~80%，再加菟丝子以温肾固精。四诊时患者关节疼痛已好转90%。至五诊时，患者关节肿痛已无，恢复正常生活。

【跟诊体会】

**扶正与透邪先后关系** 朱师认为，痹之一证，病久多邪未去而正已伤，此即"久病多虚、久病多瘀、久病入络，久必及肾"也，正邪胶着难解，故应当整体考虑，以攻不伤正、补不碍邪为基本。即如本案例患者，来诊时正虚与邪实俱存，虽年已高龄，但正气尚耐得一攻，故在温补基础上加麻黄连轺赤小豆汤，治瘀湿毒于中，并导湿邪从内向外透发，更加泽兰、泽泻活血利水、引湿从下而去。如此，温消并用，寒湿之邪透解有路而不伤；及至寒湿大减，则加大温肾补精之力，如山萸肉、菟丝子以固本元，壮肾督。俾正气充足，邪无容身之所，则气机得以正常布运、内外调和，顽疾可愈。

**立足整体、区别标本** 朱师认为，痹证多以单个肢体发病为先，后渐及多个肢体，而临床患者多以"疼痛"就医，医者也多按"寒湿痹"或"腰腿痛"治疗，疗效并不满意。原因何在？首先不明本病的根本病机以肾虚不能温煦、阳气不能敷布全身，只着眼于风寒湿之外因，仅以祛风、除湿、散寒法治疗，何能取效而持久？故临床不可仅着眼于局部，应当分析表面征象背后的病机，方能切中要害，防误标害本。

另外，如多数疾病一样，痹证的治疗效果以初起为佳，治疗得当能较快控制病情。但临床实际情况是，多数患者首诊西医服激素、解热镇痛药，甚至有用抗生素者，等等。激素调动肾气以抗邪，苦寒之品不但更伤中阳，并损及下焦之元阳，给治疗带来更大难度。临床需慎之！

## 案32 朱建华教授辨治类风湿关节炎、风湿性多肌痛——肾虚络痹，痰浊瘀阻证

钱某，女，83岁，初诊2012年3月27日。

主诉：全身关节疼痛70余天。

患者因四肢关节均疼痛，伴晨僵，曾于2月25日入院南通某医院风湿科，查HLA-B27>40U/ml，双膝关节示：退变。附院诊为风湿性多肌痛，2型DM。患者要求中医治疗。见症如上，纳可，二便调，夜眠不佳，盗汗多，舌红苔黄腻，脉弦，双尺弱。

中医诊断：顽痹（肾虚络痹，痰浊瘀阻）；西医诊断：类风湿关节炎、风

湿性多肌痛。

治则：益肾蠲痹，通络止痛。

首诊处理：知母12g，寒水石20g，忍冬藤20g，生黄芪30g，穿山龙30g，制南星20g，制半夏10g，陈皮6g，生苡仁30g，蔻仁6g（后），生内金15g，茯苓20g，炙僵蚕10g，广地龙10g，炙地鳖虫10g，龙骨、牡蛎各30g，浮小麦30g，糯稻根30g，车前草15g。7剂。

二诊（2012年4月2日）：患者服上药后出汗有减，代述症取药。

处理：上方制南星改为30g，忍冬藤改为30g，加玉蝴蝶8g。7剂。

三诊（2012年4月9日）：家属代述，服上药后出汗明显减少，关节能活动，精神较前为佳，手指尚肿胀。

处理：生黄芪30g，制南星30g，穿山龙40g，炙地鳖虫12g，炙僵蚕12g，广地龙12g，制半夏10g，陈皮6g，忍冬藤30g，肿节风20g，知母12g，龙骨、牡蛎各30g，浮小麦30g，蔻仁6g，薏苡仁30g，茯苓20g，生甘草6g。7剂。

四诊（2012年4月17日）：患者出汗量已少，全身关节痛，昨晚右肋部疼痛较剧，舌红苔黄腻，脉细小弦。仍予以益肾蠲痹、清热利湿。

处理：生黄芪30g，制南星40g，穿山龙40g，忍冬藤30g，寒水石20g，知母15g，黄柏10g，土茯苓30g，炙地鳖虫12g，炙僵蚕15g，广地龙15g，蜂房10g，青风藤30g，威灵仙30g，炒赤芍、炒白芍各15g，炒元胡30g，玉蝴蝶10g，生甘草6g。7剂。

五诊（2012年4月23日）：患者药后关节疼痛已减轻，手指肿胀已渐消，家属代为配药。

处理：上方加炙蝎蚣末3g（分3次）吞服。7剂。

六诊（2012年4月30日）：患者药后关节疼痛减轻，手指肿胀渐消，代为取药。

处理：上方加肿节风30g。7剂。

## 【诊治思路】

患者因“全身关节疼痛70余天”来诊，某医院诊为“类风湿关节炎、风湿性多肌痛”，来诊时见盗汗多，夜眠不佳，舌红苔黄腻，脉弦，双尺弱。考虑其病机为肾虚络痹、痰浊瘀阻，立“益肾蠲痹、通络止痛”为法，予生黄芪、炙地鳖虫、龙骨、牡蛎等以补精益气潜浮阳，以制半夏、陈皮、生苡仁、蔻仁、生内金、茯苓、制南星以祛湿健脾导阻滞，以浮小麦、糯稻根、穿山龙调气机、敛汗，辅以炙僵蚕、广地龙、知母、寒水石、忍冬藤、车前草清解郁结之热。方仅7剂汗出减少，遂加制南星至30g，忍冬藤改为30g以通络。三诊患者出汗明显减少，精神佳，关节能活动，唯手指尚肿胀，乃加炙土鳖温通活血并壮肾督，肿节风以通络活血、利关节。五诊时，患者关节疼痛已减轻，手指肿胀已渐消。继续上法处理，预后甚好。

## 【朱师经验】

痹证因其感受外邪不同，而有风、寒、湿、热诸痹的不同，相比而言，热痹在临证中较为少见。热痹成因，外感热邪有之；素体阴虚，复因外邪，感而发之者有之；感受风寒湿邪，郁久化热亦有之。由于热痹以“热”为临床突出征象，有观点认为“热痹”须以“清热”为主要处理当否？此误也！朱师认为，不论何种痹证，其发生的根本原因皆由阳气先虚、脏腑失煦，卫外不力始有痹证发生。虽有感受热邪发病，其导致的病理亦是在本气亏虚的基础上气血痹阻而成，而且，“不通”又导致阳气温煦通道受阻，不能协同气血共同发挥温养全身之功能。故治热痹仍应以“通”为用，以通为先机。热痹是全身阳气不足的基础上发生的局部化热病变，如仅用寒凉之品，不但不能流通气血、开闭通痹，甚则有冰伏邪气、加重“不通”之嫌，故临证多用辛温之品配合清热药物。对于温、清之药的比例，则强调因证、症及病变程度进行调整。

朱建华主任为朱师学术继承人，对朱师的学术思想、临床用药有着全面的学习和运用，深得精髓。笔者曾跟随门诊学习，感受颇深。本案例起病时程不长，由于辨治准确，用药得当，效果十分明显。

案例初诊突出的一个特点是“汗多”，舌脉表现为郁热之象，取“急则治标”之意，先敛浮阳，疏导有致，气血并调。小麦为心之谷，善养心气，其特性是“面热、皮凉”。所用浮小麦者，即为干瘪之麦，浮之水面，有皮而无肉，故其性甘凉，对于不任参、芪之温补，不耐黄连之苦寒而又心阴不足、虚火上炎之汗证，用本品之甘平甚为熨帖。朱师用量一般为30~60g，量少无效。

朱师治疗热痹对寒凉药的选用十分审重，认为不可过用苦寒之品，即使须用寒凉之品，亦须以甘寒为主，龙胆、黄芩、黄柏之属，虽有取效，但易于伤阳败中土，只能暂用，不可久服。

# 强直性脊柱炎

## 案1　朱良春教授辨治强直性脊柱炎——肾虚络痹，经脉痹阻证

刘某，男，15岁，初诊2011年2月18日。

主诉：颈腰背痛半年。

患者近半年以来颈腰背痛，手指关节游走性痛明显，近端出现梭形肿胀，并出现晨僵，先后在当地治疗，服用柳氮磺嘧啶、来氟米特、中药等治疗，效果不明显。来诊要求治疗。纳便可，眠欠佳，舌淡苔薄腻，脉细弦。

查HLA-B27：阴性。X线片：手指关节骨质未见异常。

中医诊断：大偻（肾虚络痹，经脉痹阻），尪痹（肾虚络痹，经脉痹阻）；西医诊断：强直性脊柱炎？类风湿关节炎。

治则：温肾壮督，通络止痛。

首诊处理：①穿山龙50g，全当归10g，仙灵脾15g，生地、熟地各15g，蜂房10g，乌梢蛇10g，地鳖虫10g，炒元胡30g，制南星30g，徐长卿15g，甘草6g。28剂。②浓缩益肾蠲痹丸，每粒4g，每日3次，口服。③龙血竭胶囊，6粒，每日3次，口服。

二诊（2011年4月18日）：药后症情较前减轻，手指欠温，右肩胛骨稍有疼痛，舌偏红，苔薄腻，脉细小弦。守法继进。

处理：①上方加片姜黄12g，补骨脂30g。30剂。②中成药同前。

三诊（2011年5月30日）：来人述患者病情稳定，关节肿痛明显好转，近日稍有咳嗽，但无外感情况。

处理：①上方制南星改为35g，加金荞麦30g。30剂。②中成药同前。

四诊（2011年7月11日）：患者病情稳定，无明显不适，手指肿胀已消，

关节痛基本无发作。舌淡苔薄腻，脉弦。守前巩固。

处理：①穿山龙50g，仙灵脾15g，全当归10g，制南星35g，蜂房10g，乌梢蛇10g，地鳖虫10g，全当归10g。30剂。②中成药同前。

五诊（2011年8月15日）：患者强直性脊柱炎症状稳定，手指稍有肿胀，来人述症索药。纳眠便无特殊。

处理：①上方加熟地黄15g，30剂。②中成药同前。

六诊（2011年10月24日）：患者颈、腰、肩基本稳定，唯久坐后腰酸，弯腰、翻身尚可，舌淡苔薄，脉细弦。前法继进。

处理：①上方加金狗脊15g，30剂。②中成药同前。

随访已无再发作。

## 【按语】

此为临床基本治愈的强直性脊柱炎，效果甚为明显。

案例成功，体现了朱师治疗痹证中重视“培补肾督”“温通”并用之则，唯培补肾督，始能固根本；唯补中有通，始能开痹闭。

## 【诊治思路】

患者半年前始出现颈腰背痛，手指关节游走性痛明显，近端出现梭形肿胀，并出现晨僵，服用多中西药效果不明显。此为肾虚络痹、经脉痹阻之大偻并尪痹之证，立“温肾壮督、通络止痛”为法，以穿山龙、全当归、仙灵脾、生地、熟地、蜂房、乌梢蛇、地鳖虫温补肾督通络止痛，炒元胡、制南星、徐长卿通利关节止痛，并益肾蠲痹丸、龙血竭胶囊口服。28剂后，患者症情即减轻，手指欠温，右肩胛骨稍有疼痛，舌偏红，苔薄腻，脉细小弦。不可为“舌偏红”所惑误认为热，此为正气渐复，能与邪争之故，宜继续行气活血、通络定痛为正治，上方加片姜黄、补骨脂以助温补肾督、通痹开闭。片姜黄功擅理气散结，古人谓其“兼理血中之气”“能入手臂止痛”。陈藏器云：“此药辛少苦多，性气过于郁金，破血立通，下气最速，凡一切结气积气，癥瘕瘀血痈疽，并皆有效，以其气血皆理也。”药服30剂，患者疼痛、关节肿痛明显好转，正气渐复，乃于原方制南星加至35g以通络止骨痛。30剂后，患者手指肿胀已消，关节痛基本无发作，诸症平稳，除了久坐后腰酸外余无不适，以上方加金狗脊善后。

【朱师经验】

朱师培补肾督常用熟地黄、当归、桂枝、鹿角胶、仙灵脾，草木类开痹药则常用防风、赤芍、羌活、威灵仙、红花、炒白芥子等以祛风、活血、化痰之品。临证据患者病情，随证选用。

## 案2　朱良春教授辨治强直性脊柱炎——肾虚络痹，痰浊瘀阻证

汪某，男，17岁，初诊2010年6月9日。

主诉：强直性脊柱炎3年。

初诊患者电话自述其病情，具体看病资料不能详细提供，只要求配药。下面是其电话提供的资料：2010年5月11日检查：血常规正常，ESR 56mm/h，HLA-B27 50.9U/ml，CRP 28.5mg/L，X线片示AS。

中医拟诊：尪痹（肾虚络痹，痰浊瘀阻）；西医拟诊：强直性脊柱炎。

治则：益肾蠲痹，通络止痛。

首诊处理：①浓缩益肾蠲痹丸，每粒4g，每日3次，口服。②金龙胶囊，每粒0.25g，每次1.0g，每日3次，口服。③新癀片，每粒0.32g，每次0.96g，每日3次，口服。

二诊（2010年7月19日）：患者来电诉药后症情减轻，腰痛及双侧髋、膝关节疼痛均较前减轻，翻身可，近日纳可，便调，眠安，苔薄黄。守上方案。

三诊（2010年8月30日）：患者右侧髋关节疼痛明显，双膝关节疼痛，腰部疼痛不明显，行走欠利，近日纳可，便调，眠欠安（因疼痛影响），舌质紫，苔薄白，中根部腻，脉细弦。查体：指地距7cm，枕墙距0cm，臀地距43cm，胸廓活动度2cm。复查血常规：PLT 312×$10^9$/L，ESR 22mm/h。此乃肾虚大偻，经脉痹阻，治则益肾蠲痹。

处理：①痹通汤，青风藤30g，穿山龙50g，骨碎补30g，补骨脂30g，生黄芪30g，泽兰、泽泻各30g，鹿角片15g，生白芍30g，凤凰衣8g，莪术8g，制南星30g。②浓缩益肾蠲痹丸，每粒4g，每日3次，口服。③蝎蚣胶囊，每粒0.3g，每次1.5g，每日3次，口服。④加强腰背肌锻炼。

四诊（2010年10月11日）：患者电话自述，药后症情缓解，右侧髋关节

及双膝关节疼痛好转，夜间睡觉时疼痛加重，翻身欠利，晨起活动后缓解。纳食可，二便调，求购药。

处理：①上方加生地、熟地各20g，制南星35g。②中成药同前。

五诊（2010年11月25日）：患者述药后症情明显好转，晨起左侧关节轻度压痛，纳眠均可，二便自调。守上方案。

六诊（2011年1月9日）：患者药后关节痛明显减轻，唯下蹲受限，屈伸活动欠利，右髋及右肩疼痛，活动欠利，无腰背僵痛，无晨僵。纳可，眠欠安（双膝关节疼痛影响），舌有紫气，苔薄白微腻，脉细小弦。血常规：WBC $5.1\times10^9$/L，PLT $301\times10^9$/L，RBC $5.01\times10^{12}$/L，HGB 152g/L，ESR 41mm/h 续当原法出入。

七诊（2011年6月13日）：患者目前症情较首诊好转60%，诉中间未能按时服药，影响了治疗。腰背无明显不适，气交之变双膝疼痛，久坐僵滞，4天前服药后（汤剂）剑突下胀痛不适，连及中腹部，大便溏，日行2~4次，肠鸣音偏多，便后腹痛不减，苔薄白根后腻，质衬紫，脉细小弦。ESR 30mm/h，CRP 8mg/L，HLA-B27 37.3U/ml，X线片与2010年5月11日的X线片对比未见进展。续当原法出入。

处理：①痹通汤，青风藤30g，穿山龙50g，骨碎补30g，补骨脂30g，仙鹤草30g，桔梗10g，白槿花10g，金狗脊15g，凤凰衣8g，莪术8g，川桂枝10g，制川乌10g，生白芍30g，炒白术30g。②中成药同前。

八诊（2011年7月28日）：患者电话自述症情平稳，腹部疼痛已释，现觉双膝略有肿痛，以右侧明显，下蹲欠利，久坐僵滞，大便2日一行，成形，余无特殊，苔薄白，续当原法出入。守上治疗方案。

病情稳定改善。

## 【按语】

从后来案例补述情况来看，患者14岁时已得强直性脊柱炎（此为跟师过程中，所见强直性脊柱炎最小年龄者），并已在多家医院看视，确诊为强直性脊柱炎，所治并未取效才来诊求治。经治，患者病情明显缓解。

## 【诊治思路】

初未见患者，仅凭其口头描述，乃处以浓缩益肾蠲痹丸、金龙胶囊、新癀片口服。患者服2个月余，腰及双侧髋、膝关节疼痛均较前减轻始来诊。见患者右侧髋关节疼痛明显，双膝关节疼痛，腰部疼痛不明显，行走欠利，舌质紫，苔薄白，中根部腻，脉细弦。此患者发病年龄甚小，当与其先天不足有关，乃从“益肾蠲痹”治之，以痹通汤加穿山龙、骨碎补、补骨脂、生黄芪、鹿角片温补肾督、通络止痛，以青风藤、泽兰、泽泻、生白芍、制南星通经络、泄湿浊、利关节止痛，并浓缩益肾蠲痹丸、蝎蚣胶囊口服，嘱加强腰背肌锻炼。服药40天余，患者电话自述右侧髋关节及双膝关节疼痛好转，夜间睡觉时疼痛加重，翻身欠利，晨起活动后缓解。守法继进，上方加生地、熟地以补肾精，制南星加量以通络止痛。续服药2个月余，患者关节痛明显减轻，无腰背僵痛，无晨僵，唯右髋及右肩疼痛，下蹲受限，屈伸活动欠利。舌有紫气，苔薄白微腻，脉细小弦。间断经治1年(中间未能按时服药)，患者较首诊好转60%，腰背无明显不适，唯久坐僵滞，气交之变双膝疼痛。前法继服，随症加减。获显效。

【跟诊体会】

笔者在此无意夸大朱师所创“益肾蠲痹，通络止痛”之法，亦无意强调朱师所创制“益肾蠲痹丸”“金龙胶囊”的神奇效果，但此案例患者发病年纪甚小，虽外院迭经治疗，症状一直未能缓解。而在初、二诊并未谋面，仅凭电话自述取得明显效果，继续服药竟取全效。朱师对本病辨治经验之深厚、精研本草的功力实在令人感佩！

## 案3　朱良春教授辨治强直性脊柱炎——肾督亏虚，经脉痹阻证

张某，女，42岁，初诊2010年8月4日。

主诉：全身多关节疼痛畸形10余年，加重半年。

患者10余年前出现双手指关节疼痛僵硬，晨僵10分钟，在当地医院确诊为类风湿性关节炎，未予重视，间断服用“大活络丹、小活络丹、消炎痛等”，效果欠佳，并渐出现四肢大关节疼痛，变形，逢气交之变时病症加重，生活已不能处理，由轮椅扶送，来诊求治。刻下：面部色素斑沉着明显，周身浮肿，双手、双踝、双膝、双肘关节肿胀疼痛，双手关节红肿痛明显，手足

关节鳞状改变，功能暂未受到影响，但双膝关节已畸形不能行走，由轮椅代步；髋关节僵痛，背部僵硬，纳可，二便调，眠差（疼痛影响）。苔白腻，质淡紫，脉细濡。

检查：RF 165.3IU/ml，CRP 26.7mg/L，IgG 19.56mg/L，余ASO、CIC、IgM正常，血常规正常，ESR 55mm/h，双膝关节片示：类风湿关节炎Ⅱ期。

中医诊断：尪痹（肾督亏虚，经脉痹阻）；西医诊断：类风湿关节炎。

治则：益肾壮督，蠲痹通络。

首诊处理：①痹通汤加青风藤30g，穿山龙50g，骨碎补30g，补骨脂30g，生黄芪30g，泽兰、泽泻各30g，拳参30g，忍冬藤30g，全蝎粉2.25g（分吞），蜈蚣粉2.25g（分吞），凤凰衣8g，莪术8g，仙灵脾20g，制南星30g。14剂。②浓缩益肾蠲痹丸，每粒4g，每日3次，口服。③扶正蠲痹1号、扶正蠲痹2号各0.4g，每日3次，口服。

二诊（2010年8月16日）：患者电话自述药后多关节疼痛减轻，晨僵10分钟，现可扶拐行走，膝关节弹响较前增多，纳可，二便调。治疗方案守上。

三诊（2010年9月13日）：患者电话自述药后病情减轻20%左右，指趾关节已无明显疼痛，四肢较前有力，周身四肢浮肿消退，唯仍有膝踝关节疼痛，劳累后明显，时有关节弹响感，近日时有晨起头晕恶心，30分钟后缓解，纳眠均可，二便自调，苔薄白微腻。

处理：①上方加枸杞子、菊花各10g，炒白芥子15g，川芎10g。14剂。②蝎蚣胶囊。③余中成药同前。

四诊（2010年10月13日）：患者电话自述晨起头晕恶心已无，双膝关节发凉，疼痛明显，劳累后尤甚，关节弹响感明显，近几日自觉双足发冷，局部皮肤微发紫，余无明显不适。纳眠可，二便调，苔黄微腻。

处理：①上方加熟附片10g，干姜3g。②中成药同前。

五诊（2010年11月15日）：患者药后病情较初诊时减轻20%~30%，已无明显关节疼痛，唯关节发凉，双膝关节屈伸不利，久站（超过10分钟）即感觉双下肢麻木，余无其他，苔薄白根腻，续配前药。

处理：①上方加制川乌10g，川桂枝8g。②中成药同前。

六诊（2011年1月12日）：患者药后自觉病情较首诊减轻50%，继续服药，双侧颈、肩、肘、膝、踝、足跟活动时弹响感均较前减轻，唯近日觉双足发凉，纳眠可，二便调，舌薄白。

处理：①上方熟附片改为15g，独活10g。（中药整理如下：痹通汤加青风藤30g，穿山龙50g，骨碎补30g，补骨脂30g，生黄芪30g，泽兰、泽泻各30g，拳参30g，忍冬藤30g，凤凰衣8g，莪术8g，仙灵脾20g，枸杞子、菊花各10g，炒白芥子15g，川芎10g，熟附片15g，干姜3g，制南星30g，制川乌10g，川桂枝8g，独活10g）。②中成药同前。

七诊（2011年2月11日）：患者药后病情较前进一步改善，手足关节红肿未再发作，四肢关节活动度较前增大，能独立站立20分钟，能独立行走3~5步，腰部能挺直。面部色素斑较前变淡。近几日来耳鸣如蝉（左耳甚于右耳），特别是情绪激动时明显，但听力正常，苔薄根腻。

处理：①上方加山萸肉15g。②中成药同前。

八诊（2011年3月15日）：患者电话自述药后病情减轻，不活动时关节已无疼痛，行走时需拐杖，行走较久便有膝、踝关节痛，腰板挺直情况较好，双下肢已不麻木，耳鸣已减，纳可，二便调，舌苔薄中微腻。

处理：①六诊方加皂角刺15g。②中成药同前。

九诊（2011年4月13日）：患者电话自述药后关节疼痛进一步好转，行走时不用拐杖可走20分钟，能上一二层楼，关节活动时弹响减轻，腰部挺直，纳可眠安，耳鸣减少，仅闻耳内“嗞嗞”声，口唇红、嘴角觉发紫，但无异常感觉，纳可，二便调。

处理：①上方加菟丝子30g，制南星改为35g。②中成药同前。

十诊（2011年7月19日）：患者续服至今概括：服药2个月后，周身浮肿明显消退；6个月时双手、趾关节肿痛亦减；8个月时能自己扶拐行走一二层楼，至今能慢步行走100米；手足关节鳞状得到明显改善；右足趾已基本正常；颜面色斑减退。

患者随后来住院，病情进一步缓解后出院，随访良好。

## 【诊治思路】

从案例的实际来看，当为强直性脊柱炎合并类风湿关节炎，效果显著。

患者以“全身多关节疼痛畸形10余年，加重半年”来诊，来诊时全身关节拘挛，四肢所有关节肿胀疼痛，双手关节红肿痛明显，髋关节僵痛，背部僵硬，双髋关节与腰、膝俱呈60°，双膝关节已畸形不能行走，部分已经变形，生活不能自理。苔白腻，质淡紫，脉细濡。一派肾督亏虚、阳气失濡之象。《素问·生气通天论》曰:“阳气者精则养神，柔则养筋，开阖不得，寒气从之，乃生大偻。”“阳气者，若天与日，失其所则折寿而不彰。”此患者为青岛海边居住，长年海风吹袭，尤其是冬季寒湿侵袭，复因不知保暖，又失治迁延，而成难治之症。治从“益肾蠲痹”，以痹通汤加穿山龙、青风藤、拳参、忍冬藤、泽兰、泽泻、制南星通络止痛，以全蝎粉、蜈蚣舒筋解肌、活血止痛通络，仙灵脾、骨碎补、补骨脂、生黄芪补肾督之阳并益气防滞补加重受阻，并浓缩益肾蠲痹丸、扶正蠲痹1号、扶正蠲痹2号口服。14剂后患者关节疼痛减轻，膝关节弹响较前增多。三诊时，患者诉关节痛较首诊减轻20%左右，指趾关节已无明显疼痛，四肢较前有力，唯仍有膝踝关节疼痛，劳累后明显，时有关节弹响感，晨起头晕恶心，30分钟后缓解，苔薄白微腻。温通肾督已见初效，晨起头晕恶心为浊邪上犯所致，上方加枸杞子、菊花、炒白芥子、川芎，解浊毒活血、清利头目，并加服蝎蚣胶囊以加强舒筋解肌活血之效。服药1个月后，患者晨起头晕恶心已无，双膝关节发凉，疼痛明显，劳累后尤甚，关节弹响感明显，双足发冷，局部皮肤微发紫，结合当时时令，为秋金凉气收引之故也，患者本有阳气虚，上方加熟附片、干姜以温通阳气，再加制川乌、川桂枝温阳化气、振奋阳气。乌头辛而大热，除寒开痹，力峻效宏；桂枝性味辛温，通阳散寒，入营达卫，二者合用，既可散在表之风寒，又可除在里之痼冷，相须相使，其效益彰。再服药1个月，患者觉病情较首诊减轻50%。截至2011年1月12日，患者病情已较首诊明显好转，双侧颈、肩、肘、膝、踝、足跟活动时弹响感均较前减轻，唯双足发凉。续服药1个月，病情进一步改善，四肢关节活动度较前增大，能独立站立20分钟，能独立行走3~5步，腰部能挺直。近几日来耳鸣如蝉(左耳甚于右耳)，特别是情绪激动时明显，苔薄根腻。此为肾督阳气渐复，而肾精不足也，乃于上方加山萸肉补肝肾之精并潜敛阳气于坎水，使之有序升发，为“少火生气”之意也。患者药后不活动时关节已无疼痛，行走时需拐杖，行走较久有膝、踝关节痛，腰板挺直情况较好，双下肢已不麻木，耳鸣已减。继续温补治疗，到2011年7月19日患者已能慢步行走100米；手足关节鳞状得到明显改善，右足趾已基本正常，颜面色斑减退。

患者随后来住院，病情进一步缓解后出院，随访良好。

【朱师经验】

此案例取效甚为明显，是朱师治疗痹证所提出的“温肾壮督，通络止痛”直接和明显的例证。此处结合病例谈谈温通阳气药物的使用。

关于痹证，肾督阳气亏虚为显见之因，朱师指出“阳虚”既可由个体本身禀赋不足，亦有诸邪盘踞各个流通环节阻碍阳气运行的因素。特别是痹证后期，络道流通不利占据了主导地位，“不通”则气血不能正常营运，筋脉肉皮骨得不到滋养，而有废用之变；“不通”则阳气温煦通道受阻，不能协同气血共同发挥温养全身之功能。故治痹应以“通”为用，以通为先机。一般情况下，治疗痹证手足厥寒时，朱师多以温柔濡润之品，取“少火生气”意，但对于沉寒痼冷之证，则常以川乌、草乌配以附子、桂枝、独活、细辛等温燥之品，除在里之痼冷。凡寒邪较轻而体质弱者，用制川乌，较重者用生川乌，重症则川乌、草乌并用；用量则根据患者对乌头碱的耐受反应程度，逐步增加。如本案例之患者，长期久病，气血阴阳俱虚，大剂温燥之品易伤其阳，继而伤阴，终至阴阳俱损。故此，朱师多加补肾精之品，如骨碎补、补骨脂、仙灵脾、地黄、鹿角霜等，俾阴阳并补，而使水火互济。

【跟诊体会】

笔者跟师以来，细心体会朱师处方，深悟朱师治疗痹证的整体思路、选药布局，以“温通”为基本框架。盖气血非“通”不能流行，诸邪非通不去，补益之品非“通”不能发挥濡养作用。故“温”而“通”之，当是治疗痹证关键！

## 案4　朱良春教授辨治强直性脊柱炎——肾督亏虚重症，经脉痹阻证

袁某，男，50岁。

主诉：腰痛1年。

患者自述有腰痛病史，渐变成不能弯腰，转侧受限，久坐后腰痛明显。1996年示骶髂关节炎，HLA-B27（+）。患者要求中医药治疗，来诊见畏寒，口干，舌质衬紫，苔薄，脉细弦。检查：指地距25cm。既往耳鸣日久。

辅助检查：去年查肝功能示：AST 52U/L，GGT 52 U/L，TG 1.95g/L，TC 582μmol/L，UA 464μmol/L。B超提示：脂肪肝。2010年10月24日CT示：L3/4、L4/5椎间盘膨出。

中医诊断：大偻（肾督亏虚重症，经脉痹阻）；西医诊断：强直性脊柱炎。

治则：益肾壮督，蠲痹通络。

首诊处理：①穿山龙50g，仙灵脾15g，全当归10g，生地、熟地黄各15g，蜂房10g，地鳖虫10g，乌梢蛇10g，制南星30g，落得打15g，金毛狗脊15g，徐长卿15g，甘草6g，鹿角片10g。20剂。②益肾蠲痹丸，每粒4g，每日3次，口服。

二诊（2011年3月7日）：药后好转，晨起及白天活动自如，夜间仍感觉活动受限，翻身转侧不利，腰际疼痛，耳鸣日久。纳可，口干减，大便调，苔薄，舌淡红，脉细。前法继进。

处理：①上方制南星改为35g，加炒白术30g，炮山甲10g。30剂。②中成药同前。

三诊（2011年4月11日）：症状明显改善，弯腰幅度均明显增大，但久坐后腰痛明显（程度较前改善），间有咳嗽，仍有耳鸣，眠可，舌淡、苔薄，脉细。守前继进。

处理：①穿山龙50g，仙灵脾15g，熟地黄20g，蜂房10g，地鳖虫10g，乌梢蛇12g，补骨脂30g，制南星40g，鹿角片15g，巴戟天20g，甘草6g。20剂。②中成药同前。

四诊（2011年5月16日）：患者诉药后痛明显减轻，弯腰幅度进一步增大，久坐后腰部仍不适。原来傍晚以后觉疲乏的情况已明显好转，咳嗽已无。畏寒怯冷，舌淡红苔薄白，脉细弦。指地距15cm。

处理：①益肾蠲痹丸。②上方加制南星45g，全当归10g，金沸草15g。

服后，随访症状全消。

## 【诊治思路】

此例强直性脊柱炎最终临床治愈。

患者病史自1996年始，时患“腰痛”可能是强直性脊柱炎早期，惜未及时治疗，渐加重。来诊见畏寒，口干，舌质衬紫，苔薄，脉细弦。痹证之根本病机为肾督亏虚，患者口干当为阳虚不能蒸化津上承之象，其所提示仍为阳虚内寒之征。考其既往耳鸣日久，肾开窍于耳，则肾督亏虚明矣。故“益肾壮督、蠲痹通络”为其治本之法，故首诊以穿山龙、仙灵脾、全当归、生地、熟地黄、蜂房、地鳖虫、乌梢蛇、金毛狗脊、鹿角片以温壮肾督，以制南星、落得打、徐长卿通络止痛，并益肾蠲痹丸培补肾督。二诊患者即明显好转，晨起及白天活动自如，唯夜间仍感觉活动受限，翻身转侧不利，腰际疼痛，上方制南星加至35g，并加炒白术、炮山甲温通开结，以利浊邪外排。三诊时，患者症状明显改善，弯腰幅度均明显增大，唯久坐后腰痛明显（程度较前改善）。正气已明显恢复，加大温补之力，去生地黄，加用熟地黄、补骨脂、巴戟天。共服药70剂，患者傍晚以后觉疲乏的情况已明显好转，指地距由初诊25cm减少至15cm。后继续以温补肾督取效。临床治愈。

【朱师经验】

《素问·痹论》中“尻以代踵，脊以代头”形象地描写了强直性脊柱炎的症状。朱师认为此类患者多有肾督亏虚之内因，复因感受风寒湿或劳累之外因而诱发，故益肾壮督为治本之法，兼以通络止痛治标，同时合用针灸及推拿等综合治疗，收效甚佳。朱师认为，治疗强直性脊柱炎同其他痹证一样，穿山龙之用不可少，盖因其为吸收了大自然精华之纯刚之品，其通络利关节之用，非其他草木类所能比拟。前已论述，此不再重复。

## 案5　朱良春教授辨治强直性脊柱炎——肾虚骨痹，经脉痹阻证

杨某，女，28岁，初诊2010年8月19日。

主诉：腰痛8~9年，加重1年余。

患者8~9年前出现腰部疼痛，活动受限，未予治疗，症状渐加重，遂来我院诊治。查HLA-B27（–），ESR 25mm/h，服中药及益肾蠲痹丸后好转。但未坚持服药，腰痛再发，来诊要求治疗。刻下：腰部疼痛不著，偶有加重，夜间翻身略困难，无明显晨僵，夜间双下肢略感乏力，畏寒怯冷明显，纳眠便调，苔薄白，脉细小弦。PE：直腿抬高试验（–），左“4”字征（–）。

中医诊断：大偻（肾虚骨痹，经脉痹阻）；西医诊断：强直性脊柱炎。

治则：益肾蠲痹，壮督通络。

首诊处理：①痹通汤，穿山龙50g，青风藤30g，制川乌10g，川桂枝10g，

生白芍30g，拳参30g，补骨脂30g，骨碎补30g，莪术8g，凤凰衣8g，生姜3片，大枣6枚。30剂。②浓缩益肾蠲痹丸，每粒4g，每日3次，口服。

二诊（2010年9月20日）：患者药后症平，腰痛较前减轻30%，夜间翻身已不受限，唯下楼时觉双下肢乏力明显，无畏寒怕冷，纳眠可，二便调。苔薄白脉细弦。原法出入。

三诊（2011年3月25日）：患者续服前药，中间根据病情需要，曾加用细辛3g，熟附片8g，生地黄20g，徐长卿15g。症情较首诊减轻50%，腰骶、髋部仍有疼痛，劳累或阴雨天、天气寒冷时加重，得温舒，翻身灵活，弯腰不受限，双下肢冷痛（与天气有关）。纳眠便调，苔薄白质红紫，脉细小弦。今查ESR 17mm/h。原法出入。

处理：①上方加钻地风20g，20剂。二剂药服3天。②浓缩益肾蠲痹丸，每粒4g，每日3次，口服。③蝎蚣胶囊，每粒0.3g，每次1.5g，每日3次，口服。

四诊（2011年4月27日）：患者腰骶、髋部疼痛基本已消，天气寒冷时疼痛才作，得温则舒，月经量少，3天即净，色可，白带稍多，无腹痛，纳眠便调，舌有紫气，苔薄白，脉细小弦。原法巩固之。

五诊（2011年5月30日）：患者诉现腰骶、髋部疼痛明显减轻，唯经前腰痛明显、月经期间全身骨头酸痛，疲倦。末次月经：5月8日，月经量少，夹有少许血块，无腹痛，经期过去则全身轻松，纳眠可、便调，苔薄白质红，脉细小弦。

处理：①上方加川续断15g，葛根20g，炒白芥子15g，灵磁石30g。20剂。二剂药服3天。②中成药同前。

六诊（2011年6月30日）：患者腰痛已释，较首诊好转80%，唯夜间双肩畏冷，右骶微痛，晨起受风则双拇指麻木，全身无酸痛及疲乏，纳眠可，二便调，苔薄白，质红有紫气，脉细小弦。经前、经中、经后无明显腰痛。原法出入。

处理：①上方加细辛3g。20剂。②中成药同前。

七诊（2011年8月3日）：患者腰部疼痛明显好转90%左右，唯白天干活后略痛，休息后可缓解，晨起双手拇指麻木，受凉后明显，夜间双肩仍有畏寒，纳眠可，便调，苔薄白，脉细小弦。原法出入。

八诊（2011年9月6日）：患者右侧疼痛较左侧为重，苔薄白质淡紫，脉细。复查X线片：骶髂关节Ⅱ级，ESR 16mm/h，血常规（-），双“4”字征（±）。

处理：①浓缩益肾蠲痹丸，每粒4g，每日3次，口服。②蝎蚣胶囊，每粒0.3g，每次1.5g，每日3次，口服。③养血归脾丸。④朱氏温经蠲痛膏，外用。

九诊（2011年10月11日）：患者药后关节疼痛基本已释，但劳累或气交之变髋关节疼痛，无晨僵，夜间活动有弹响音。纳可，二便调，眠尚可。舌质红，苔薄白，脉弦。PE：右骶椎压痛（+），“4”字征左（-）右（+），双直腿抬高试验（-）。守上治疗方案。

随访稳定好转

## 【诊治思路】

强直性脊柱炎显效案例。

患者为青年女性，9年前出现腰部疼痛，症状渐加重，曾来我院诊治，服中药及益肾蠲痹丸后好转，但未坚持服药，腰痛再发。此次来诊腰部疼痛不著，偶有加重，夜间翻身略困难，夜间双下肢略感乏力，畏寒怯冷明显，脉细小弦。此为内虚不足，复因感受风湿寒邪，“两虚相得，乃客其形”，故立“益肾蠲痹，壮督通络”法，以痹通汤、补骨脂、骨碎补补精益肾，以穿山龙、制川乌、川桂枝、生白芍温通经脉止痛，以青风藤、拳参通利络道以止痛，并莪术、凤凰衣、生姜、大枣护胃温中焦，并浓缩益肾蠲痹丸口服。30剂后，患者腰痛较前减轻30%，夜间翻身已不受限，唯下楼时觉双下肢乏力明显，原法出入。经治9个月，患者已无骶、髋部疼痛，唯经前腰痛明显，全身骨头酸痛，疲倦，月经量少，夹有少许血块。上方加川续断补肝肾益精血，加葛根、炒白芥子、灵磁石解闭开结、升阳通络。20剂后，患者腰痛较首诊好转80%。继续温补，上方加细辛，取其“少火生气”之功，使温而不燥，并引少阴伏邪外透太阳而解。再服20剂，患者腰部疼痛已较首诊好转90%左右，唯白天干活后略痛。经治1年又2个月余，患者关节疼痛基本未再发作。一直以浓缩益肾蠲痹丸、蝎蚣胶囊及养血归脾丸补血益肾壮督。病情持续好转。

## 【跟诊体会】

本案例按照肾虚督痹之本因治疗，与前例并无特殊之处，唯第6诊时加用细辛值得注意。盖细辛为初春少阳初生之气，有通达巨阳少阴之功。痹证之成因，如《素问·生气通天论》“阳气者，精则养神，柔则养筋，开阖不得，寒气从之，乃生大偻”，大偻之形成，乃由肾督阳气亏虚，不能濡养筋脉所致。其“精”当是肾督之精，肾督之精充足，若络道不通或因寒或瘀或因湿阻滞，仍不能敷布背膂腰股及全身，此时除以黄芪大剂升阳固表以促进气机流通外，还宜以细辛一以“少火生气”，二以引少阴伏邪向上、向外达于太阳经而出，三以引达阳气以敷布背俞。

## 案6　朱良春教授辨治强直性脊柱炎——肾虚骨痹，经脉痹阻证

楼某，女，16岁，初诊2009年4月6日。

主诉：全身多关节痛3年。

患者患病3年余，初为右膝关节痛，渐发展至右骶髂关节痛，2006年6月至上海某医院诊治，查MR示：右侧髋关节腔积液。HLA-B27(+)。予以“阿奇霉素、MTX、SASP”治疗，症状缓解，但因西药不良反应大，故未能坚持治疗。2008年秋天患者出现腰背痛，症状时轻时重，再至仁济医院，予以“柳氮磺吡啶0.5g，每日3次，口服，帕夫林0.3g，每日3次，口服”。效果欠佳，来诊要求中医药治疗。刻诊：患者无明显关节疼痛，僵滞，翻身不利，纳可，眠安，舌淡紫，苔薄白，脉细弦。检查：直腿抬高试验(-)，“4”字征(-)，指地距0cm。

辅助检查：ESR 9mm/h。X线片：①骶髂关节炎；②强直性脊柱炎。

中医诊断：大偻(肾虚骨痹，经脉痹阻)；西医诊断：强直性脊柱炎。

治则：益肾蠲痹。

首诊处理：①痹通汤，骨碎补30g，补骨脂30g，鹿角片15g，青风藤30g，穿山龙50g，拳参30g，忍冬藤30g，制川乌10g，川桂枝10g，凤凰衣8g，莪术8g，生黄芪60g，泽兰、泽泻各20g。30剂。②扶正蠲痹1号，每粒0.4g，每次1.6g，每日3次，口服。③浓缩益肾蠲痹丸，每粒4g，每日3次，口服。

二诊：患者病情平稳，帕夫林已停，无明显关节僵痛，来电续配药，守前治疗方案。汤药30剂，中成药同前。

三诊：患者诉症情平稳。“SASP”于1周前停用。无脊背僵滞，无关节僵痛，纳可，便调，眠安，苔薄白，脉细弦。BRT(-)，ESR 14mm/h。肝肾功能(-)。守法继进。

处理：①上方加炮山甲(打)12g，焦山栀12g，淡豆豉10g。30剂。②中

成药同前。

四诊：患者诉药后较首诊好转80%，偶感疼痛，翻身已不感到困难。纳香，二便正常，苔薄白，脉细弦。复查：HLA-B27 38.6U/ml，CRP 6.8mg/L，ALT 108U/L，AST 43U/L。续当原法出入。

五诊：患者病情稳定，偶背痛，纳可，便调，眠安，舌淡苔白，脉细。复查X线片：基本同前(具体不详)。处理：治疗方案守前。

六诊：患者已服药1年，目前已停用汤药，以中成药为主，复查HLA-B27 32.6U/ml，CRP 8.5mg/L，肝肾功能(－)。

## 【诊治思路】

此案例为年仅16岁的女性，来诊时已有全身多关节痛3年。初为右膝关节痛，渐发展至右骶髂关节痛。先后服阿奇霉素、MTX、SASP、柳氮磺吡啶、帕夫林效果欠佳。四诊合参，与先天肾督不足有直接关系，考虑为肾虚骨痹之大偻，故立“益肾蠲痹”法，首诊以痹通汤加骨碎补、补骨脂、鹿角片温补肾督，生黄芪、青风藤、穿山龙、拳参、忍冬藤、制川乌、川桂枝以温通利络止痛，凤凰衣、莪术护膜止疡，并以扶正蠲痹1号、浓缩益肾蠲痹丸口服。二诊患者即病情平稳，无明显关节僵痛，已停帕夫林。三诊时，患者诉无脊背僵滞，“SASP”停用。四诊时，患者病情较首诊好转80%，翻身已不感到困难。坚持服药1年，复查相关指标均明显好转。随访良好。

## 【跟诊体会】

强直性脊柱炎高发人群为年轻人，只要及时发现，治疗措施得当，可望根治。本案例并无特殊之处，此处选之，一是从临床验证朱师对强直性脊柱炎辨治经验可靠，可重复性极强；二是，想与大家讨论关于实验室检查指标的可靠性问题。

HLA-B27是西医界认为诊断强直性脊柱炎的“金指标”，并认为强直性脊柱炎患者此指标不可能转阴，也即不可能被治愈。但笔者在侍诊过程中，亲睹多例患者经治疗临床症状消失、HLA-B27转阴的案例。说明了什么？又证明了什么？即如本案例最终临床治愈，而且该项指标一直平稳下降，不知西医作何解释？对于常说中医“不科学”的专家能否给出合理的答案？

中医治疗强直性脊柱炎有其突出的优势，而朱良春教授尤有其独特学术思想和体系，无论是辨证特色，用药独到，或是独步医林的虫类药运用，非常值得后辈认真继承学习。

## 案7　朱良春教授辨治强直性脊柱炎——肾虚督痹，湿热内蕴证

孙某，女，26岁，初诊2010年12月10日。

主诉：颈、胸、背痛7个月余。

患者于7个月前开始出现颈、胸、背、尾骨等部位疼痛不适，轻度晨僵，伴头昏、口鼻烘热、胸闷、呼吸欠畅、咳嗽。时有午后低热，舌淡红，苔薄，脉细弦。当地医院摄片后提示：骶髂关节炎。HLA-B27 120U/ml，ESR 10mm/h。

中医诊断：肾痹（肾虚督痹，湿热内蕴）；西医诊断：强直性脊柱炎。

治则：益肾蠲痹，解热导滞。

首诊处理：①穿山龙50g，银柴胡12g，葛根30g，全当归10g，生地黄20g，合欢皮15g，蜂房10g，地鳖虫10g，乌梢蛇10g，虎杖20g，土茯苓40g，甘草6g。20剂。②浓缩益肾蠲痹丸，每粒4g，每日3次，口服。③新癀片，每粒0.32g，0.96g，每日3次，口服。

二诊：患者药后症减而未平，胸口有压迫感，颈腰痛，口干，怯冷，近两日有咳嗽。自述有皮炎病史，平素经常发作，本次再发。舌红苔薄黄，脉细弦。前法继进。

处理：①穿山龙50g，生地、熟地各15g，赤芍、白芍各15g，制南星30g，蜂房10g，地鳖虫10g，乌梢蛇12g，土茯苓40g，地肤子30g，蛇蜕10g，徐长卿15g，甘草6g。30剂。②中成药同前。

三诊：患者服药后皮炎已愈，但再次感冒，咳嗽明显，咳痰色白量一般，牙龈衄血，并胸腰背痛加重，眼角溃疡，舌红苔薄黄，脉细弦。前法继进。

处理：①方去地肤子、蛇蜕，加川续断15g，生黄芪30g，仙灵脾15g，甘杞子15g。30剂。②益肾蠲痹丸，每粒8g，每日3次，口服。③益肺止咳胶囊4粒，每日3次，口服。④祖师麻片3粒，每日3次，口服。

四诊：患者药后咳嗽消失，牙龈衄血减少，自觉关节疼痛较前减轻，唯

左侧自臀部至足底时有疼痛，眼角溃疡仍存，舌红苔薄黄，脉细弦。前法继进。

处理：①穿山龙50g，生地、熟地各15g，仙灵脾15g，全当归10g，蜂房10g，地鳖虫10g，乌梢蛇12g，制南星35g，鹿角片10g，炮山甲4g（打），徐长卿15g，甘杞子15g，甘草6g。30剂。②益肾蠲痹丸，每粒8g，每日3次，口服。③肿痛安胶囊，2粒，每日3次，口服。

五诊：患者服药至今病情时轻时重，眼角溃疡好转，小腿肿胀，湿疹瘙痒，咽喉疼痛，口干，大便干燥，舌红绛，苔薄微黄，脉细数。

处理：①上方加地肤子30g，白鲜皮30g，僵蚕10g。30剂。②益肾蠲痹丸，每粒8g，每日3次，口服。③肿痛安胶囊，2粒，每日3次，口服。

六诊：患者药后湿疹已瘥，颈肩背部有僵硬感，咳嗽痰白，胸闷有时腰痛，上半身易出汗，二便调，舌红，苔薄微黄，脉细弦，前法继进。

处理：①二诊方加葛根30g，赤芍、白芍各15g。30剂。②浓缩益肾蠲痹丸，每粒4g，每日3次，口服。③益肺止咳胶囊，4粒，每日3次，口服。

七诊：患者咳嗽已瘥，颈肩背部僵硬感减轻，再次出现牙龈衄血，胃部不适。舌红，苔薄微黄，脉细弦，前法继进。

处理：三诊方甘杞子改为20g，甘松10g，30剂。

八诊：患者衄血已瘥，腰背僵硬，下肢时麻，胃脘不适，舌淡苔薄质红，脉细弦。前法继进。

处理：①穿山龙50g，全当归10g，生地、熟地各15g，仙灵脾15g，蜂房10g，地鳖虫10g，乌梢蛇10g，制南星40g，鹿角片10g，炒元胡30g，甘草6g。30剂。②益肾蠲痹丸，每粒8g，每日3次，口服。③蝎蚣胶囊，每粒0.3g，每次1.5g，每日3次，口服。④复方夏天无，2粒，每日3次，口服。

九诊：患者药后关节痛较前缓解，局部怯冷，偶尔胃中隐痛，少量舌衄，舌偏红，苔薄白，脉细弦。前法继进。

处理：①上方去生地，仙灵脾改为20g，加巴戟天20g。30剂。②中成药同前。

十诊：患者关节症状减轻，膝关节下蹲欠利，胃脘作胀，二便正常，舌质淡，苔薄白，脉细弦。前法继进。

处理：①上方加甘杞子20g，徐长卿15g，30剂。②中成药同前。

随访效果良好。

## 【按语】

此为取得明显效果的强直性脊柱炎案例。如其他案例一样，此案例本虚而有热象表现：舌红苔薄黄，脉细弦等，舌脉并不相符，朱师抓住根本病机，从本虚着手，持续温补，舌由质红、苔黄，渐变为舌淡、苔薄白。

## 【诊治思路】

患者来诊7个月前开始出现颈、胸、背、尾骨等部痛不适，轻度晨僵，伴头昏、口鼻烘热、胸闷、呼吸欠畅、咳嗽，舌淡红，苔薄，脉细弦。辨证为肾虚督痹、湿热内蕴之大偻。肾督之虚为本，络阻郁滞化热为标象，故立“益肾蠲痹，解热导滞”为法。首诊以穿山龙、全当归、生地黄、蜂房、地鳖虫、乌梢蛇以益肾蠲痹通络止痛，葛根解痉通脉升举阳气以解肩背不舒，土茯苓泄化湿浊，以银柴胡、合欢皮、虎杖养阴安神清虚热，并以浓缩益肾蠲痹丸、新癀片口服。二诊时，患者症减而未平，胸口有压迫感，口干，怯冷，舌红苔薄黄，脉细弦。患者既往有皮炎病史，本次再发。此为正邪相争，而伏邪外透也。上方加熟地、赤芍、白芍养血祛风，地肤子、蛇蜕、徐长卿除风湿通经络。30剂药后，患者皮炎愈，但反复感冒，牙龈衄血，胸腰背痛加重，眼角溃疡，舌红苔薄黄，脉细弦。肝开窍于目，眼角溃疡、牙龈衄血，皆为肝肾阴精血亏虚不能濡养之征。患者本虚愈加显露，培补温养继进。上方去地肤子、蛇蜕，加川续断、生黄芪、仙灵脾、甘杞子温阳益气、阴阳并补。四诊时，患者咳嗽消失，牙龈衄血减少，关节疼痛较前减轻，唯左侧自臀部至足底时有疼痛，眼角溃疡仍存。五诊时，患者诉眼角溃疡好转，但感觉病情时轻时重，小腿肿胀，再次出现湿疹瘙痒，咽喉疼痛，口干，大便干燥。此为伏邪透发未尽，予以温托透以祛邪外出，并加地肤子、白鲜皮、僵蚕利浊邪祛湿，助邪外出。服药30剂，患者湿疹已瘥（而且其后一直未再发作），但仍有颈肩背部有僵硬感，咳嗽痰白，胸闷有时腰痛，上半身易出汗，舌红，苔薄微黄，脉细弦。湿邪已透发，阳气虚而失其温煦，故有咳嗽痰白、胸中闷、腰痛，阳虚不能固表，故有半身易汗。究其原因仍为肾督阳气亏虚、津气不布，故再予二诊方加葛根、赤芍、白芍舒筋解肌、助阳气敷布。30剂后，患者咳嗽已瘥，颈肩背部僵硬感减轻，但再次出现牙龈衄血，胃部不适，遂将三诊方甘杞子加至20g，并加甘松温中醒脾。甘松是朱师治疗胃中虚寒之常用药。本品性温，味微甘辛，朱师认为温中理气为其长，而痹证有瘀滞，多以温补又恐滞腻，故加本品有理气醒脾之用（服药后患者胃中隐痛偶尔发作，痛已显减）。服药30剂，患者衄血已瘥，腰背僵硬，下肢时麻，胃脘不适，舌淡苔薄质红，脉细弦。继续益肾蠲痹，通络止痛。前后共治10个月，患者关节症状明显减轻，除膝关节下蹲欠利外，无明显不适。

## 【朱师经验】

强直性脊柱炎一个很重要的症状：腰背部僵硬不适。《素问·生气通天论》所述："阳气者，精则养神，柔则养筋，开阖不得，寒气从之，乃生大偻。"背为足太阳、足少阴及督脉所循行部位，颈肩背部有僵硬感，皆为经气受阻而阳气不能敷布、温煦，朱师多以葛根、赤芍、白芍治疗，药后津液得布、筋脉得舒，此经验十分值得推广。

## 【跟诊体会】

**反复发作的皮疹是否为"伏邪"** 本案例治疗过程还有一个问题：患者皮疹反复发作。朱师认为，此类皮疹反复发作，多在本虚的基础上，寒湿邪入侵、层层伏留不去，成为"伏邪"，而随着人体阳气的恢复，此等"伏邪"被层层外透表现出皮疹等。此类邪气在治疗过程中有反复发作可能，故不能一次求其全功，当反复补、托、透。朱师治疗此类疾病，一方面在培本固肾督之阳，一方加用祛风渗湿透络之品。如本案例在二诊时皮疹再发，在培本基础上加赤芍、白芍、地肤子、蛇蜕、徐长卿等，皮疹消。五诊时，患者再次出现湿疹瘙痒，复以温托透法逐邪外出，湿疹瘥后一直未再发作。

**治痹扶正以求本** 朱师治疗痹证，十分重视"正虚"，认为此是产生痹证的基础。因为正气虚于内，始有邪气乘虚而入。则用药必以补益人身正气为基础。故朱师强调先事"培补本虚"，后始祛邪。盖凡病皆因本气自病，若本气充盛，邪安来犯？此即遵《内经》"正气存内，邪不可干；邪之所凑，其气必虚"之指导也。朱师强调不审视正气盛、虚，治病不分病时及阶段，妄用峻猛驱逐或據以攻逐，邪虽去，而正气亦大为耗伤，更有甚者，邪未去而正气消亡。如此治法于患者何益？其中甚有"过度治疗"之嫌。

## 案8 朱良春教授辨治强直性脊柱炎——肾虚督痹，经脉痹阻证

施某，男，22岁，初诊2009年1月16日。

主诉：臀部、双腿痛3年，加重1周。

患者3年前出现右臀部、右腿胀痛，后又出现左臀部、左腿胀痛，曾于当医院就诊，服药后痛缓解，但症情反复。2008年5月至南通市某医院就诊，服药后改善(具体诊断及治疗不详)，当时腰椎MR示：未见明显异常。1周前患者感冒后出现咳嗽、吸痰，体温38℃，继则臀及双腿痛加剧，查血常规：WBC $7.1\times10^{9}$/L，RBC $4.93\times10^{12}$/L，HGB 147g/L，PLT $147\times10^{9}$/L，N 0.862，遂到南通另外一家医院予以“抗炎”治疗，效果不明显。刻下：无发热，臀部及双腿疼痛，以左侧为甚，步态不稳，晨起腰背酸痛，活动后缓解，夜间有右腿胀痛，因痛影响睡眠，纳可，二便调，苔薄白腻，舌尖红衬紫，脉细小弦。查体：直腿抬高试验(+)，双“4”字试验(+)，枕墙距0cm，弯腰指地距30cm。

X线片：强直性脊柱炎。血常规：WBC $7.4\times10^{9}$/L，RBC $4.0\times10^{12}$/L，HGB 142g/L，PLT $159\times10^{9}$/L，N 0.861，CRP 13.1mg/L，ESR 26mm/h。

中医诊断：大偻(肾虚督痹，经脉痹阻)；西医诊断：强直性脊柱炎。

治则：益肾壮督，蠲痹通络。

首诊处理：①痹通汤，穿山龙50g，青风藤30g，生黄芪30g，泽兰、泽泻各30g，拳参30g，忍冬藤30g，制川乌10g，川桂枝10g，秦艽15g，凤凰衣8g，莪术6g，生白芍30g。7剂。②浓缩益肾蠲痹丸，每粒4g，每日3次，口服。③蝎蚣胶囊，每粒0.3g，每次1.5g，每日3次，口服。④导频加中药熏针。⑤忌口，加强腰背肌锻炼。

二诊(2009年2月14日)：患者诉药后骶髂处以酸为主，无明显疼痛，行走自如，胃脘不适，泛酸嗳气，服药有恶心感，纳眠可，二便调，苔薄白质淡红，脉细小弦。续当原法出入。

处理：①上方加煅瓦楞子30g，炙刀豆子15g，宣木瓜20g，15剂。②中成药同前。

三诊(2009年3月2日)：患者症情平稳，左髋关节略有疼痛，得温痛减，

时有腰骶酸痛，胃脘不舒较前缓解，二便调，眠安，苔薄白，脉细小弦。原法出入。处理：上方14剂。中成药同前。

四诊（2009年3月29日）：患者左髋痛行走时明显，左大腿发凉，近日咳嗽，咳白色黏痰，伴胸痛，咽痛、咽部充血，胃纳尚可，时有泛酸，眠差，入睡难，二便调，苔薄白、质红，脉细小弦。

处理：①痹通汤，穿山龙50g，青风藤30g，生黄芪30g，泽兰、泽泻各30g，拳参30g，忍冬藤30g，制川乌10g，川桂枝10g，秦艽15g，煅瓦楞子30g，炙刀豆子15g，宣木瓜20g，杏仁15g（打），制白苏子10g，等。14剂。②中成药同前。

五诊（2009年4月17日）：患者腰部痛减，有酸胀感，在膝盖亦有酸胀感，夜眠时腰部僵硬，晨起腰部僵硬约5分钟，咳嗽、咳白色黏痰，咽痛，咳后腹痛，纳可、眠安、便调，苔薄白微腻，脉细小弦。前法继进。

处理：①痹通汤，穿山龙50g，青风藤30g，拳参30g，生黄芪80g，宣木瓜20g，骨碎补30g，补骨脂30g，泽兰、泽泻各30g，羌活8g，大贝母15g，等。14剂。②中成药同前。

六诊（2009年5月5日）：患者症情平稳，腰骶疼痛较前好转，左膝刺痛，近日胸痛明显，咽中有痰咳嗽未已。纳可眠安便调，苔薄白微腻，质淡紫，脉细小弦。续原法出入。

处理：①上方生黄芪100g，防风15g，生白术30g。30剂。②中成药同前。

七诊（2009年6月1日）：患者没有正常服药，但症情平稳，晨僵仍有，目前腰椎活动正常。CT示：符合强直性脊柱炎改变。近期支气管炎发作，咳嗽、咳白黏痰，流涕，舌尖红苔薄白根腻，脉细小弦。

处理：①痹通汤，穿山龙50g，青风藤30g，拳参30g，忍冬藤30g，制川乌6g，川桂枝6g，生黄芪80g，泽兰、泽泻各30g，防风15g，生白术15g，骨碎补30g，补骨脂30g，生白芍30g，鹿角片10g。14剂。②中成药同前。

患者症情稳定，但间断有自行停药，嘱坚持服药。

八诊（2009年10月18日）：患者诸痛缓解，唯臀腿掣痛，苔薄黄脉细小弦。血检：HLA-B27、CRP（－），ESR 5mm/h，续当原法出入。

处理：①上方加伸筋草20g，20剂。②中成药同前。

九诊（2010年1月1日）：患者症情平稳，开始改服中成药，停中药汤剂。

处理：①浓缩益肾蠲痹丸，每粒4g，每日3次，口服。②蝎蚣胶囊，每粒0.3g，每次1.5g，每日3次，口服。

十诊（2010年9月23日）：患者药后腰骶关节痛基本消失，久不再发。近1个月来双手及双足麻木感，无疼痛肿胀，近2天来右侧大腿内侧抽筋，左腰背部肌肉酸胀，予以“布洛芬”缓解，苔薄白，质紫，脉细小弦。PE：直腿试验（-），双“4”字征（±）。CRP 14.5mg/L，HLA-B27 39.6U/ml，今日复查X线片：强直性脊柱炎，与前片比较右侧骶髂关节清晰度及双侧骶髂关节边缘骨质密度较前明显改善。

处理：①浓缩益肾蠲痹丸，每粒4g，每日3次，口服。②蝎蚣胶囊，每粒0.3g，每次1.5g，每日3次，口服。

十一诊（2011年9月18日）：患者症情平稳，在上海医院查HLA-B27（+），今日复查X线片：与前片比较有好转。

处理：①浓缩益肾蠲痹丸，每粒4g，每日3次，口服。②蝎蚣胶囊，每粒0.3g，每次1.5g，每日3次，口服。

## 【诊治思路】

此案例为强直性脊柱患者，经“温肾壮督，通络止痛”取得较好的治疗效果。

此例22岁男性，发病时仅19岁，病程已有3年，服多种中西药均未完全缓解，此次因感冒诱发，辨为“肾虚督痹，经脉痹阻”，立“益肾蠲痹”法，以痹通汤，加穿山龙、青风藤、生黄芪、泽兰、泽泻、拳参、忍冬藤、制川乌、川桂枝、秦艽、凤凰衣、莪术、生白芍，并浓缩益肾蠲痹丸、蝎蚣胶囊口服，导频加中药熏针缓解局部肌肉紧张，并嘱患者忌口，加强腰背肌锻炼。7剂后，患者诉骶髂处以酸为主，无明显疼痛，已行走自如。服药3个月余，患者症情平稳，腰骶疼痛较前好转，左膝刺痛。服药128剂后，患者症情平稳，停中药汤剂，仅服中成药。服中成药8个月余，患者腰骶关节痛基本消失，已久不再发。继续服中成药共治疗2年8个月余，患者在上海某医院查HLA-B27（+），X线片与前片比较有好转。随访病情持续稳定中。

## 【朱师经验】

朱师治疗痹证，十分强调“持重”，即病机既明，用药宜专，但“应机”亦为必不可少之方法，而且朱师在治疗过程中，对于“应机”的药物应用积累了大量的经验。案例治疗过程中，除了药物内服外，朱师对非药物治疗亦十分重视，如中药外敷痛处、勿进辛热刺激食品、不得迟睡，生活规律及腰背肌的锻炼必不可少。从饮食、生活作息进行全面的调整。

## 案9　朱良春教授辨治强直性脊柱炎——肾虚督痹，经脉痹阻证

石某，男，24岁，初诊2011年2月14日。

主诉：胸锁骨、腰骶部疼痛1个月余。

患者于1个月前无明显诱因下出现胸锁关节疼痛不舒，左肩部疼痛，予以封闭针治疗后疼痛缓解，后渐出现腰骶部疼痛，左侧为著。2011年2月11日于通大附院查CT示：右侧骶髂关节髂骨面小囊变。HLA-B27＞40U/ml，CRP 19.6mg/L，ESR 28mm/h。刻下：胸锁关节处隐痛不适，左内里骶髂关节处痛，夜间翻身时疼痛较明显，双髋关节痛，夜间翻身困难，晨起僵痛明显，手欠温，咽部略有不适，纳可，眠安，大便稀烂，日一次，小便调，苔黄腻、质红，脉细弦。PE：双直腿抬高（-），双"4"字征（-），腰骶部压痛（-），枕墙距0，指地距0cm，胸廓活动度3cm。X线片：颈椎轻度反弧，部分小关节模糊，胸腰椎小关节模糊，骶髂关节炎改变。

既往有慢性胃肠炎病史，无原因腹泻3个月。

中医诊断：大偻（肾虚督痹，经脉痹阻，湿热内蕴）；西医诊断：强直性脊柱炎，慢性结肠炎。

治则：益肾蠲痹，清利湿热。

首诊处理：①痹通汤，骨碎补30g，补骨脂30g，葛根20g，青风藤30g，穿山龙50g，蒲公英30g，川楝子10g，仙鹤草30g，桔梗10g，白槿花10g，竹沥夏15g，等。14剂。②浓缩益肾蠲痹丸，每粒4g，每日3次，口服；蝎蚣胶囊，每粒0.3g，每次1.5g，每日3次，口服。③睡低平软枕头，硬板床，腰背肌锻炼。

二诊（2011年3月15日）：患者药后左肩疼痛较前好转80%，腰骶疼痛减而未已，唯大腿根部疼痛尤甚，行走欠利，夜间翻身困难，左足跟疼痛，胸锁关节处稍有肿胀，口干苦，纳谷尚可，夜间眠欠安（痛所致），大便稀，日行1~2次，小便色黄，无尿频尿痛，舌红苔白腻罩黄，脉弦细数。原法继进之。

处理：①上方加秦艽15g，虎杖20g，生白芍30g，青风藤30g，穿山龙50g。7剂。②中成药同前。③建议住院治疗。

经治病情好转，出院带药：痹通汤，穿山龙50g，仙灵脾20g，生地、熟地各15g，制南星30g，补骨脂30g，炮山甲10g（冲），鹿角片10g，狗脊20g，千年健20g，葛根20g，川桂枝10g，生白芍30g，等。15剂。

三诊（2011年5月11日）：患者药后关节痛基本已释，腰背无明显僵痛，夜间翻身灵活，胸锁关节处肿胀较前消退，唯左腹股沟处及左足跟仍有痛感，行走时明显，关节痛与天气变化无明显关系。纳可眠可，二便调，苔黄腻、质红，脉细弦。4月10日查：ESR 35mm/h，CRP 21.6mg/L。药既合拍，率由旧章。

处理：①上方去川桂枝，加怀山药30g。15剂。②中成药同前。

四诊（2011年7月18日）：患者一直服上药，症情平稳，已无明显关节疼痛，唯左足跟有压痛，两目干涩，纳眠可，二便调，苔薄白微腻，脉细小弦。PE：颈胸腰椎压痛（－），直腿抬高试验（－），双“4”字征（－）。续当原法出入。

处理：①上方炮山甲改为4g。15剂。②中成药同前。

五诊（2011年8月18日）：患者症情平稳，两目干涩明显减轻，近日脚跟按压后稍有疼痛，牙龈稍有肿痛，纳可，两便自调，眠安，苔薄淡黄，脉弦。

处理：①上方加苍术10g。15剂。②中成药同前。

六诊（2011年11月28日）：患者上方续服，间中微调，全身已无明显关节疼痛，活动灵活，纳眠可，苔薄白微腻，质红，脉细小弦。PE（－），近复HLA-B27 38 U/ml。

处理：①痹通汤，穿山龙50g，仙灵脾20g，生地、熟地各15g，制南星30g，补骨脂30g，鹿角片10g，狗脊20g，川续断15g，苍术10g，炒白术30g，生苡仁30g，生白芍30g。15剂。②中成药同前。

七诊（2012年2月20日）：患者经治1年后，近半年已没有感到关节疼痛，活动如常人，纳可眠安，二便调。舌苔薄白微腻，质红，脉细小弦。X线与2011年2月11日相似，ESR 11mm/h，HLA-B27基本相同。已停汤药2个月。以中成药善后。

随访情况良好。

## 【诊治思路】

此为临床治愈强脊炎案例。

患者为年青男性，于1个月前无明显诱因下出现胸锁关节疼痛不舒，左肩部疼痛，予以封闭针治疗后疼痛缓解，渐出现腰骶部疼痛，检查确诊为"强直性脊柱炎"。四诊合参，当为肾虚督痹，经脉痹阻证，故立"益肾蠲痹，清利湿热"法。此病根本原因为肾督偏虚，而湿热为郁滞不通而化热之象，当以导滞行气为主，不可寒凉冰伏之。首诊以痹通汤加骨碎补、补骨脂以培补肾督，以葛根、青风藤、穿山龙通络止痛，取朱师治疗慢性结肠炎经验之"仙桔汤"意泄化肠间湿热，以川楝子、广郁金理气活血，并施以护胃之品，兼服浓缩益肾蠲痹丸，蝎蚣胶囊益肾壮督、通络止痛；并嘱其睡低平软枕头，硬板床，腰背肌锻炼。服药1个月，患者左肩疼痛较前好转80%，腰骶疼痛减而未已，大腿根部疼痛尤甚如前，夜间翻身困难，左足跟疼痛，胸锁关节处稍有肿胀，口干苦，大便稀，日行1~2次，舌红苔白腻罩黄，脉弦细数。此正气已有所恢复而祛邪外出之力渐强，故有痛甚，大便稀烂为浊毒外排之象也，可以清解之，以利邪之外排，此"通因通用"也。原方加强温补之力。三诊时，患者关节痛基本已释，腰背无明显僵痛，夜间翻身灵活，胸锁关节处肿胀较前消退，唯左腹股沟处及左足跟仍有痛感，行走时明显，二便已调，苔黄腻、质红，脉细弦。药既合拍，率由旧章，加淮山药温补肺脾肾。服上药2个月，患者症情平稳，已无明显关节疼痛，唯左足跟有压痛，两目干涩，苔薄白微腻，脉细小弦。再服上药1个月，两目干涩明显减轻。以上方续服3个月，患者全身已无明显关节疼痛，活动灵活，遂以痹通汤加穿山龙、仙灵脾、生地、熟地、制南星、补骨脂、鹿角片、狗脊、川续断等，温肾壮督通络止痛以固本。经治1年后，患者活动如常人。

## 【朱师经验】

**蒲公英**　朱师辨治经验十分丰富，尤精于用药。如首诊方中蒲公英，本为化热毒、消恶肿之品，朱师对此别有见解，认为其有"清肝达郁"之效。盖本品得初春少阳之气，饶有生发之性兼苦寒沉降之品，故"清肝兼达郁，此蒲公英之长也"，认为"凡肝寒而郁者，宜用桂枝；肝热而郁者，宜用蒲公英"，朱师治疗肝郁化火所致肝脾不调、肠间郁滞、大便不畅者，以本品调气之滞、清肠间湿热，实为良品。

## 【跟诊体会】

笔者在整理多个案例过程中对舌、症不符的情况下如何取舍亦进行了思考。

舌象不但与症不符,甚则亦与病相左。如本案患者从治疗之始至治疗中程,舌质一直为“红”,苔黄腻,脉细弦。舌脉不相符,如何取舍?笔者曾就该问题与其他跟师者一起讨论,有人认为四诊中舌象重要者,有人认为脉象重要者,莫衷一是。而笔者认为脉象似更为重要。《素问·五脏别论》:“五味入口,藏于胃,以养五脏气,气口亦太阴也,是以五脏六腑之气味,皆出于胃,变见于气口。”寸口反应是人体气血阴阳充盛与否,与舌象主要反应的邪气盛衰有所区别。盖舌及苔所表现出来的为近期情况和邪气盛衰,而脉为人体内部功能反应,相对稳定而不易常变,二者虽皆为四诊所必须之参,但在区别标本时,脉象似更为有价值?

最近跟诊所见痹证案例皆为年轻时发病,甚至15岁。及时治疗者,缓解较快而效果佳。而且多例患者病情一直稳定好转,并没有出现西医所谓需“终生服药治疗”,详细询问家族史也没有所谓有“遗传性”因素。因此,笔者认为不可盲目相信所谓“现代科学”的结论,实验室里发生的一切与临床之间存在相当大的差距。

## 案10　朱良春教授辨治强直性脊柱炎——肾虚督痹,经脉痹阻证

王某,男,19岁,初诊:2009年3月17日。

主诉:右髋、膝痛20天。

患者于20天前出现右髋、膝痛,行走不利,晨起腰背酸痛,活动后缓解。2月28日行髋部CT示:右髋关节炎,关节囊少量积液。3月7日行髋部MR示:右侧髋关节、股骨头髋臼及左侧髋骨耳状关节面下骨质非细菌性炎症,建议做抗“O”及类风湿检查,遂进一步检查抗“O”(-)、RF(+)。3月10日再次在徐州某医院检查骶髂关节:骶髂关节炎改变,HLA-B27 154.43U/ml(参考值:148U/ml),ESR 18mm/h。拟“强直性脊柱炎”,予来氟米特、美洛昔康治疗后症情明显减轻,现服用美洛昔康粒,每日2次;来氟米特2粒,每晚服;柳氮磺嘧啶3粒,每日3次;但惧于西药之不良反应,求中医药治疗。刻下:右髋、膝关节疼痛不甚,晨起腰背僵直不适,活动后好转,纳可,二便调,眠安。苔薄黄腻,脉细小弦。

查体:双直腿抬高试验(-),右“4”字征(+),腰椎压痛(-),枕墙距

0cm，指地距0cm，胸廓活动度5cm，血常规正常，HLA-B27 38U/ml，CRP 8.2mg/L，ESR 11mm/h，风湿指标正常。X线片：强直性脊柱炎。

中医诊断：大偻（肾虚督痹，经脉痹阻）；西医诊断：强直性脊柱炎。

治则：益肾蠲痹。

首诊处理：①痹通汤，穿山龙50g，青风藤30g，拳参30g，忍冬藤30g，制川乌10g，川桂枝10g，补骨脂30g，骨碎补30g，凤凰衣8g，莪术8g，鹿角片15g，制南星30g，炮山甲12g，泽泻20g。30剂。②浓缩益肾蠲痹丸，每粒4g，每日3次，口服。③蝎蚣胶囊，每粒0.3g，每次1.5g，每日3次，口服。④忌口，加强腰背肌锻炼。

二诊（2009年4月12日）：患者电话自述药后病情平稳，西药已全部停止，关节无明显疼痛，纳可，眠安，大便日行2~3次，成形，舌苔不详，续服药1个月。原治疗方案继用。后左髋痛转移至右髋痛，守上继进。

三诊（2009年6月16日）：患者症情改善，右膝疼痛已瘥，唯左膝阴雨天时疼痛，近日纳可、眠安、便调，苔薄白质红、紫，脉细小弦。辅助检查：血常规大致正常，ESR 8mm/h，HLA-B27 30.8U/ml，CRP 10.3mg/L。体查：胸廓活动度5cm，下蹲、弯腰活动正常。

处理：①上方加钻地风20g，30剂。②中成药同前。

一直服上方，9月14日复查X线：强直性脊柱炎与前片比较无进展。

四诊（2009年10月6日）：患者症情稳定，无明显关节痛，继续服药。

处理：①扶正蠲痹1号、扶正蠲痹2号，各4粒，每日3次。②蝎蚣胶囊，3粒，每日3次，口服。

上方一直续服至2010年1月10日：患者病情无发展，关节无疼痛，继以浓缩益肾蠲丸、扶正蠲痹丸。

五诊（2010年3月29日）：患者药后已无痛发作，苔薄白，脉细小弦。面部痤疮两年。X线片：与前片相比，清晰度有所提高，ESR 5mm/h，前法继进。

处理：①浓缩益肾蠲痹丸，每粒4g，每日3次，口服。②扶正蠲痹1号、扶正蠲痹2号，每粒0.4，1.6g，每日3次，口服。③痤疮平冲剂，2包，1日2次。④中药石膏1盒，外用。⑤维生素$B_2$，5mg，2粒，每日3次。

六诊（2010年5月21日）：患者电话自述痤疮已无，亦无明显不适。

处理：①浓缩益肾蠲痹丸，每粒4g，每日3次，口服。②扶正蠲痹1号、扶正蠲痹2号，每粒0.4g，1.6g，每日3次，口服；其间复查HLA-B27 16.3U/ml；后以浓缩益肾蠲痹丸，每粒4g，每日3次，口服。③蝎蚣胶囊，每粒0.3g，每次1.5g，每日3次，口服，维持治疗。

此后，患者一直服用以上方案至2011年10月12日，关节疼痛未复发，症情稳定，与常人无异。随访一直良好。

## 【诊治思路】

本案强直性脊柱炎经过6个月治疗宣告痊愈。

患者来诊前20天已出现右髋膝痛，行走不利，晨起腰背酸痛，髋部MR示右侧髋关节、股骨头髋臼及左侧髋骨耳状关节面下骨质非细菌性炎症，拟"强直性脊柱炎"予来氟米特、美洛昔康、柳氮磺嘧啶。来诊时右髋膝关节疼痛不甚，晨起腰背僵直不适。此为中医肾虚督痹、经脉痹阻之大偻，故立"益肾蠲痹"法，以痹通汤加穿山龙、制川乌、川桂枝、补骨脂、骨碎补、鹿角片温补肾督，以青风藤、拳参、忍冬藤通络止痛，制南星、炮山甲、泽泻泄湿浊、解闭结，并浓缩益肾蠲痹丸、蝎蚣胶囊口服，嘱患者忌口，加强腰背肌锻炼。30剂后，患者症情平稳，即停止全部西药而关节无明显疼痛，唯进入5月份，长江流域进入"梅雨季节"，觉双髋痛，左膝阴雨天时疼痛，于原方加舒筋活络、祛风活血钻地风。30剂后患者已无明显关节疼痛，改用浓缩益肾蠲丸、扶正蠲痹丸成药口服。疼痛一直未发作，X线片示清晰度有所提高。此后患者以浓缩益肾蠲痹丸、蝎蚣胶囊口服善后。

由于早期发现、早期治疗，此案例效果非常肯定，不但西药已全部停止，而且经"益肾蠲痹通络"治疗6个月，HLA-B27由原来的38U/ml降至16.3U/ml（正常）。

## 【朱师经验】

有关朱师对本病的病机认识及治疗已多有详述，本案仅对朱师治疗痹证的三大主药分析如下。

**穿山龙**　穿山龙《中华本草》载其主要功能为祛风除湿，活血通络，止咳定喘。本品味苦，性平，入肺、肝、脾经，是朱师治疗风湿类风湿疾病、强脊炎、狼疮、干燥综合征、皮肌炎等顽症痼疾常用药。现代药理研究表明，本品含薯蓣皂苷、纤细薯蓣皂苷、穗菝葜甾苷等成分，其主要有效成分是甾体皂苷，乃生产甾体类抗炎药的原料。因此，它不仅有镇咳、祛痰、平喘和改善冠脉流量、降低血胆固醇、脂蛋白水平的作用，还有调节免疫功能的作用。朱师指出本品不论寒热虚实，均可应用，是一味标本同治的好药，用量需达40~50g。

**川乌** 川乌因其辛温大热，具有较强的温经散寒、镇痛蠲痹之功，也是治疗风湿病疗效较佳的药物，恰当配伍可用于各种痹证。本品有毒，宜用制川乌为妥。如用生者，必先煎2小时，以减其毒。朱师指出若出现乌头碱中毒则必须立即停服，并用绿豆、干姜、甘草煎服，以解其毒。用量可从制川乌6g开始，寒甚者，不超过30g为是。

**鬼箭羽** 鬼箭羽味苦，性寒，善入血分，破血通络，解毒消肿，蠲痹止痛，朱师认为《本经》称其“除邪，杀鬼蛊疰”，就指它能治疗瘀血阻络而导致的诸多疑难杂证。临床常以之配穿山龙为主药，结合辨证论治时获佳效。对中虚气弱者，可配合参、芪、术等同用。孕妇及虚寒症宜慎用之。此外，由于本品擅解阴分之燥热，对糖尿病之阴虚燥热型者颇合，有改善血液循环、增加机体代谢功能，既能治疗，又能预防。

此三味，穿山龙性平，川乌性热，鬼箭羽性寒，恰当配伍治以上诸病皆可用之。寒证配以川乌，热证佐以鬼箭羽，寒热夹杂则并用之，结合辨证论治，可收相得益彰之功。

## 案11 朱良春教授辨治强直性脊柱炎——肾虚督痹，经脉痹阻证

徐某，女，24岁，初诊2010年7月2日。

主诉：反复臀腿部疼痛10余年，加重2年。

患者近10余年反复出现臀腿部疼痛，每于气交之变时明显，可自行缓解，初未予以重视，近两年疼痛加重，继进腰部、双膝关节酸胀不适，夜眠时及久坐后尤其明显，活动后减轻。2009年于外院查HLA-B27(+)，拟“强直性脊柱炎”，予以中药治疗乏效，今来诊求治。刻下：畏寒怕风，双髋酸胀不适，翻身困难，纳可便调，眠欠安(痛影响)，苔薄白腻，质淡红，脉细小弦。PE：指地距5cm，枕墙距0cm，胸廓活动度4.5cm，臀地距22cm，颈椎、胸椎、腰椎压痛(－)，双“4”字征(－)，直腿抬高试验(－)，血常规正常，ESR 19mm/h，X线片：骶髂关节炎。

中医诊断: 大偻(肾虚督痹,经脉痹阻); 西医诊断: 强直性脊柱炎。

治则: 益肾蠲痹通络。

首诊处理: ①痹通汤,穿山龙50g,拳参30g,青风藤30g,忍冬藤30g,补骨脂30g,骨碎补30g,鹿角片12g,生黄芪30g,泽兰、泽泻各30g,土茯苓30g,红花30g,等。30剂。②浓缩益肾蠲痹丸,每粒4g,每日3次,口服。③扶正蠲痹1号、扶正蠲痹2号,每粒0.4,每次1.6g,每日3次,口服。④加强腰背脊锻炼。

二诊(2010年8月2日): 患者药后症情缓解20%,腰、腿、髋部酸痛较前略有好转,稍有畏寒怕风,纳差,便调、眠安,质淡红,苔薄黄,脉细小弦。查HLA-B27 40.5U/ml, CRP 3.3mg/L。续当原法出入。

处理: ①上方加川桂枝10g,蒲公英20g,生白芍20g,旋覆花10g(包),30剂。②中成药同前。

三诊(2010年9月1日): 患者药后症情时有反复,近日外感后双侧臀腿部掣痛时轻时重,畏寒喜暖,纳眠均佳,大便1~2日一行,质可,小便调,苔薄白、质红,脉细小弦。今日复查: ESR 17mm/h。续当原法出入。

处理: ①痹通汤,制川乌10g,川桂枝10g,生白芍30g,生黄芪80g,五爪龙30g,防风15g,生白术15g,苍耳子15g,徐长卿15g,等。30剂。②浓缩益肾蠲痹丸,每粒4g,每日3次,口服。③蝎蚣胶囊,每粒0.3g,每次1.5g,每日3次,口服。

四诊(2010年10月6日): 患者药后症情较首诊好转50%左右,久卧久坐后腰背、颈肩痛明显,活动后减轻,纳眠可,二便调。苔薄白,脉细小弦。检查: WBC $4.55\times10^9$/L, HGB 120g/L, ESR 23mm/h。

处理: ①上方加葛根20g,羌活改为10g。30剂。②中成药同前。

五诊(2010年11月11日): 患者述药后症情较前无明显改善,并口干喜温饮,苔薄白、质红,脉细小弦。

处理: ①上方加炒知母10g。30剂。②中成药同前。

六诊(2010年12月6日): 患者未能坚持忌口及锻炼,近日病情反复,腰痛伴左膝关节痛明显,纳眠可,大便1~2日一行,小便调,苔薄白,质红,脉细小弦。今日查: WBC $3.76\times10^9$/L, HGB 114g/L。处理: 正规服药,加强锻炼,饮食忌口。

七诊(2010年12月18日): 患者诉药后症情缓解80%,腰臀部略有疼痛,偶腰酸，出汗多，纳可、便调、眠安，苔薄白、质红，脉细小弦。

处理：①上方加山萸肉20g，浮小麦30g。30剂。②中成药同前。

八诊（2011年1月26日）：患者药后症情缓解90%左右，唯晨起腰背僵滞不舒，活动后减轻，纳眠可，二便调，苔薄黄，脉细小弦。检查：血常规正常，ESR 20mm/h，PE：指地距0cm，枕墙距0cm，胸廓活动度5cm，颈椎、胸椎、腰椎压痛（-），双"4"字征（-），直腿抬高试验（-）。

处理：守上方案。

随访症情稳定好转。

## 【诊治思路】

此案例为年青的强直性脊柱炎患者。治疗效果甚好。

患者近10余年反复出现臀腿部疼痛，每于气交之变时明显，继而腰部、双膝关节酸胀不适，夜眠时及久坐后尤其明显。素畏寒怕风。此为大偻，由肾虚督痹、经脉痹阻致，故立"益肾蠲痹通络"为法，以痹通汤、穿山龙、补骨脂、骨碎补、鹿角片、生黄芪温肾督益气通络，拳参、青风藤、忍冬藤通利关节止痛，泽兰、泽泻、土茯苓、红花、桔核、荔核、元胡等泄浊利湿行气以止痛，并浓缩益肾蠲痹丸、扶正蠲痹口服，嘱患者加强腰背脊锻炼。服药30剂，患者症情缓解20%，稍有畏寒怕风，纳差，继守前法，原方加川桂枝、生白芍温通，蒲公英、旋覆花以降逆止呕。30剂后，患者纳眠改善，但双侧臀腿部掣痛时轻时重，畏寒更明显，此为正气有所恢复，风寒外出之征象，故上方加制川乌、五爪龙加强温通行气并加苍耳子等以清解在之风寒、通阳气、开清窍。四诊时，患者诉症情较首诊好转50%左右，久卧久坐后腰背、颈肩痛明显，乃于上方加葛根、羌活加至10g以增强解肌舒筋之力。治疗5个月，患者症情缓解80%，腰臀部略有疼痛，偶腰酸，出汗多。此为正气来复也，继续原方调治，加山萸肉、浮小麦一以温补肝肾之阴，一以酸敛浮阳。30剂后，患者已缓解90%左右，唯晨起腰背僵滞不舒，守上方案治疗。患者病情进一步缓解，随访症情稳定好转。

## 【朱师经验】

**苍耳子**　三诊方中配伍苍耳子，乃朱师经验用药。本品味甘苦，性温，众皆以善发汗、祛风湿、通鼻窍用之。朱师对苍耳子另有会心，认为其一是通督升阳，以解项背挛急，多用于禀赋不足、复感风寒湿邪袭于背俞，朱师常以苍耳子配葛根以通督脉之阳气；二是祛风解毒；三是疗湿胜濡泄。本品为风药，风能胜湿，湿浊去，则清气上行，浊邪下趋，中焦脾胃功能恢复，气血津液生成运化有度。

朱师对此药及许多草药，进行深度挖掘，通过长期临床观察对其药效、用量、配伍，并结合药理学对其应用进行了深入的挖掘与探讨，大大拓宽了使用范围。

## 案12　朱良春教授辨治强直性脊柱炎——肾虚督痹，经脉痹阻证

许某，女，38岁，初诊2011年2月28日。

主诉：双侧髋部疼痛5年余。

患者5年以来一直双侧髋部痛，初未在意，以为劳累所致，渐致转侧受限，久坐后双髋部疼痛明显，并出现晨僵现象，先后在当地及其他医院多次诊视，考虑为“强直性脊柱炎”，予以多种西药和中药治疗，效果欠佳，症状渐重。髋部痛甚至夜间翻身困难，双手指遇冷变僵、疼痛，来诊求中医药治疗，现见患者畏寒，口干，舌淡，苔薄，脉细弦。当地X线片：骶髂关节炎。查HLA-B27（+）。

中医诊断：大偻（肾虚督痹，经脉痹阻），尪痹（肾虚络痹，经脉痹阻）。西医诊断：强直性脊柱炎，类风湿关节炎。

治则：益肾壮督，通络止痛。

首诊处理：①穿山龙50g，仙灵脾15g，全当归10g，制附片15g，炒白术15g，蜂房10g，乌梢蛇10g，地鳖虫10g，制南星30g，徐长卿15g，甘草6g。28剂。②浓缩益肾蠲痹丸，每粒4g，每日3次，口服。③龙血竭胶囊6粒，每日3次，口服。

二诊（2011年4月28日）：患者手指疼痛明显好转，局部发凉，右髋腰部疼痛明显好转，左髋痛仍明显，胃脘部不适，汗多，大便成形，舌淡苔薄腻，脉小弦。前法继进。

处理：①穿山龙50g，仙灵脾15g，全当归10g，生黄芪30g，鸡血藤30g，蜂房10g，乌梢蛇10g，地鳖虫10g，补骨脂30g，制南星30g，骨碎补30g，煅牡蛎30g，甘草6g。30剂。②浓缩益肾蠲痹丸，每粒4g，每日3次，口服。③龙血

蝎胶囊，每次6粒，每日3次，口服。

三诊（2011年5月30日）：患者手指痛明显好转，仍有左髋痛，怯冷，舌淡苔薄腻，脉小弦。前法继进。

处理：①上方制南星改为35g，加制附片10g，浮小麦30g，30剂。②中成药同前。

四诊（2011年7月11日）：患者强脊炎症状缓解，久坐仍有腰痛，僵硬为主，局部怯冷明显，间断腹泻，大便色黄，舌淡苔厚白腻，脉小弦。前法继进。

处理：①上方制南星改为40g，加炒白术15g，30剂。②中成药同前。

五诊（2011年8月15日）：患者药后腰、髋部痛减轻，泄泻消失，汗多，纳眠尚可，下腹作胀，舌淡苔薄腻，脉小弦。前法继进。

处理：①上方加山萸肉20g。30剂。②中成药同前。

六诊（2011年10月24日）：患者服上药症状明显缓解，遂自行停药。近1个月以来腰髋部酸痛、僵硬明显，臀部有痛，遇冷则肘关节不适，伴恶心，舌淡苔薄腻，脉小弦。

处理：①穿山龙50g，仙灵脾15g，全当归10g，制南星40g，蜂房10g，乌梢蛇10g，地鳖虫10g，熟地黄15g，补骨脂30g，姜半夏15g，制附片15g，甘草6g。30剂。②中成药同前。嘱务必认真服药，不可擅自停服。

## 【按语】

此为成功强直性脊柱炎案例，惜患者自行停药，而致复发。

## 【诊治思路】

患者为年轻女性，5年以来反复双侧髋部痛，渐至转侧受限，晨僵。外院诊为“强直性脊柱炎”予以多种西药和中药治疗效果欠佳。来诊时髋部痛甚至夜间翻身困难，双手指遇冷变僵、疼痛，畏寒，口干，舌淡，苔薄，脉细弦。患者一派肾督阳气亏虚之象，乃立“益肾壮督，通络止痛”法，以穿山龙、仙灵脾、全当归、制附片温肾督、补精血，以蜂房、乌梢蛇、地鳖虫通络止痛并补肾督之精，炒白术、制南星、徐长卿祛湿通络镇痛，并浓缩益肾蠲痹丸、龙血蝎胶囊口服温补通络止痛。服28剂后，患者疼痛明显好转，汗多。续以前方加生黄芪、鸡血藤、补骨脂益气固表，温固肾督，并加煅牡蛎敛汗。30剂后，患者手指痛明显好转，唯仍有左髋痛，怯冷，前法继进，唯制南星增加至35g,加制附片以祛寒止痛,浮小麦温敛。四诊时,患者诉强直性脊柱炎症状缓解,但出现间断腹泻,舌淡苔厚白腻。此为脾肾阳气恢复,祛湿浊之邪外出也,加炒白术健脾燥湿。药服30剂,患者腰、髋部痛减轻,泄泻消失,汗多,出现下腹作胀。此为下焦阳气不足,阳失温煦所致,遂原方加山萸肉以温补并敛下焦。患者服上药症状明显缓解,遂自行停药。由于肾督不固,元气尚未完全恢复,复感外邪,两虚相得再发上证。

## 【朱师经验】

案例所带来的思考很多,尝试与同道分享。

### 一、朱师治疗强直性脊柱炎用药经验

**蜂房** 《神农本草经》谓:"味苦,平,主治惊痫瘈疭,寒热邪气,癫疾,鬼精蛊毒,肠痔,火熬之良。"《景岳全书》载:"味微甘微咸,有毒。疗蜂毒肿毒。合乱发、蛇蜕烧灰,以酒服二方寸匕,治恶疽、附骨疽、疔肿诸毒,亦治赤白痢,遗尿失禁,阴痿。"《本草崇原》:"蜂房水土结成,又得雾露清凉之气,故主祛风解毒,镇惊清热。仲祖鳖甲煎丸用之,近医用之治齿痛,褪管,攻毒,解毒,清热祛风。学者以意会之可也。"《滇南本草》:"治一切虚证,阳痿无子,采服之。"朱师指出对于强直性脊柱炎,风、寒、湿仅是外在诱因,而肾虚才是内在的本质,而蜂房既能祛风止痛、解毒消肿,又能温肺肾之阳,故益肾蠲痹丸、痹通汤、消瘤丸等多以之伍用。

**乌梢蛇** 《开宝本草》曰:"主风瘙瘾疹,疥癣,皮肤不仁,顽痹诸风。"《本草分经》曰:"甘咸,温,性窜,内走脏腑,外彻皮肤,透骨搜风,截惊定痛,治风湿瘫痪疥癣。"朱师治风湿痹证常用之。

**地鳖虫** 《神农本草经》曰:"主心腹寒热洗洗,血积癥瘕,破坚,下血闭。"《本草经疏》曰:"䗪虫,治跌扑损伤,续筋骨有奇效。"

此三味虫类药为朱师治疗一切风寒湿痹常用之品,盖其能温、能补,兼攻补之性。

**穿山龙与川乌** 此二味药为朱师治疗痹证之主药,朱师曾在文章里专门论述(详情参考朱良春教授写的"治疗风湿病的三味主药的使用经验"一文),此处不再多述。

### 二、朱师辨治强直性脊柱炎经验

**标本兼治** 对于强直性脊柱炎治疗,朱师一贯强调从"本"论治,即

“益肾壮督”的根本原则，同时不忽视对“标象”的处理，尤其当患者肾督阳气有所恢复，祛邪外出时所表现出的各种征象，如痛加剧、苔变浊、腹泻等，则加强温壮肾督，或泄化湿浊，或温通止痛，而朱师精选本草有着十分丰富的临床经验，强调“有斯疾必有斯药”，认为选取有针对性的“专药”，能加快病邪驱除、促进正气恢复。

**灵活运用经方、时方** 朱师灵活运用经方、时方，融会贯通，自成体系。例如，在辨“血痹”证的灵活化裁。此类患者有共同的气血阴阳俱亏征象：怯冷、手足厥寒、舌淡、脉细微。观朱师常用的温经补血之品，如全当归、鸡血藤、白芍、地黄、黄芪、熟地黄、桂枝、川乌等，既含“四物汤”方，而当归与黄芪相伍又有“当归补血汤”之意，再者，当归与白芍、桂枝相伍则为“当归四逆汤”之意矣！一方而囊括者众，而基本指导思想则为“温经补血活血”。在此基础上所选用虫类药如地鳖虫、乌梢蛇等亦多为血肉有情之品，真正的所谓“毒药”并不多见。笔者侍诊见朱师辨治诸多痹证，男女是有不同的。对于女子而言，“以血为用”“以血为本”，特殊在于妇人经、胎、产、乳都是以血为基础，在《素问·上古天真论》曰“二七而天癸至，任脉通，太冲脉盛，月事以时下，故有子……五七阳明脉衰，面始焦，发始堕”，任脉、太冲脉为经血之海，阳明脉为气血生化之源，阳明脉衰，血生化乏源，故为面焦发堕。《素问·五脏生成》曰“肝受血而能视，足受血而能步，掌受血而能握，指受血而能摄”“血者，所以濡筋骨，利关节者也”。医圣在《金匮要略》曰“血痹病从何得之？师曰，重困疲劳汗出，卧不时动摇，加被微风，遂得之，汗出者，言卫气之虚于外也，卧则卫归于阴，出则血行于外，加被风吹，则血凝于皮肤而为痹矣。痹者，痹闭而不遂也。”而《伤寒论·辨厥阴病脉证》曰：“手足厥寒，脉细欲绝者，当归四逆汤主之。若其人内有久寒者，宜当归四逆加吴茱萸生姜汤。”张志聪解曰：“脉细欲绝，主阴阳血气皆虚而不同于上文之促滑也。手足厥寒者，阴阳气血皆虚也；脉细欲绝者，阳气虚而阴血并竭也，故主当归四逆汤。”如此等等，皆指出重视“血”在治疗女性痹证的重要性。而且，女子“先衰于脉”也从一个角度反应此问题。因此，朱师辨治男女痹证的侧重点有所不同：即女子偏补血温经，而男子偏温阳补血，当然气血是并补的，只是程度有所偏重而已。这也是朱师辨证用药的细微之处。

## 案13 朱良春教授辨治强直性脊柱炎——肾虚督痹，经脉痹阻证

赵某，女，35岁，初诊2009年9月28日。

主诉：腰膝酸痛11年。

患者1998年7月生产后即感腰痛，双膝疼痛，以右侧为甚，恶风畏寒，阴雨天痛加重，曾服中药并理疗，效果欠佳。2008年10月出现周身乏力、眠差，双目发胀，手足心热并出汗，以盗汗为主，汗出湿衣，胸闷，双足时有麻木，在通州某医院住院检查电解质正常，叠进中西药但药效果不明显。刻下：神清，精神萎靡，痛苦面容，疲倦，腰酸乏力，步态蹒跚，不能弯腰，双下肢乏力明显，口淡纳呆，口干欲饮，进少量水即尿频，大便日行4~5次，质软成形，夜尿多，每晚10次，入眠困难，心慌心烦难安，夜间自觉骨蒸盗汗，小腹时时隐痛，白带量多，无味，带有血丝，月经规律，量多，偶有血块。苔薄白中腻，质淡紫，脉细小弦。

查体：直立时臀部距墙4.5cm，胸廓活动度1.5cm，颈椎压痛（+），腰椎压痛（+），臂丛神经牵拉试验（-），头顶叩击试验（-），直腿抬高试验（-），“4”字征左（-）右（++），双下肢肌肉萎缩。

辅助检查：ESR 15mm/h；血常规：RBC $4.4 \times 10^{12}$/L，HGB 118g/L，WBC $6.9 \times 10^{9}$/L，PLT $232 \times 10^{9}$/L。

中医诊断：尪痹（肾虚督痹，经脉痹阻）；西医诊断：强直性脊柱炎？

治则：益肾蠲痹。

首诊处理：①痹通汤，青风藤30g，拳参30g，忍冬藤30g，穿山龙50g，补骨脂30g，骨碎补30g，鹿角片15g，生水蛭8g，凤凰衣8g。14剂。②浓缩益肾蠲痹丸，每粒4g，每日3次，口服。③蝎蚣胶囊，每粒0.3g，每次1.5g，每日3次，口服。④睡硬板床，注意保暖。

二诊（2009年10月16日）：患者在我院住院治疗，症情好转出院。舌淡红，边有齿痕，苔薄白，脉细。

处理：①痹通汤，青风藤30g，拳参30g，忍冬藤30g，穿山龙50g，补骨脂30g，骨碎补30g，鹿角片15g，生水蛭8g，生白术40g，仙灵脾15g，川续断15g，制马钱子2g，生黄芪100g，全当归10g，等。10剂。②浓缩益肾蠲痹丸，每粒4g，每日3次，口服。③艾灸，1日2次，取穴双足三里、三阴交、关元、中脘。

三诊(2009年10月25日):患者症情较前改善,腰、右膝、足跟痛减而未已,双下肢、腰部较前有力,但用力疼痛仍重,双目不胀,纳香,口干不明显,偶有心慌心烦(较前好转),大便日1~2次,成形,夜间骨蒸较前改善,盗汗已不明显,小腹无痛,小便正常,夜尿无,月经量较前减少,带下正常。苔薄白边有齿痕,苔花剥,脉细。前法继进。处理:守上治疗方案。

四诊(2009年11月4日):患者药后症情较首诊好转70%,面色红润,无心慌心烦、夜间骨蒸,月经量较前减少,无血块,色红,无腹痛腰酸,偶腰痛及足跟痛,天冷阴雨时明显,久行则腰、右膝酸软无力,畏寒怕冷,纳香眠安。夜尿1~2次,大便每日1~2次,质软成形,口干不甚。苔薄白质红,边有齿痕,脉细小弦。续原法出入。

处理:①上方14剂。②浓缩益肾蠲痹丸,每粒4g,每日3次,口服。③痛宁胶囊,每粒0.3g,每次5粒,每日3次,口服。

五诊(2009年11月26日):患者药后腹泻3~6次,口中黏腻泛甜,曾有皮肤痒已止,自觉腰腿有力,舌尖红根淡,苔薄,边多齿痕,脉细弱。此为命门火亏,脾气不足,予以健脾益气。

处理:①二诊方去生白术、生黄芪、鬼箭羽、全当归,加炒白术30g,怀山药30g,五爪龙30g,山萸肉20g,砂仁5g(后下)。14剂。②中成药同前。

六诊(2009年12月7日):患者药后症情改善,腰腿乏力较前减而未已,行走较长时间后双踝酸,纳可、眠安、便调,苔薄淡黄,脉弦细。处理:宗原法继治。

七诊(2010年1月21日):患者下肢乏力改善,纳香、眠安、便调,偶感腰、膝关节酸,余无不适,苔薄白边有齿痕,脉细小弦。

处理:原法出入。①初诊方加五爪龙150g,炒白术30g,怀山药30g,山萸肉20g,宣木瓜30g。14剂。②中成药同前。

八诊(2010年3月6日):患者面色红润,无明显腰膝关节痛、双下肢乏力、尿频症状,唯仍有经来量多,血块间有,无明显腹痛,近日纳眠可,二便调,苔薄白边有齿痕,脉细小弦。药既获效,率由旧章。

处理:①上方加蜈蚣粉2.25g(冲),全蝎粉2.25g(冲)。14剂。②浓缩益肾蠲痹丸,每粒4g,每日3次,口服。③坚持服药。

九诊(2010年4月6日):患者面色红润,体重增加,两腿肌肉丰润,仍有乏力,自觉双下肢肌肉未达到正常状态,苔薄白边有齿痕,脉细小弦。

处理：①上方，30剂。②浓缩益肾蠲痹丸，每粒4g，每日3次，口服。

十诊（2010年5月31日）：患者面色红润，双膝关节行走时作响，上下楼梯时右膝关节酸痛，苔薄白边有齿痕，脉细小弦。

处理：①痹通汤，青风藤30g，拳参30g，忍冬藤30g，穿山龙50g，补骨脂30g，骨碎补30g，鹿角片15g，生水蛭8g，凤凰衣8g，莪术8g，五爪龙150g，炒白术30g，蜈蚣粉2.25g（冲），全蝎粉2.25g（冲）。14剂。②浓缩益肾蠲痹丸，每粒4g，每日3次，口服。

患者续服上方，仅微调。

十一诊（2011年1月8日）：患者行走较前好转，纳可，二便调，舌质淡红，边有齿痕。仍以健脾益肾、补养气血为主。

处理：①上方加熟地黄30g，仙灵脾15g，怀山药30g。14剂。②浓缩益肾蠲痹丸，每粒4g，每日3次，口服。③蝎蚣胶囊，每粒0.3g，每次1.5g，每日3次，口服。

十二诊（2011年5月14日）：患者药后症情平稳，守上治疗。

续服至2011年10月30日：患者病情平稳，正常生活。治愈。

## 【按语】

此案患者病起于产后百脉空虚、感受风寒湿等邪，内外相合，痹证由起。治疗以“益肾壮督，蠲痹通络”法，唯不同其他案例的方面是，患者因内寒重甚，内服汤药尚力有不及，加用灸法温暖中下二焦，以温补先天之气，助祛邪外出。患者坚持服药及做好保暖，终至病除。

## 【诊治思路】

患者1998年7月生产后即感腰痛，双膝疼痛，以右侧为甚，恶风畏寒，阴雨天痛加重，随后出现双目发胀，手足心热盗汗明显，胸闷，双足时有麻木。来诊见精神萎靡，腰酸乏力，不能弯腰，双下肢乏力明显，口淡纳呆，口干欲饮，稍饮水即尿频，大便日行4~5次，夜尿每晚10次，入眠困难，心慌心烦难安，骨蒸盗汗，小腹时时隐痛，白带量多，无味，带有血丝。苔薄白中腻，质淡紫，脉细小弦。四诊合参考虑为气血阴阳俱虚，尤以阳虚为甚，病已至“尪痹”程度，须“益肾壮督蠲痹”为法。以痹通汤、青风藤、拳参、忍冬藤、穿山龙、生水蛭通络止痛，补骨脂、骨碎补、鹿角片温肾壮督，并浓缩益肾蠲痹丸、蝎蚣胶囊口服益肾蠲痹、通络止痛。嘱患者睡硬板床，注意保暖。后来患者在我院住院治疗，症情好转出院带药，上方加仙灵脾、川续断、鬼箭羽、制马钱子、生黄芪、生苡仁、全当归等温肾通络之品，并嘱返家后艾灸双足三里、三阴交、关元、中脘以温中下元、驱寒逐湿。经治一个半月，患者症情较首诊好转70%，面色红润，已无夜间骨蒸，腹痛腰酸，偶腰痛及足跟痛，天冷阴雨时明显，久行则腰、右膝酸软无力，畏寒怕冷，夜尿已减至1~2次，口干不甚。纳香眠安。14剂后，腰腿较前有力，诉曾有药后腹泻3~6次，口中黏腻泛甜，而曾有皮肤痒已止。此为正气来复、祛邪外出之象，继续温补肾督、健脾益气之品。治疗近6个月余，患者面色红润，无明显腰膝关节痛、双下肢乏力、尿频症状，唯仍有经来量多，血块夹有，无明显腹痛，纳眠便调。此寒去瘀除，正气渐充之象，原方加蜈蚣、全蝎活血止痛，嘱坚持服药有望根除，继续予痹通汤青风藤、拳参、忍冬藤、穿山龙、补骨脂、骨碎补、鹿角片、生水蛭、凤凰衣、莪术、五爪、炒白术、蜈蚣、全蝎、熟地黄、仙灵脾、怀山药调理。治疗约2年余，患者诸症平稳好转，已正常工作生活。

## 案14　朱良春教授辨治强直性脊柱炎——肾虚督痹，经脉痹阻证

王某，25岁，初诊2011年3月8日。

主诉：骶髂关节疼痛反复发作3年余，加重10余天。

患者近3年以来反复出现骶髂关节疼痛，外院诊为“强直性脊柱炎”，予以中西医处理，疗效不显。10余天前，疼痛加重，当地医院予以消炎止痛治疗效欠佳，并渐加重。2011年2月26日就诊于江阴市某医院，行MR示：双侧骶髂关节面异常信号，考虑脊髓水肿可能性大，左髋关节积液，左膝滑膜增厚，关节腔及髌上囊内积液。当时查：ESR 72mm/h，HLA-B27（+），CRP 65.7mg/L。入院后行抗炎止痛治疗无效，3月2日予“依那西普50mg”肌内注射，痛可减轻，随后出院。出院后要求中医治疗来诊。刻下：腰背无明显僵痛，骶髂关节隐痛，夜间翻身欠灵活，双膝关节无明显痛，唯上下楼梯及下蹲时隐隐作痛，纳可，稍有咳嗽无咳痰。不发热，眠可，二便尚调。舌淡红苔微黄，脉细缓。

查体：脊柱压痛（+），双直腿抬高试验（+），双“4”字征（+），弯腰指距

地24cm，胸廓活动度4cm。

中医诊断：大偻（肾虚督痹，经脉痹阻）；西医诊断：强直性脊柱炎。

治疗：益肾壮督，温经通络。

首诊处理：①痹通汤加青风藤30g，穿山龙50g，拳参30g，忍冬藤30g，制川乌10g，川桂枝10g，生白芍30g，补骨脂30g，骨碎补30g，鹿角片10g，凤凰衣8g，莪术8g，生黄芪30g，泽兰、泽泻各30g。共14剂。②浓缩益肾蠲痹丸、金龙胶囊。③硬板床，加强腰部锻炼。

二诊（2011年3月19日）：患者来电话自述药后骶髂关节痛已消，唯左膝关节酸痛，无肿胀，痛不甚，咳嗽已愈。近日额头部位出现颗粒状痘疹，色焮红，无脓头。纳眠可，二便调，自述苔薄白罩黄。药既见效，守法继进。

处理：①上方加白鲜皮30g，地肤子15g，徐长卿15g，半枝莲3g。共14剂。②余药同上。

三诊（2011年4月2日）：患者来电话自述药后左膝腘窝处酸痛，额头痘疹已消。近来胸口散在红疹，无脓头，左侧锁骨处痛，易疲乏。纳眠可，大便成形，2日一行，小便尚调。舌淡红苔薄淡黄。续服前药。

处理：①上方+制黄精15g，炒元胡30g。②余同前。

四诊（2011年5月2日）：患者药后关节痛已无，唯气交时略觉不适，胸口红疹渐消，纳眠可，二便常，舌淡红苔薄黄，脉细。原方继服。

随访情况良好。

## 【诊治思路】

此案例治疗不足2个月，而治疗效果甚为明显。

患者为年轻女性，已恙起3年，明确诊为“强直性脊柱炎”，中西医处理疗效不显。来诊见：腰背僵痛不明显，但夜间翻身欠灵活，双膝关节上下楼梯及下蹲时隐隐作痛。结合患者其他情况，考虑为肾督不足之大偻，故立“益肾蠲痹，温经通络”为法。以痹通汤合补骨脂、骨碎补、鹿角片、生黄芪温肾督之阳，青风藤、穿山龙、拳参、忍冬藤、泽兰、泽泻、生白芍通络止痛、泄浊，制川乌、川桂枝温阳驱寒，以浓缩益肾蠲痹丸、金龙胶囊；嘱硬板床，加强腰部锻炼。14剂后，骶髂关节痛已消，唯左膝关节酸痛无肿胀，额头部位出现颗粒状痘疹，苔薄白罩黄。分析其额头出现痘疹当为里邪由三阴外出三阳之象，但考虑患者为服虫类药后出现，亦须注意过敏反应可能，遂加白鲜皮、地肤子、徐长卿等祛风止痒之品。再服14剂，额头痘疹已消，又见胸口散在红疹，左膝腘窝处酸痛，左侧锁骨处痛，易疲乏。此为正气来复尚不盛壮，兼与邪斗争有所消耗所致，上方制黄精续补肝肾之精，并炒元胡行气止痛。服药1个月余，患者关节痛已无，胸口红疹渐消。后以前方案善后调理。

## 【朱师经验】

本病的根本原因是肾督亏虚，西医认为是人体免疫力下降。朱师"从肾督论治"，采用"培补肾督"治疗取得了相当可观的效果，已形成了系统性的治疗方案。此外，人有禀赋差异，地有南北之分，时有冬暑温凉，证有殊变，故临证时尚须因人、因地、因时制宜，方能取得理想的治疗效果。

朱师在长期的临证中，积累了丰富的用药经验，有些甚至是独特的，如大剂量使用穿山龙、生地黄、仙灵脾等，一方面益肾壮督，可以较快地递减激素量，并防止激素撤除后出现反跳；阴虚偏重者，重用生地黄，用量可达30~100g，仙灵脾则宜用量小；阳虚偏重者，生地黄用量宜少或改用熟地黄，仙灵脾可加至20~40g。

本案例同其他强直性脊柱炎患者一样在治疗过程中出现了"排病反应"。对此朱师认为必须与过敏反应鉴别，虫类药中蛋白质是异体蛋白，易致过敏反应，故治疗须慎重。但朱师同时指出过敏反应并不可怕，只要处理得当，并无性命之虑。当然，必须有深厚的临证经验及对虫类药深入学习掌握，同时要对过敏反应及机体正常的排病反应有明确的认识，否则易出现意外。

## 【跟诊体会】

朱师以其过人的胆识、孜孜以求的专业精研，开创了中医药辨治痹证的新局面，从各个方面极大地丰富了痹证的中医药治疗。其提出的"益肾蠲痹"治其本，"通络止痛"治其标是朱师几十年的心血结晶，而临证验之不但疗效确切，而且不良反应极少，为痹证的辨治做出了巨大贡献。

笔者在跟师学习及整理医案过程中，深为老师渊博的学识、宽广的胸襟、坦荡为人所折服，身为弟子，感受到了老师无私的关爱和倾囊相授的经验和知识，那份殷殷厚望，若不好好学习继承、发扬光大，愧对恩师！

## 案15 朱良春教授辨治强直性脊柱炎——肾虚督痹，经脉痹阻证

王某，男，25岁，初诊2010年5月4日。

主诉：腰痛1年余。

患者于2009年1月开始出现腰痛，痛甚则在夜间醒，当年6月在某医院查HLA-B27(+)，结合摄片，诊断为“AS”，后来出现右足跟疼痛，左足趾第1趾关节疼痛时轻时重，予以“SASP”及益肾蠲痹胶囊，10月份加服中药汤剂。2010年1月份患者自觉腰痛减轻，2月份症情又反复，并出现右小腿胀痛，遂改服“甲氨蝶呤4粒，每周”至今，症状没有明显改善，现服扶他林2粒，1日2次，尼美舒利1粒，1日2次，以及中药汤剂。今来本院进一步诊疗。刻下：右足跟肿痛为主，行走无碍，夜间睡眠时骶髂关节痛明显，平素畏冷异于常人，易感冒，纳可，眠可，二便调。苔薄白微腻，脉细小弦。

PE：指地距0cm，枕墙距0cm，胸廓活动度6cm，颈椎、胸椎、腰椎压痛(−)，双“4”字征(−)，直腿抬高试验(−)。检查：血常规正常，ESR 37mm/h，CRP 11.3mg/L，HLA-B27 42U/ml。

中医诊断：大偻(肾虚督痹，经脉痹阻)；西医诊断：强直性脊柱炎。

治则：益肾蠲痹通络。

首诊处理：①痹通汤，穿山龙50g，拳参30g，青风藤30g，忍冬藤30g，补骨脂30g，骨碎补30g，鹿角片15g，凤凰衣8g，莪术8g，生白芍30g，皂角刺15g。30剂。②浓缩益肾蠲痹丸，每粒4g，每日3次，口服。③蝎蚣胶囊，每粒0.3g，每次1.5g，每日3次，口服。④加强腰背脊锻炼。

二诊(2010年5月27日)：患者电话自述药后症情同前，颈肩、腰背、臀腿及双足跟疼痛同前，逢气交之变明显，纳可，眠浅易醒，便调，苔薄白。

处理：①上方加制川乌8g，川桂枝8g，蜈蚣粉2.25g(冲)，全蝎粉2.25g(冲)。30剂。②浓缩益肾蠲痹丸，每粒4g，每日3次，口服。无异常变化，则连续服用。

三诊(2010年9月17日)：患者药后病症好转50%左右，9月5日感冒诱发足跟痛，现已好转，唯久坐、劳累后疼痛明显，苔薄白。处理：守上方案。

四诊(2010年10月16日)：患者症情减轻70%以上，已无明显腰痛，双足跟肿痛亦明显减轻，正常行走者近日医院查HLA-B27 25U/ml，ESR 3mm/h，

血常规正常，药后已无明显不适，纳眠可，二便调，苔薄白。处理：守上治疗方案，一剂药服2天。

五诊（2010年12月20日）：患者病症进一步减轻，要求停服汤剂。只服中成药。

六诊（2011年1月12日）：患者电话自述药后已无明显不适，纳眠可，便调，苔薄白。目前仅服用浓缩益肾蠲痹丸，每粒4g，每日3次，口服。继续服。

此后，患者一直服用浓缩益肾蠲痹丸至2011年6月16日全身不适症状一直未发作。

## 【诊治思路】

此为临床治愈的强直性脊柱炎案例。

患者为年青男性，来诊已腰痛1年余。2009年1月始开始出现腰痛，痛甚则在夜间醒，外院诊断为"AS"，后来出现右足跟疼痛，左足趾第1趾关节疼痛时轻时重，先后服用SASP、益肾蠲痹胶囊、甲氨蝶呤、扶他林、尼美舒利等，症状无明显缓解，来诊见右足跟肿痛为主，夜间睡眠时骶髂关节痛明显，平素畏冷异于常人，易感冒。考虑为大偻，属肾虚督痹所致，故立"益肾蠲痹通络"为法，以痹通汤合穿山龙、补骨脂、骨碎补、鹿角片以温补肾督，以拳参、青风藤、忍冬藤、生白芍等通络止痛，并浓缩益肾蠲痹丸、蝎蚣胶囊以补益肾督、通络止痛，嘱患者加强腰背脊锻炼。后因症状改善不明显，气交之变时疼痛明显，又加制川乌、川桂枝温经通阳。服药60剂，患者症情减轻10%左右，腰痛，双侧臀腿部酸痛偶有反复，足跟肿痛明显，行走受限。此为正气渐复，祛邪外出，续服药1个月余，病情好转50%左右。30剂后，患者症情已减轻70%以上，已无明显腰痛，双足跟肿痛亦明显减轻，正常行走。1个月后，复查HLA-B27 25U/ml，患者症情大减，后仅服用浓缩益肾蠲痹丸，至2011年6月16日全身不适症状一直未发作。

## 【朱师经验】

**治痹求本温肾阳，壮肾督**　痹证发生，首先是"内虚"为基础，复因风、寒、湿外邪侵袭而发病。如《灵枢·百病始生》谓："风雨寒热，不得虚，邪不能独伤人。卒然逢疾风暴雨而不病者，盖无虚，故邪不能独伤人，此必因虚邪之风与其身形，两虚相得，乃客其形。"不论是正虚还是外邪，其后果都是阳气亏虚。阳气的重要性在《内经》已反复强调，如“阳气者精则养神，柔则养筋，开阖不得，寒气从之，乃生大偻”。阳气之于人体甚为重要，李中梓把阳气的重要性形象描述为：“譬如春夏生而秋冬杀，向日之草木易荣，潜阴之花卉善萎也……阴阳并需，而养阳在滋阴之上。是非昂火抑水，不如是不得其平也。”朱师遵《内经》之旨，参《伤寒》之论，结合长期临证经验，认为痹证所关脏腑为肾，无论是痹病之始，还是痹病过程中，均以肾督亏虚为根本因素。督为阳脉之海，循行于背部正中，与全身各阳经都有联系，故朱师强调辨治痹证纠正阳虚时，督脉之功用不可偏废。朱师在长期临证经验的基础上，制定“温肾阳，壮肾督”为治痹根本大法在临床中已得到反复验证，也得到实验的有力支持。

**治痹不可偏废六经**　朱师还认为痹证辨治亦不可偏废六经，根据六经的生理病理，其用药亦不同。如同为“寒厥”，针对厥阴肝经、少阴肾经用药就不相同。因肝藏血，“体阴而用阳”，若血虚有寒，过用温燥药就有伤阴血之弊，故虽有久寒也多使用吴茱萸、生姜、桂枝、通草类，而不适宜用附子类的大辛大热之品；肾者，水火之脏，内蕴真阴真阳，其阳虚寒证是由坎水中一丝真阳不足所致，故须用燥热猛峻之品如附子、干姜等补火制水、祛阴寒。值得后学深思。

## 案16　朱良春教授辨治强直性脊柱炎——肾虚骨痹，经脉痹阻证

姚某，男，16岁，初诊2010年3月15日。

主诉：双髋疼痛半年余，背脊僵痛3个月。

患者于2009年9月始现出双髋关节痛，反复低热，波动在37.3~37.6℃，未治疗，当年12月体温波动较大，最高38.6℃，伴双肩关节酸痛，遂于2009年12月3日入住北京某医院，行MRI示：左侧三角肌炎症可能性大，HLA-B27(+)，予以对症处理后热退出院。出院后以“布洛芬缓释胶囊、细菌溶解产物”口服，扶他林外涂双肩关节，疼痛间或减，但双肩痛持续加重，渐至不能抬举。近3个月以来背脊僵痛，双膝关节酸痛，晨起尤显。近日易汗，动辄汗出，以盗汗为著，怯冷，纳眠可，二便调。苔薄黄腻，脉细小弦。

PE：枕墙距0cm，臀地距40cm，指地距13cm，胸廓活动度2cm，直腿抬高

试验"+",约45°,双"4"字征,右(+++)左(++),全脊柱压痛(+)。

中医诊断:大偻(肾虚骨痹,经脉痹阻);西医诊断:强直性脊柱炎。

治则:益肾蠲痹。

首诊处理:①痹通汤,穿山龙50g,青风藤30g,泽兰、泽泻各30g,生黄芪30g,补骨脂30g,骨碎补30g,制南星35g,生地、熟地各15g,炙鳖甲15g,虎杖20g,炒元胡30g,生白芍30g,凤凰衣8g,葛根30g,仙灵脾15g,山萸肉30g,煅龙骨、牡蛎各30g,蜈蚣(粉)2.25g(冲),全蝎(粉)2.25g(冲)。②建议入院治疗。患者入院后予以中药、针灸入熏蒸处理,症状改善出院,出院带药以上为基本方案。

二诊(2010年6月2日):患者电话自述出院后症情改善,唯气交之变颈背腰部、双髋关节僵痛,动辄易汗,汗出痛减,纳眠可,二便调,余无明显不适。近查ESR 8mm/h,血常规正常。

处理:续配前药。30剂。①中药守上。②浓缩益肾蠲痹丸,每粒4g,每日3次,口服。③金龙胶囊,每粒0.25g,每次1.0g,每日3次,口服。

三诊(2010年7月6日):患者电话自述,症情平稳,天气变化则关节痛明显。

处理:①守上继进,上方加怀牛膝15g,炒白芥子10g。30剂。②中成药同前。

四诊(2010年8月11日):患者加服怀牛膝、炒白芥子后疼痛改善,近来髋关节痛复又加重,遇阴天明显,近日便溏,日行2~3次,纳可,小便尚可,苔腻脉细。续当益肾壮督、蠲痹通络。

处理:①痹通汤,穿山龙50g,仙灵脾15g,鹿角片12g,炮甲粉4g(分冲),补骨脂30g,蜈蚣(粉)2.25g(冲),全蝎(粉)2.25g(冲),鹿衔草20g,炒白芥子12g,怀牛膝15g。30剂。②中成药同前。

五诊(2010年9月2日):患者电话自述药后症情明显好转,纳可,便调,舌淡,苔白微腻,脉细小弦。

处理:守上处理方案。30剂。

六诊(2010年10月13日):患者电话自述连日胃脘隐痛,伴呕吐,饱时疼痛加剧,在当地服藿香正气丸效果不佳,纳一般,二便调。

处理:①上方加姜半夏10g,生白及10g,制香附15g,陈皮8g,生谷芽、生麦芽各15g,生白芍20g。5剂。②香砂养胃丸(自备)。

七诊（2010年10月20日）：患者关节基本已无疼痛，天气变化时稍有僵痛，服上药后胃脘痛有所减轻，仍有进食后加重，纳少，二便自调，苔薄白，脉平。仍以益肾蠲痹通络为主，辅以护胃之品。（曾行胃镜示：浅表性胃炎）。

处理：①痹通汤，穿山龙50g，生黄芪30g，木蝴蝶8g，莪术8g，刺猬皮8g，徐长卿15g，甘松10g，补骨脂30g，炮甲粉4g（分冲），制南星20g。30剂。②中成药同前。

八诊（2010年11月10日）：患者药后症情平稳，唯全身泛发红色皮疹，经予抗过敏治疗后缓解，纳可，眠安，二便调，苔薄质红，脉细弦。

处理：①上方去甘松，制南星改30g，加地肤子30g，赤芍20g。30剂。②中成药同前。

九诊（续服至2010年11月24日）：患者药后皮疹已消，唯近日天气变化出现关节痛，伴左肩部有一过性皮疹，苔薄质红，脉小细弦。

处理：痹通汤，穿山龙50g，仙灵脾15g，生地、熟地各15g，制南星30g，补骨脂30g，徐长卿15g，木蝴蝶8g，葛根20g，赤芍、白芍各20g。8剂。

十诊（2010年11月30日）：患者药后皮疹已退，唯近日颈背、双髋关节酸痛反复，动辄易汗，盗汗明显，纳眠可，二便调，苔薄白根黄腻，脉细小弦，血常规正常。ESR 2mm/h。药既合拍，率由旧章。

处理：①痹通汤，穿山龙50g，生地、熟地各20g，补骨脂30g，骨碎补30g，山萸肉20g，生白及10g，葛根20g，赤芍、白芍各20g，莪术8g，凤凰衣8g，徐长卿15g。5剂。②中成药同前。

十一诊（守上方加减，续服至2011年1月28日）：患者药后症减，但近日又复关节痛，纳差，大便3~5日一行，苔黄微腻，质红，脉细小弦。原法出入。

处理：①痹通汤，穿山龙50g，仙灵脾15g，生地、熟地各15g，制南星30g，徐长卿15g，刺猬皮12g，甘松12g，木蝴蝶8g，郁李仁30g，炒莱菔子20g。14剂。②中成药同前。

十二诊（2011年2月14日）：患者近来髋关节痛，恶热汗出，偶有皮疹，瘙痒，脘腹作胀不适，大便数日一行，舌偏红苔薄腻，脉细。前法继治。

处理：①痹通汤，穿山龙50g，生地30g，生白芍30g，芒硝8g（烊冲），生锦纹15g（后下），炒枳实10g，火麻仁30g，决明子20g，莱菔子20g。3剂。②住院治疗。

十三诊：患者出院后一直服上方，至2011年3月20日电话自述服上药症情平稳，继前法治疗。

处理：①上方7剂。②浓缩益肾蠲痹丸，每粒4g，每日3次，口服。

十四诊（2011年3月20日）：患者来电话自述关节痛略减，胃痛减，纳增，大便5日一行，口腔溃疡1周未愈，动辄出汗。舌脉无法查及。

处理：①上方加浮小麦30g，山萸肉30g，炒莱菔子30g，蜂房10g，狗脊15g。10剂。②浓缩益肾蠲痹丸，每粒4g，每日3次，口服。③金龙胶囊，每粒0.25g，每次1.0g，每日3次，口服。

十五诊：患者续服至2011年7月27日：药后症情稳定，精神好，纳谷香，大便已日行一次，于北京协和医院查：HLA-B27（－），血常规正常，肝肾功能正常，CRP（－）。朱师会诊后指示守前方案处理。

十六诊（2011年8月17日）：患者症情平稳，唯稍有颈肩部疼痛，嘱注意保暖，勿吹空调及受凉，守上处理，观。

随访无不适。治愈。

## 【按语】

此强直性脊柱炎案例为16岁患者，经治痊愈。

此案例强直性脊柱炎患者治疗颇多周折，表现为皮疹反复出现，口腔溃疡，腹泻至大便难排，再到大便正常。但守朱师“益肾壮督”治其本，“通络止痛”治其标的根本原则贯穿始终，“持重”“应机”充分体现，终获全效。

## 【诊治思路】

患者于2009年9月始出现双髋关节痛，反复低热，伴双肩关节酸痛，外院考虑为“强直性脊柱炎”，以“布洛芬缓释胶囊、细菌溶解产物、扶他林等”治疗，双肩痛持续加重，渐至不能抬举，并出现背脊僵痛，双膝关节酸痛，晨起尤显，动辄盗汗，怯冷。此为肾虚骨痹、经脉痹阻之大偻，立法“益肾蠲痹”，以痹通汤加补骨脂、骨碎补、生地、熟地、仙灵脾温壮肾督，以穿山龙、生黄芪、青风藤、炒元胡、葛根、生白芍等益气通络止痛，山萸肉、煅龙骨、煅牡蛎、炙鳖甲以补益肝肾、潜浮阳，以泽兰、泽泻、制南星、蜈蚣、全蝎等活血止痛，并针灸、熏蒸处理症状改善。患者症情平稳，天气变化则关节痛明显，此为伏邪遇感触发，加怀牛膝以壮腰膝、强筋骨，并炒白芥子解结开闭、以透邪外出。药后虽有疼痛改善，但遇阴天复又更加明显，且出现便溏，此为正气渐复祛邪外出之佳象也，续益肾壮督、蠲痹通络。原方加鹿角片、鹿衔草、炮甲粉阴阳并补、开结消滞。患者症情明显好转，但随后又出现胃脘隐痛，伴呕吐，饱时疼痛加剧，在当地服藿香正气丸效果不佳。考虑为浊邪外排之反应，或为药食伤胃之，予加姜半夏、制香附、陈皮、生谷芽、生麦芽理气止痛，并生白及、生白芍护胃止疡、消肿散瘀，并服香砂养胃丸。患者药后症情明显好转。但又出现全身红色皮疹，此考虑一为体弱患者经补益肾督后正气恢复排邪外出的反应，一为虫类药过敏可能。慎重起见，原方加地肤子、赤芍以活血凉血、祛风止痒，继续扶正托透。患者药后皮疹消失，但气交之变再现局部一过性皮疹。反复出现关节痛，且痛渐重，并出现反复口腔溃疡、动辄出汗。朱师认为，此为正气已复，正邪交争，祛邪外出之象也，加山萸肉、蜂房、狗脊加强温肾壮督，以增强祛邪之力，并浮小麦敛虚火上浮所致口腔溃疡。经1年4个月的治疗，患者症情稳定。经北京某医院查：HLA-B27(－)，肝、肾功能正常，CRP(－)。前法巩固以善后。

【朱师经验】

***经验用药——白及*** 白及为朱师经验用药。本品味苦，甘涩、微寒，并具收敛止、消肿生肌之功，《别录》载其“主胃中邪气者，则苦寒之品，能除胃热耳”，而《本草经疏》谓其“入血以清，散结逐腐”，朱师认为白及甘缓和中，虽属胶黏之质，但涩中有散，具有吸附、收敛、止血、生肌、清热、护膜、消肿、散瘀等效。以本品单用或配伍广泛用于一切胃和十二指肠溃疡、糜烂性胃炎、溃疡性结肠炎等，皆收佳效。本案患者于六诊时诉胃脘隐痛，伴呕吐，饱时疼痛加剧，在当地服藿香正气丸效果不佳，朱师遂加白及，患者药后症情明显好转。

## 案17　朱良春教授辨治强直性脊柱炎、类风湿关节炎——肾虚络痹证

樊某，男，46岁，初诊2007年4月19日。

主诉：双膝关节站立困难、不适4个月，肩关节疼痛1个月。

患者4个月前双膝关节突然站立困难、不适，关节活动后得温则舒，午后踝关节肿痛，行X线示：关节退变。近1个月以来两肩关节疼痛，双手指

晨僵明显，与气候变化无关。再次行X线示：两手指关节骨质疏松、近端关节有缺损，两髋关节无异常。来诊要求中医药治疗，发病以来纳香，二便常，苔薄白，脉细小弦。

经上海某医院2007年4月3日检查：RF（－），ESR 34mm/h，HLA-B27（＋）。

中医诊断：痹证（肾虚络痹）；西医诊断：类风湿关节炎，强直性脊柱炎。

治则：益肾蠲痹通络。

首诊处理：①痹通汤，制川乌10g，川桂枝10g，骨碎补20g，凤凰衣8g，莪术8g，鹿角片15g，生黄芪30g，泽兰、泽泻各30g，穿山龙50g，青风藤30g。14剂。②浓缩益肾蠲痹丸，每粒4g，每日3次，口服。③蝎蚣胶囊，每粒0.3g，每次1.5g，每日3次，口服。

二诊（2007年5月8日）：患者药后症情渐缓，苔薄白质淡紫，边有齿痕，脉细小弦。RF：59.5IU/ml，CRP 13.3mg/L，CIC（－），此非矢不中的，乃力不及鹄。

处理：①上方加炒白术20g，云苓15g，鸡内金10g。14剂。②中成药同前。

三诊（2007年5月21日）：患者药后两膝关节疼痛明显好转，唯两手指僵硬1小时余，两肩关节疼痛，活动时加重，苔薄白质淡紫，边有齿痕，脉细小弦。

处理：①痹通汤，制川乌10g，川桂枝10g，骨碎补20g，补骨脂30g，凤凰衣8g，莪术8g，鹿角片15g，生黄芪30g，泽兰、泽泻各30g，穿山龙50g，青风藤30g，甘杞子15g，熟附片10g，干姜2g。14剂。②浓缩益肾蠲痹丸，每粒4g，每日3次，口服。③蝎蚣胶囊，每粒0.3g，每次1.5g，每日3次，口服。④吲哚美辛栓每晚1粒，塞肛。

四诊（2007年6月6日）：患者晨僵30分钟，两肩疼痛未减，夜间眠时加重，握拳受限，苔薄白，边有齿痕，脉细小弦。原法出入。

处理：①上方加羌活12g。14剂。②浓缩益肾蠲痹丸，每粒4g，每日3次，口服。③蝎蚣胶囊，每粒0.3g，每次1.5g，每日3次，口服。④朱氏温经蠲痛膏1贴，每12小时1次，外用。

五诊（2007年6月20日）：患者两手指晨僵超过30分钟，两膝久坐后突然站立时有困难（但较前已明显减轻），两手、两肩疼痛未已，已能握拳，苔薄白，脉细小弦。UA 508μmol/L，C-反应蛋白567.4mg/L，原法出入。

处理：①痹通汤，制川乌10g，川桂枝10g，骨碎补20g，补骨脂30g，凤凰衣8g，莪术8g，鹿角片15g，生黄芪30g，泽兰、泽泻各30g，穿山龙50g，青风藤30g，甘杞子15g，熟附片10g，干姜2g，羌活12g。14剂。②中成药同前。

六诊（2007年7月12日）：患者诉未正规服药，近日来两手指肿胀，晨僵约40分钟，纳眠可，二便调，舌质淡，苔薄白，脉细小弦。RF 50.2IU/ml，CRP 11.7mg/L，原法出入。

处方：①痹通汤，制川乌10g，川桂枝10g，骨碎补20g，补骨脂30g，凤凰衣8g，莪术8g，鹿角片15g，生黄芪30g，泽兰、泽泻各30g，穿山龙50g，青风藤30g，甘杞子15g，熟附片10g，干姜2g，羌活12g。14剂。②浓缩益肾蠲痹丸，每粒4g，每日3次，口服。③蝎蚣胶囊，每粒0.3g，每次1.5g，每日3次，口服。

七诊（2007年7月26日）：患者症情同前，晨僵已明显改善至约25秒，躺下后两肩上举受限，舌质淡红，边有齿痕，苔薄白，脉细小弦。

处理：①上方加土茯苓30g。14剂。②中成药同前。

八诊（2007年8月8日）：患者症情同前，服药后两膝关节疼痛减弱，两足踝关节已不感到疼痛，两手指关节软组织肿胀，舌质淡，苔薄白，脉细小弦。原法出入。ASO 237U/ml，CRP 7.9mg/L。

处理：①上方加生半夏15g（生姜3片，先煎30分钟）。14剂。②中成药同前。

九诊（2007年8月24日）：患者服上药后，两手指关节肿胀减轻，肩关节活动时仍感疼痛，纳可眠欠安，二便调，舌淡苔薄，脉细小弦。

处理：①痹通汤，制川乌10g，川桂枝10g，骨碎补20g，补骨脂30g，凤凰衣8g，莪术8g，鹿角片15g，生黄芪30g，泽兰、泽泻各30g，穿山龙50g，青风藤30g，甘杞子15g，熟附片10g，干姜2g，羌活12g，生半夏15g（生姜3片，先煎30分钟）。14剂。②浓缩益肾蠲痹丸，每粒4g，每日3次，口服。③蝎蚣胶囊，每粒0.3g，每次1.5g，每日3次，口服。④朱氏温经蠲痛膏1贴，每12小时1次，外用。

十诊（2007年9月7日）：患者药后两手指关节肿胀较前减轻，苔薄白，脉细小弦。

处理：①守上；14剂。②浓缩益肾蠲痹丸，每粒4g，每日3次，口服。③蝎蚣胶囊，每粒0.3g，每次1.5g，每日3次，口服。

十一诊（2007年9月20日）：患者病史同前，两手指关节、膝关节疼痛较前好转，肩关节疼痛无明显缓解，纳可眠安，二便调，舌淡苔薄，脉细小弦。

处理：①上方去生半夏。14剂。②中成药同前。

十二诊（2007年10月18日）：患者药后两手指肿胀减轻，唯左肩关节仍疼痛，颈椎不适，双膝关节久坐后不利，舌淡有齿痕，苔薄白，脉细。复查HLA-B27（+），ESR、CRP升高，双内踝关节肿胀，腰骶部僵滞，双侧"4"字征（+），指地距8cm。今日骨盆片示：双侧骶髂关节狭窄，关节间隙不清，右侧为甚，两髋臼增生，考虑骶髂关节炎。综合考虑为强直性脊柱炎。治则益肾蠲痹通络为法。守上方加减治之。

处理：①痹通汤，制川乌10g，川桂枝10g，骨碎补20g，补骨脂30g，鹿角片15g，葛根20g，生黄芪60g，泽兰、泽泻各30g，熟附片10g，羌活15g，生半夏15g（生姜3片，先煎30分钟），凤凰衣8g，莪术8g，川芎15g，生白芍20g。14剂。②浓缩益肾蠲痹丸，每粒4g，每日3次，口服。③蝎蚣胶囊，每粒0.3g，每次1.5g，每日3次，口服。④朱氏温经蠲痛膏1贴，每12小时1次，外用。

十三诊（2007年11月1日）：患者药后症情平稳，晨起两手指僵滞，双膝关节疼痛，舌质淡边有齿痕，苔薄白，脉细小弦。

处理：①上方。14剂。②中成药同前。

十四诊（2007年11月15日）：患者药后关节无疼痛，晨起略僵，活动后即可缓解，双膝关节无疼痛，左肩关节稍感疼痛，夜间甚，余无不适，纳可眠安，二便调，舌淡，苔薄白，脉细小弦。复查IgG、CICA、ASO、UA均正常。ESR 5mm/h。

处理：①上方。14剂。②浓缩益肾蠲痹丸，每粒4g，每日3次，口服。③蝎蚣胶囊，每粒0.3g，每次1.5g，每日3次，口服。

十五诊（2007年11月29日）：患者两手指已无疼痛、僵硬，左肩关节疼痛消失，唯久坐后双膝、双髋、骶髂关节处微酸痛，纳香眠安，二便调，舌淡红，苔薄白，脉细小弦。处理：守上处理。

十六诊（2007年12月13日）：患者服上药后诸症渐平，髋、膝关节酸痛基本消失，腰骶久坐后起身时疼痛较前好转，醒后感觉双肩关节微痛，活动后好转。纳香眠安，二便调，舌淡红，苔薄白，脉细小弦，自觉舌根咸味。处理：守上处理。

十七诊（2008年1月10日）：患者药后两手指肿胀入夜为甚，握拳可，晨起略僵，纳香眠安，二便调，舌淡红，苔薄白，脉细小弦。足趾关节轻微疼痛。

处理：①痹通汤，制川乌10g，川桂枝10g，骨碎补20g，补骨脂30g，鹿角片15g，葛根20g，生黄芪30g，生半夏15g（生姜3片，先煎30分钟），凤凰衣8g，莪术8g，川芎15g，生白芍20g，泽兰、泽泻各30g，熟附片10g，羌活15g。40剂。②中成药同前。

十八诊（2008年2月23日）：患者药后症平，无明显关节痛、晨僵，唯右手指肿胀，纳香眠安，二便调，舌淡红，苔薄白，脉细小弦。

处理：①上方加炒白芥子15g，生苡仁、熟苡仁各30g，20剂。②中成药同前。

十九诊（2008年3月24日）：患者药后症情平稳，无明显晨僵，右手食、中指轻度肿胀，纳可、眠安、二便自调，今日检查血常规（–），ESR 7mm/h。患者诉经常感冒。

处理：①上方去炒白芥子、生苡仁、熟苡仁，加防风15g，生白术30g。28剂。②中成药同前。

二十诊（2008年4月22日）：患者查尿酸443μmol/L，诸症平稳，时有两膝、手指游走性酸痛，活动自如，余证平，眠安，二便调，RF 4.8IU/ml，CRP 4.1mg/L，ASO 165U/ml，舌质红少苔中有裂纹，脉小弦。原法继进。

处理：①上方15剂。②浓缩益肾蠲痹丸，每粒4g，每日3次，口服。③蝎蚣胶囊，每粒0.3g，每次1.5g，每日3次，口服。④协定5号 3g，1日2次，口服（饭前半小时）。

二十一诊（2008年5月25日）：患者药后平稳，来人述症索药。

处理：①浓缩益肾蠲痹丸，每粒4g，每日3次，口服。②蝎蚣胶囊，每粒0.3g，每次1.5g，每日3次，口服。

二十二诊（2008年7月23日）：患者药后两手指、膝关节痛渐平，唯两肩关节痛未已，苔薄白，脉细平。原法出入。处理：中成药同前。

二十三诊（2008年10月3日）：患者开出租车2个月，两手臂上举受限，疼痛，关节僵硬感。苔薄白，脉细。续当原法出入。

处理：①浓缩益肾蠲痹丸，每粒4g，每日3次，口服。②蝎蚣胶囊，每粒0.3g，每次1.5g，每日3次，口服。③朱氏温经蠲痛膏1贴，每12小时1次，外用。

二十四诊（2008年10月21日）：患者双肩疼痛，以右肩为著，右肩抬举、后旋均明显受限，夜间或晨起觉颈部活动不利，活动时关节作响，纳可、眠欠佳，二便调，苔薄白边有齿痕，脉细小弦。今日X线：颈椎生理曲度变形，

C5、C6椎体轻度变形，HLA-B27 9.4U/ml。经治1年余，相关检查指标均已正常，效果明显，原法继进。

处理：①痹通汤，青风藤30g，穿山龙50g，骨碎补20g，补骨脂30g，鹿角片15g，葛根20g，生黄芪30g，泽兰、泽泻各30g，凤凰衣8g，莪术8g，苏木30g。30剂。②浓缩益肾蠲痹丸，4g/粒，每日3次，口服。③蝎蚣胶囊，每粒0.3g，每次1.5g，每日3次，口服。

二十五诊（2008年11月18日）：患者诉两侧颈肩部疼痛不适，以右侧为著，右肘向上屈曲时可引起右肩部痛，右肩抬平、后旋幅度较前增大，右手中指、无名指略有疼痛，活动时右肩颈有弹响感。纳可眠佳，二便调，苔薄白边有齿痕，脉细小弦。

处理：①上方加羌活12g。30剂。②中成药同前。

二十六诊（2008年12月17日）：患者电话自述药后肩颈部疼痛较前好转，仍时有疼痛，活动时有弹响感，右手中指、无名指略有疼痛，纳可眠佳，二便调，苔薄白边有齿痕，脉细小弦。

处理：予以上方服用。此后患者一直以中成药浓缩益肾蠲痹丸、蝎蚣胶囊，汤药间服。

二十七诊（2009年5月25日）：患者诉病症明显改善，无明显疼痛和不适。

处理：上方一剂服三天。浓缩益肾蠲痹丸、蝎蚣胶囊。服至2010年3月31日：患者目前已停蝎蚣胶囊，但症状没有再反复。诸症平稳。服至2010年10月19日：患者停用汤剂，仅用浓缩益肾蠲痹丸。服至2011年10月12日来诊：患者各方面情况正常。续服前调理。

## 【诊治思路】

此案例整个治疗过程跨度为4年余，最终获得根治，甚值得全程分析。

强直性脊柱炎为痹证的一种，《内经·痹论》对重症称为“尻以代踵，脊以代头”，因其病深入肾、督，症状亦较其他痹证为重，被称为“肾痹”“督痹”“大偻”。《素问·痹论》曰：“帝曰：痹，其时有死者，或疼久者，或易已者，其故何也？岐伯曰：其入藏者死，其留连筋骨间者疼久，其留皮肤间者易已。”朱师认为，本病病因亦多以肾督亏虚为内因，以受寒或劳累之外因而诱发，故治疗仍应以益肾壮督治本，蠲痹通络治标。本案基本方为痹通汤，制川乌、川桂枝、熟附片、干姜、生黄芪、骨碎补、鹿角片温补肾督，以泽兰、泽泻、穿山龙、青风藤以化浊疏利关节，并口服浓缩益肾蠲痹丸、蝎蚣胶囊以温肾壮督通络。患者服药28剂即明显好转，一个半月后后晨僵明显改善。治疗过程中，除因上肢、腕、手关节肿胀加用羌活、葛根外，未进行大的调整，病情稳定改善，后以浓缩益肾蠲痹丸、蝎蚣胶囊维持服用，以后更减为仅服益肾蠲痹丸，症情未有反复。

## 【朱师经验】

朱师辨治痹证用药经验

**益肾壮督治其本**　熟地黄、仙灵脾、骨碎补、鹿角片、桑寄生等补肾督，熟附子、制川乌、川桂枝、细辛等温阳祛寒。

**通络止痛治其标**　全当归、威灵仙、赤芍、丹参、水蛭、地鳖虫、红花等。

**重视治标**　标象不外"肿""痛"。"肿胀"者，加用白芥子、穿山甲、泽兰、泽泻等，"寒痛"者加制川乌、草乌、制附片，剧者加全蝎、蜈蚣、地鳖虫等虫类药，或三七、元胡、制南星。

朱师早年曾拟"温经蠲痹汤"，即以当归、熟地黄、仙灵脾、川桂枝、乌梢蛇、鹿衔草、制川乌为基础方，随痹证的程度及伴随症状而有加减。对于"通滞破结"之力猛者，如生半夏，中病即止。对于寒痛甚不能解者，外用法亦须配合使用，如"朱氏温经蠲痛膏"外用对于一些寒痛甚者能起较好的温经止痛作用。

朱师认为，痹证患者病延日久，正气虚弱，五脏气血衰少，气血周流不畅，凝涩不通，冰结难解，难以速效，只可缓图，大补肝肾、和调脾胃、蠲痹通络外，还须辅以功能锻炼，情绪乐观，增加营养，始有揆复之望。

## 案18　朱良春教授辨治强直性脊柱炎汗出——肾虚督痹，湿热瘀结证

顾某，女，37岁，初诊2011年2月28日。

主诉：腰骶及四肢疼痛1年余。

患者于1年前始出现腰臀部、四肢大小关节疼痛，局部肿胀，左半身怯冷恶风，曾在上海某医院行相关检查并拟诊为"骶髂关节炎"，予柳氮磺嘧

啶、甲氨蝶呤、益赛普、类克等治疗效果欠佳，查HLA-B27(+)，ESR 42mm/h，来诊求中医药治疗。刻下：精神欠佳，腰骶部屈转不利，活动欠灵敏，动则痛，全身关节疼痛，局部肿胀，怯冷恶风，口苦，舌偏红，苔薄白脉弦。

中医诊断：骨痹(肾虚督痹，湿热瘀结)；西医诊断：强直性脊柱炎。

治则：温壮肾督，通络止痛。

首诊处理：①穿山龙50g，全当归10g，仙灵脾15g，熟地黄20g，蜂房10g，地鳖虫10g，乌梢蛇10g，山萸肉30g，制南星30g，徐长卿15g，炒元胡30g，甘草6g。14剂。②浓缩益肾蠲痹丸，每粒4g，每日3次，口服。

二诊：诉服药后腰、膝关节、足底痛明显，怯冷、汗多、耳鸣，舌淡质偏紫，苔薄白，脉细弦。症情平稳，原法继进。

处理：①痹通汤加穿山龙50g，仙灵脾15g，生黄芪30g，炮山甲10g，鹿角片10g，补骨脂30g，制南星30g，熟地黄20g，山萸肉30g。20剂。②浓缩益肾蠲痹丸，每粒4g，每日3次，口服。③蝎蚣胶囊，每次1.5g，每日3次，口服。

三诊：药后症状有所缓解，双手指关节、肩胛、臀部疼痛，转身不利，体虚易汗，足踝、足底肿胀疼痛，双膝关节痛以右侧明显伴轻肿；汗多，舌淡质衬紫，苔黄微腻，脉细弦。续当原法出入。本次月经量少有血块，经前乳胀。

处理：①上方加糯稻根30g，煅牡蛎30g。20剂。②浓缩益肾蠲痹丸，每粒4g，每日3次，口服。③扶正蠲痹2号，每次4粒，每日3次，口服。

四诊：药后疼痛症状较前改善，仍怯冷，右肩痹痛，足底时痛，汗多，手指肿胀，舌淡质偏紫，苔薄白，脉细弦。症情平稳，原法继进。

处理：①上方加川桂枝10g，生姜3片，柴胡10g，青皮8g。20剂。②浓缩益肾蠲痹丸，每粒4g，每日3次，口服。③扶正蠲痹2号，每次4粒，每日3次，口服。

五诊：药后病情无明显进退，刻下：双手足多关节肿胀疼痛，右肩背酸痛，双侧臀部酸胀不适，自汗以足心为重，后背汗出明显减少，左侧身躯、肢体畏寒，口唇隐痛；纳可，眠欠安，夜间因疼痛常致醒，醒后难再入眠，大便先干后溏，每日2次，小便自调，苔薄净，脉弦细，守法继进。

处理：①痹通汤，仙灵脾15g，生黄芪30g，川桂枝10g，生白芍15g，熟地黄15g，巴戟天15g，鹿角片10g，制南星30g，制附片15g，穿山龙40g。20剂。②浓缩益肾蠲痹丸，每粒4g，每日3次，口服。③蝎蚣胶囊，每次1.5g，每日3次，口服。

六诊：患者诉药后汗出明显减少，后背部出汗已无，足心出汗明显减少，近日手指、掌指关节间断游走性肿痛，麻木感，活动后稍减，右肩背、腰骶仍酸痛，晨起明显，双侧臀及下肢酸痛不适，畏寒仍明显，唇、舌尖隐隐灼痛，查见口腔溃疡。纳可，大便一日1~2次，苔薄白，舌尖红，脉细。证属肾督亏虚、虚火上炎，治以前法。

处理：①痹通汤，穿山龙50g，仙灵脾15g，徐长卿15g，生地黄、熟地黄各15g，煅龙骨、煅牡蛎各20g，瘪桃干20g，青皮、陈皮各8g，软柴胡10g，生白芍20g，制南星30g。20剂。②外用：吴茱萸40g，肉桂20g，研细末，分作10包，每晚用1包，温水调糊状外敷涌泉穴。

药后患者症状进一步改善，后患者因故间断治疗，症情迁延但并未加重。

## 【诊治思路】

患者于1年前始出现腰臀部、四肢大小关节疼痛，局部肿胀，左半身怯冷恶风，HLA-B27(+)，ESR42mm/h，予柳氮磺嘧啶、甲氨蝶呤、益赛普、类克等治疗效果欠佳。来诊时患者精神欠佳，腰骶部屈转不利，活动欠灵敏，动则痛，全身关节疼痛，局部肿胀，怯冷恶风，口苦，舌偏红，苔薄白脉弦。一派肾督阳虚、浊瘀阻滞之象，治当"温壮肾督，通络止痛"，故首诊以穿山龙、全当归、仙灵脾、熟地黄、蜂房、乌梢蛇、山萸肉以温壮肾督、通利关节，辅以制南星、徐长卿、炒元胡、地鳖虫通络止痛，并浓缩益肾蠲痹丸益肾蠲痹。全方并无一味寒凉之品。14剂后，患者反而诉腰、膝关节、足底痛明显，怯冷、汗多、耳鸣，舌淡质偏紫，苔薄白，脉细弦。此为阳虚之本底显露，原方加鹿角片、补骨脂增加温补之力，并加生黄芪、炮山甲益气开结、固表止汗，蝎蚣胶囊解结开瘀。20剂后，患者怯冷有所缓解，双手指关节、肩胛、臀部疼痛，转身不利，双膝关节痛以右侧明显伴轻肿，足踝、足底肿胀疼痛，体虚汗多，月经量少有血块，经前乳胀，舌淡，质衬紫，苔黄微腻，脉细弦。此为阳气来复，正邪抗争也，前方继用，并加糯稻根、煅牡蛎以敛汗、潜阳。再服20剂后，患者疼痛较前改善，仍怯冷，手指肿胀，右肩痹痛，足底时痛，汗多，舌淡质偏紫，苔薄白，脉细弦。此为正气虽已有所恢复，但推动仍乏力，乃于上方加川桂枝、柴胡、青皮，以温通营血、疏气导滞以升举阳气，俾使清者升，浊者降，气机上下内外流通，则肿消痛止。共服约40剂，患者汗出明显减少，后背部出汗已无，足心出汗明显减少，仍畏寒，近日手指、掌指关节间断游走性肿痛，麻木感，活动后可稍减，余无明显改变，唇、舌尖隐隐灼痛，苔薄白，舌尖红，脉细。此为人身阳气渐旺，祛邪外出，正邪相争所见之象也，续温补肾督，并加强温潜之力，引浮火下潜于坎中，原方加生地、熟地、煅龙骨、煅牡蛎、瘪桃干、软柴胡、生白芍，并外用吴茱萸、肉桂研细末外敷涌泉穴。治疗终获效。

【朱师经验】

朱师曾指出，治疗大偻不可速功。患者多肾督同病、阳气大虚，致高骨破坏，温补肾督非朝夕所能奏功。治当根据患者实际情况区别辨治。初期正气大虚，当先扶正，慎用攻邪；中期正气渐复，阳气渐旺，可攻邪并举；待邪势渐减，正气大充，乃可攻而祛之。朱师辨治大偻的原则基本同顽痹，但有温壮肾督之些微差别，多个案例已有体现，不再赘述。穿山龙仍为必用之品，其作用已于顽痹中多次述之；四诊时所用柴胡颇有深意。柴胡主升，前人屡有言论，如张洁古《医学启源》谓“柴胡，少阳、厥阴引经药也……引胃气上升，以发散表热”。后人多强调柴胡为升，而其实柴胡又主降，《神农本草经》谓“主心腹肠胃中结气，饮食积聚，寒热邪气，推陈致新”之用，张仲景立大小柴胡汤以开解少阳、通阳明之腑气给后世提供了典范。虽然大、小柴胡汤所治之大便不通非燥屎内结，乃一气之开、阖、枢失常，三焦气机不行，津液无以下输所致，其治在于枢转少阳、阳明，疏通三焦，三焦气机调畅，津液得下，则大便自通矣。朱师临床经验认为，柴胡的能升能降作用，与其药用部位无关，唯其在用量上区分，用于升提，一般用量为3~10g，若用于下降，则用量达20~30g，因其推动少阳枢转之力，其对于大便不通所起作用似应为“于顽土中疏理滞气”，而非如大黄之通腑泄下也。值得思考。

## 案19　朱良春、朱婉华教授辨治强直性脊柱炎——肾虚络痹，痰浊瘀阻证

张某，男，34岁，初诊2009年4月5日。

主诉：腰背强硬6年。

患者6年前出现腰背、骶、髂疼痛，夜间和晨起明显，后出现僵滞不舒，2007年8月17日至南通某医院查X线片示：①强脊炎可能，②两侧骶髂关节

炎; CRP 16.5mg/L, ESR 35mm/h, 2007年8月24日: HLA-B27 49.9U/ml, 予以美洛昔康、SASP、虎力散服2个月效果不显。2008年3月4日至常州某医院就诊, 摄胸腰椎及骨盆片示: 强直性脊柱炎表现, 予以"附桂骨痛颗粒"及美洛昔康口服4个月没有缓解, 遂停服。来诊求治。刻下: 驼背, 颈项腰背僵硬不适, 颈项前屈、后仰、左右活动俱受限, 平躺时脊柱疼痛, 翻身欠利, 双肩关节活动时弹响。纳可, 易醒, 二便调, 舌淡苔白脉细。

检查: 弯腰指地距45cm, 枕墙距8cm, 双直腿抬高试验(+), 双"4"字征(-), 脊柱后突压痛。辅助检查: 血常规正常, ESR 28mm/h, CRP 10.5mg/L, HLA-B27 51.9U/ml, X线片: 强直性脊柱炎。

中医诊断: 大偻(肾虚络痹, 痰浊瘀阻); 西医诊断: 强直性脊柱炎。

治则: 益肾蠲痹通络。

首诊处理: ①痹通汤, 穿山龙50g, 拳参30g, 青风藤30g, 忍冬藤30g, 补骨脂30g, 骨碎补30g, 鹿角片12g, 生黄芪30g, 凤凰衣8g, 葛根30g, 潞党参30g, 云苓20g, 苍术、白术各15g, 陈皮6g。14剂。②浓缩益肾蠲痹丸, 每粒4g, 每日3次, 口服。③蝎蚣胶囊, 每粒0.3g, 每次1.5g, 每日3次, 口服。④忌海鲜、牛羊肉、加强腰背肌锻炼。⑤中药导入加离子熏针。

二诊(2009年5月4日): 患者症情同前, 药后口中淡而无味, 使用离子导入和中药熏针较为舒服, 苔薄白根黄腻, 脉细小弦。

处理: ①上方加鸡内金10g, 谷芽、麦芽各30g。②浓缩益肾蠲痹丸, 每粒4g, 每日3次, 口服。③蝎蚣胶囊, 每粒0.3g, 每次1.5g, 每日3次, 口服。

三诊(上方服续服至2009年6月8日): 患者近期$L_{2-3}$椎体压痛, 活动时感略有僵滞感, 纳差, 舌质红衬紫苔白, 脉细小弦。原法出入。

处理: ①上方加山萸肉20g, 广木香6g。14剂。②中成药同前。

四诊(2009年6月23日): 患者诉腰痛部位疼痛减轻, 活动能力改善, 有晨僵、纳差、眠差, 舌质红、苔白腻, 脉滑, 二便调。续原法加减。

处理: ①痹通汤, 穿山龙50g, 拳参30g, 青风藤30g, 忍冬藤30g, 补骨脂30g, 骨碎补30g, 鹿角片12g, 生黄芪30g, 凤凰衣8g, 葛根30g, 潞党参30g, 云苓20g, 白术各15g, 陈皮6g, 鸡内金10g, 谷芽、麦芽各30g。14剂。②中成药同前。③吲哚美辛栓1粒, 塞肛, 每晚, 必要时。

五诊(2009年8月31日): 患者家属诉病情稳定, 唯形体消瘦, 体重55kg左右, 有恶心呕吐感, 舌中根苔腻, 脉细小弦。续当原法出入。

处理：①痹通汤，穿山龙50g，青风藤30g，忍冬藤30g，补骨脂30g，骨碎补30g，鹿角片12g，姜半夏15g，生赭石30g，藿香梗、紫苏梗各10g，山萸肉20g，制南星30g，蔻仁5g（后下），炒白术30g，潞党参20g，云苓20g，陈皮8g，莪术8g，制黄精20g，谷芽、麦芽各30g。30剂。②中成药同前。

六诊（上药续服至2009年10月17日）：患者诉近4~5天右侧腿膝疼痛，腰背酸痛，已无恶心感，纳谷平，眠欠佳，舌红苔薄白脉弦细。

处理：①上方去姜半夏10g，藿香梗、紫苏梗各10g，改制南星35g，加炮山甲10g，生白芍20g，14剂。②中成药同前。

七诊（2009年11月5日）：患者药后右侧腿膝痛改善，但腰背痛如前，晨僵5分钟，纳可，二便调，眠欠安（因痛引起），舌淡苔薄白脉细。

处理：①上方加生地、熟地各20g，改生白芍为30g。14剂。②中成药同前。

八诊（2009年11月23日）：患者症情平稳，右侧腿膝痛已减，唯腰不舒同前，晨僵3分钟，纳可，二便调，眠欠安（因痛引起），舌淡苔薄白脉小弦细。查体：指地距45cm，枕墙距13cm。

处理：①痹通汤，穿山龙50g，青风藤30g，补骨脂30g，骨碎补30g，山萸肉20g，制南星30g，鹿角片15g，蔻仁5g（后下），炒白术30g，潞党参20g，云苓20g，陈皮8g，莪术8g，制黄精20g，谷芽、麦芽各30g，生地、熟地各15g。14剂。②中成药同前。

九诊（此方案一直服至2010年2月1日）：患者近3个月症情平平，腰背僵滞，不能直腰，午后僵甚，略畏寒，纳可，二便调，不易入睡，易醒，醒后难再入睡，苔薄白腻，脉细小弦。血检回复：HLA-B27 42.3U/ml，CRP 9.6mg/L，ESR 27mm/h，续当原法出入。

处理：①痹通汤，穿山龙50g，青风藤30g，补骨脂30g，骨碎补30g，拳参30g，鹿角片15g，川连3g，肉桂3g，生黄芪30g，泽兰、泽泻各30g，制川乌10g，川桂枝10g，姜半夏10g，首乌藤30g，灵磁石30g，生白及10g，生白芍30g，莪术8g。30剂。②浓缩益肾蠲痹丸，每粒4g，每日3次，口服。③龙血竭胶囊，每次6粒，每日3次，口服。

十诊（2010年3月9日）：患者近来症情平稳，已无明显腰背疼，唯稍有僵滞，眠欠安，纳可，便调，来电要求续配药。

十一诊（上方续服至2010年5月26日）：患者近日项背僵痛较甚，活动受限，纳可，眠安，便调，苔薄白，脉细小弦。守上方案。予以朱氏温经蠲痛膏1贴，每12小时1次，外用。

十二诊（2010年7月1日）：患者药后症情加重，颈项僵痛，腰部活动不利，自我感觉差，体重下降7斤，纳可，便调，眠易醒，苔白薄腻，脉弦。

处理：宗原法继治。①上方去川乌、桂枝，加制南星30g，仙灵脾15g，蜈蚣2.25g，全蝎2.25g。②浓缩益肾蠲痹丸，每粒4g，每日3次，口服。

十三诊（上方续服至2011年1月19日）：患者面色红润，颈项腰背活动度增大，苔薄黄中根腻，脉细小弦。双“4”字征（++），双直腿抬高试验（+），平卧则头不碰枕，指地距45cm，枕墙距12cm。今日测血常规正常，ESR 33mm/h。HLA-B27 39.2U/ml，CRP 7.6mg/L。

处理：①痹通汤，穿山龙50g，青风藤30g，拳参30g，制川乌10g，川桂枝10g，生白芍30g，莪术8g，凤凰衣8g，补骨脂30g，骨碎补30g，鹿角片15g，生黄芪30g，泽兰、泽泻各30g，姜半夏10g，首乌藤30g，灵磁石30g，生白及10g。30剂。②浓缩益肾蠲痹丸，每粒4g，每日3次，口服。③蝎蚣胶囊，每粒0.3g，每次1.5g，每日3次，口服。上方续服，一剂服两天。至2011年6月11日复查：HLA-B27 37.3U/ml，CRP 6.1mg/L。

十四诊（2011年11月29日）：患者来电话自述，药后症情平稳，汤药不再服用。以浓缩益肾蠲痹丸、蝎蚣胶囊口服巩固。

十五诊（2012年2月14日）：患者症情一直平稳，汤药与中成药交替服用。

随访病情稳定好转。

## 【按语】

此为强直性脊柱炎重症，经3年治疗最终取得明显效果，临床基本治愈。

## 【诊治思路】

患者6年前出现腰背、骶、髂疼痛，夜间和晨起明显，后出现僵滞不舒。外院诊断为“强脊炎”，予以美洛昔康、SASP、虎力散等中西医药治疗，效果不佳。来诊时已是驼背，颈项腰背僵硬不适，颈项前屈、后仰、左右活动俱受限，平躺时脊柱疼痛，翻身欠利，双肩关节活动时弹响，舌淡苔白脉细。一派肾督亏虚、筋脉络道严重痹阻之证。《素问·生气通天论》曰“阳气者，若天与日，失其所则折寿而不彰”“阳气者，精则养神，柔则养筋”，肾为元阳，为一身阳气之根本，督为阳脉之海，此二者亏虚，则阳失敷布，温柔濡润难以布陈。故“温肾壮督”为治本之法。以痹通汤加穿山龙、补骨脂、骨碎补、鹿角片、生黄芪以温壮肾督，潞党参、云苓、陈皮、苍术、白术以健中焦、化湿浊，资气血生化之源，以拳参、青风藤、忍冬藤等通利筋脉止痛，并加葛根升提阳气、疏筋解肌，兼浓缩益肾蠲痹丸、蝎蚣胶囊搜剔通络，嘱忌海鲜、牛羊肉，加强腰背肌锻炼；中药导入加离子熏针松解肌筋。服药30剂后，患者觉上证稍减，活动时感略僵滞感，纳差，温补继进，并加木香导滞。再服14剂，患者腰痛减轻，活动能力改善。续治，后出现恶心呕吐感，中根苔腻，不可排除此为浊邪外排之反应，乃加姜半夏、藿香梗、紫苏梗、蔻仁、谷芽、麦芽及生赭石以化湿开结、降逆。30剂患者已无恶心感，纳谷平，乃去姜半夏、藿香梗、紫苏梗，加制南星至35g，加炮山甲以解结开痹制痛。共服药7个月，患者右侧腿膝痛改善，但腰背痛如前，晨僵5分钟，此为痼疾有松动之象也，但防温补太过，燥伤阴津，上方生白芍加至30g，加生地、熟地以养营血补肾精。服药约11个月，患者已无明显腰背疼，唯稍有僵滞，眠欠安。继续温壮肾督、通络止痛，约1年7个月服药治疗，至2011年1月19日，患者面色红润，颈项腰背活动度增大，其后更复查HLA-B27降至39.2U/ml。患者信心大增。服药2年7个月时，诸症平稳，已以浓缩益肾蠲痹丸、蝎蚣胶囊口服巩固。随访病情稳定好转。

【跟诊体会】

中医之大偻，西医之强直性脊柱炎也，曾被西医称为“不死的癌症”，喻其可怖。笔者跟师学习过程中，目睹诸多大偻患者临床治愈，甚至实验室指标亦完全正常，打破了西医所谓的不治之症之定论。朱师从肾督亏虚认识本病之根本病机，立温肾壮督之法治疗强脊炎实为经过长期临证验证之宝贵经验，为多少绝望的人带来“生”的希望啊！

## 案20　朱良春、朱婉华教授辨治强直性脊柱炎——肾虚络痹，寒湿痹阻证

孟某，男，20岁，初诊2010年7月14日。

主诉：腰痛2年。

患者2年前出现腰部疼痛，行走不利，关节得温则舒，其后在北京301医院确诊为AS，每于疼痛时皮下注射"益赛普"。要求改用中药治疗。刻下：二便调，纳眠可，苔白微腻，质淡红，脉细小弦。

查体：双"4"字征(+)，双直腿抬高试验(+)，指地距38cm，枕墙距0cm。辅助检查：血常规：正常；ESR 7mm/h，X线：强直性脊柱炎Ⅱ级。

中医诊断：大偻(肾虚络痹，寒湿痹阻)；西医诊断：强直性脊柱炎。

治则：益肾蠲痹。

首诊处理：①痹通汤，穿山龙50g，青风藤30g，忍冬藤30g，拳参30g，补骨脂30g，骨碎补30g，鹿角片15g，生黄芪30g，制川乌10g，川桂枝10g，生白芍30g，凤凰衣8g，莪术8g，蜈蚣粉2.25g(冲)，全蝎粉2.25g(冲)。30剂。②浓缩益肾蠲痹丸，每粒4g，每日3次，口服。③朱氏温经蠲痛膏1贴，每12小时1次，外用。④加强腰背肌锻炼。⑤忌口。

二诊(2010年8月15日)：患者电话自述服中药后呕吐，故只服用了中成药，症状较前改善。

处理：①浓缩益肾蠲痹丸，每粒4g，每日3次，口服。②蜈蚣粉2.25g，全蝎粉2.25g。③朱氏温经蠲痛膏1贴，每12小时1次，外用。30贴。

三诊(2010年9月16日)：患者电话自述药后症平，关节疼痛已无，配2个月量中成药口服及1个月量膏药。处理：同前。

四诊(2011年8月1日)：患者因诸症好转自行停药近1年。刻下：腰背及双臂疼痛僵滞，稍活动可好转，关节怯冷，得温则舒，苔薄白微腻，质淡紫，脉细小弦。胸腰椎压痛(+)，骶髂关节侧痛(+)，双"4"字征(+)，双直腿抬高试验左(+)右(-)，指地距35cm，枕墙距0cm。今日X线片：强直性脊柱炎，血常规(-)，ESR 10mm/h。治疗继守上。

处理：①痹通汤，穿山龙50g，青风藤30g，补骨脂30g，骨碎补30g，鹿角片15g，制川乌10g，川桂枝10g，生黄芪30g，生白芍30g，泽兰、泽泻各30g，凤凰衣8g，独活15g。5剂。②中成药口服同前。③住院治疗。出院后带上药。

五诊(2011年9月12日)：患者电话自述药后症平，症状较前有所缓解，守上方案。

六诊(2011年11月12日)：患者电话自述未正规服药，偶腰骶僵痛，在当地复查血常规(-)，ESR 2mm/h，CRP 0.493mg/L。

【诊治思路】

此是一例年轻男子强直性脊柱炎,年仅18岁。

患者2年前出现腰部疼痛,关节得温则舒,行走不利,每于疼痛时皮下注射“益赛普”。四诊合参,考虑为“肾虚络痹,寒湿痹阻”之大偻,立“益肾蠲痹”治之。以痹通汤加补骨脂、骨碎补、鹿角片以培补肾督,生黄芪、穿山龙、青风藤、忍冬藤、拳参、生白芍、制川乌、川桂枝、蜈蚣、全蝎活血通络止痛,并浓缩益肾蠲痹丸口服,朱氏温经蠲痛膏外用,嘱加强腰背肌锻炼并忌口。服药60剂,患者关节疼痛已无。后患者自行停药约1年,再次因腰背及双臂疼痛僵滞来诊。考虑其肾督亏虚之本并未完全充盛、复因寒湿等邪相合而发病,故继守前方。患者症情稳定缓解,偶腰骶僵痛。

【朱师经验】

朱师指出,痹证的发生,首先以内虚为前提,外受风寒湿等邪,两虚相得,乃客其形,提出痹证“四久”论:久病必瘀、久病必虚、久病入络、久必及肾,认为无论是痹病之始,还是痹病终,均把扶助肾气作为根本。督为阳脉之海,循行于背部正中,与全身各阳经都有联系。故朱师强调辨治痹证纠正阳虚时,督脉之功用不可偏废。“培补肾督,通络止痛”实为标本兼治之大法。朱师强调培补肾督,但非一味“温补”,而是于温阳中酌加补肾阴之品,使水火互济,达到阳生阴长,诸症得平。另外,由于本病形成时间较长,治疗亦需坚持用药始能取效,不可轻忽。

## 案21　朱良春、朱婉华教授辨治强直性脊柱炎——肾虚痹阻证

吴某,女,25岁,初诊2010年3月13日。

主诉:腰酸痛2年。

患者于2年前怀孕3个月时开始出现腰酸痛,一直未治疗,2010年2月28日于通大附院查RF<20IU/ml,抗“O”96.9U/ml,HLA-B27>40U/ml,骨盆正位片:右侧致密性髂骨炎。予以美洛昔康、丙氧氨酚片、益肾蠲痹丸

半个月，效果欠佳，今来诊求治。纳眠可，二便调，苔薄白，脉弦滑。刻下：指地距0cm，枕墙距0cm，胸廓活动度6cm，腰椎压痛(-)，双“4”字征(+)，直腿抬高试验(-)。今日本院X线片：颈椎未见异常，腰椎小关节退变。血常规：WBC $5.26\times10^9$/L。ESR 8mm/h。HLA-B27＞40U/ml。

中医诊断：大偻(肾虚痹阻)；西医诊断：强直性脊柱炎。

治则：益肾蠲痹通络。

首诊处理：①痹通汤，穿山龙50g，青风藤30g，补骨脂30g，骨碎补30g，鹿角片15g，生黄芪30g，泽兰、泽泻各30g，炒元胡30g，生白芍20g，川续断20g，蜈蚣粉2.25g(冲)，全蝎粉2.25g(冲)。14剂。②浓缩益肾蠲痹丸，每粒4g，每日3次，口服。

二诊(2010年3月20日)：患者药后症情稍减，手麻偶有，纳可，两便自调，苔薄白，脉弦。宗原法继治。

处理：①上方加葛根20g，炮山甲6g(分吞)，仙灵脾15g。14剂。②中成药同前。

三诊(上方续服至2010年8月18日)：患者药后症情好转10%，关节痛减轻，腰背僵痛、酸胀明显，纳可，二便自调，苔薄白，脉弦。效不更方。

处理：①痹通汤，葛根20g，炒白芥子15g，灵磁石30g，补骨脂30g，骨碎补30g，鹿角片15g，生黄芪30g，泽兰、泽泻各30g，宣木瓜20g，川桂枝10g，制川乌8g，生白芍30g，凤凰衣8g，莪术8g。30剂。②浓缩益肾蠲痹丸，每粒4g，每日3次，口服。③蝎蚣胶囊，每粒0.3g，每次1.5g，每日3次，口服。④加强腰背肌锻炼。

四诊(上方续服至2010年10月6日)：患者病情较首诊好转35%，时有腰骶部酸痛，久坐久立或劳累后明显，平时腰部得暖则舒。已无手麻，纳眠可，二便调，苔薄白，质正常，边有齿痕，脉细小弦。PE：腰椎压痛(+)，直腿抬高试验(-)，双“4”字征(-)。X线片：骶髂关节炎Ⅱ级。ESR 5mm/h，血常规正常。续当原法出入。

处理：①8月18日方去葛根、炒白芥子、灵磁石，加青风藤30g，穿山龙50g，改黄芪为80g。20剂。②中成药同前。

五诊(2010年10月20日)：患者症情稳定，加黄芪至100g以加强益气。

六诊(2010年11月29日)：患者药后症情稳定，关节疼痛已不明显，唯劳累后腰骶酸痛如前，余无不适。复查：HLA-B27 31.8U/ml。家属来述症取药。

处理：①痹通汤，补骨脂30g，骨碎补30g，鹿角片15g，生黄芪100g，泽兰、泽泻各30g，宣木瓜20g，川桂枝10g，制川乌8g，生白芍30g，凤凰衣8g，莪术8g，青风藤30g，穿山龙50g。30剂。②中成药同前。

七诊（上方续服至2011年2月14日）：患者至今已服药1年，症情较首诊时减轻70%左右。现关节痛已不明显，唯劳累后腰骶部酸痛未已，无明显晨僵。今查血常规正常，ESR 5mm/h。复查：HLA-B27 24.7U/ml。查体：脊柱无明显压痛，腰椎压痛（+），双直腿抬高试验左（-）右（+），双“4”字征（-）。

处理：守上，汤剂一剂药，服2天。

八诊（续服上方至2011年4月27日）：患者症情稳定，停汤药，仅服中成药。

随访患者已正常生活。

## 【诊治思路】

此为发病2年的强直性脊柱炎得以治愈案例。

年轻女性，得病于孕期，迁延2年中西药治疗效果欠佳，来诊求治。此中医之大偻也，由肾虚痹阻所致，当从培补肾气、通络止痛治，以痹通汤加穿山龙、补骨脂、骨碎补、鹿角片、川续断补肾之虚络，以青风藤、泽兰、泽泻、炒元胡、生白芍通络止痛，并蜈蚣粉、全蝎粉活血止痛，并以浓缩益肾蠲痹丸口服以益肾蠲痹壮督。14剂后，患者症稍减，手麻偶有，予上方加葛根、炮山甲舒筋解肌以利阳气敷布，仙灵脾加强温补下元。上方续服5个月后，患者症情好转10%，效不更方，继续以温通补虚为法，原方加川桂枝、制川乌以逐寒结、通阳利络，加炒白芥子、灵磁石、宣木瓜活络并镇潜止痛，并嘱加强腰背肌锻炼。服上药1个月余，患者诉病情较首诊好转35%，已无手麻，时有腰骶部酸痛，久坐久立或劳累后明显。原方去葛根、炒白芥子、灵磁石，加青风藤、穿山龙以加强通络止痛之功，并加大黄芪用量以益气。共服药7个月余，患者除劳累后腰骶酸痛如前，余已无特殊。守上治疗方案。患者前后共服药1年，症情较首诊时减轻70%左右。诸症皆减，复查HLA-B27已正常。改汤剂一剂药服2天。后服中成药。随访已正常生活。

【跟诊体会】

此案例经治一年，患者症情稳定好转，其中颇多值得思考。

朱师非常重视辨证，重视立法及选药，虽没有完全应用经方，但在临证辨治过程中不但有经方的灵魂与精髓，而且自成独特的学术体系，并且能从复杂的病症中，透过表现于外种种现象，断其根本病机，从自身临床经验出发，结合古代医籍、医家及同行的经验进行临床验证、深入挖掘，光大其用。

治疗疑难重症、杂症及慢性病，朱师尤强调“持重”与“应机”，“持重”者，即辨证即明，用药宜专；而“应机”即症情既变，立法用药应随之调整，此也是朱师师古而不泥古的一个方面。

## 案22　朱良春、朱婉华教授辨治强直性脊柱炎——肾虚络痹，痰瘀交凝证

柴某，女，59岁，初诊2010年10月24日。

主诉：颈及腰背痛30余年。

患者于30年前出现髋关节及骶髂关节疼痛，活动欠利，活动后可缓解；夜晚翻身困难，畏寒明显，得温则舒。前往杭州某医院，诊断为“强直性脊柱炎”，予以中药、中成药对症治疗，症状未见明显缓解，每逢天气变化时发作疼痛，加剧时自服“扶他林”，但病情持续加重，严重影响生活，现来诊要求中药治疗。症见神疲，乏力，髋关节及骶髂、颈部关节疼痛，晨僵，活动欠利，活动后可缓解。畏寒，得温则舒，眠差（因疼痛影响），口干喜饮，纳食可，二便调，舌质淡红，苔薄白根白微腻，脉细濡。

查体：颈椎压痛（－），胸、腰椎压痛（＋），右臂神经牵拉试验（＋），双直腿抬高试验（－），双“4”字征（＋），X线片：①颈椎病；②强直性脊柱炎，双侧髋关节间隙欠清，双侧髋臼轻度骨质唇状改变。

近日复查血常规：WBC $5.8\times10^9$/L，HGB 127g/L，ESR 53mm/h，尿酸449μmol/L，ALT 552U/L，球蛋白33μg/L，CRP 42.3mg/L，总胆固醇5.79mg/L。HLA-B27 44U/ml。2010年4月27日B超：①肝内脂质沉积，右肝囊肿；②胆囊壁毛糙；③右肾囊肿，双肾多发囊肿。

中医诊断：大偻(肾虚络痹，痰瘀交凝)；西医诊断：强直性脊柱炎，颈椎病。

治则：益肾蠲痹，化痰和瘀，软坚消癥。

首诊处理：①痹通汤，穿山龙50g，拳参30g，青风藤30g，忍冬藤30g，补骨脂30g，骨碎补30g，鹿角片12g，凤凰衣8g，莪术8g，生白芍30g，生黄芪30g，泽兰、泽泻各30g，土茯苓30g。②浓缩益肾蠲痹丸，每粒4g，每日3次，口服。③蝎蚣胶囊，每粒0.3g，每次1.5g，每日3次，口服。④忌食寒凉及生冷瓜果之属，防伤中阳。睡硬板床，加强腰背肌锻炼，坚持服药。⑤睡茶(此为南通良春中医院保密处方)，2包，每日1次。

二诊(2010年10月26日)：患者电话自述，服中药后呕吐、腹泻，遂自行停服，仅服中成药，自觉症情减，半月前已停服“扶他林”，近日仍有颈背腰骶僵痛，纳眠均可，二便自调，苔薄白，续配2个月量中成药。

处理：①上方加姜半夏10g，生赭石30g，1剂药分2天服用。②浓缩益肾蠲痹丸，每粒4g，每日3次，口服。③蝎蚣胶囊，每粒0.3g，每次1.5g，每日3次，口服。

三诊(2010年12月23日)：患者电话自述痛较前缓解60%，现已自行停服中药2个月余，腰部时有僵痛，活动暂不受限。纳可、便调、眠安。续配3个月量中成药。

四诊(2011年3月23日)：电话自述仅服中成药，近日腰背痛，阴雨天更为明显，但弯腰已不受限，晨僵亦已不显，纳可眠安，二便自调，续配3个月量中成药。后患者因自觉症状明显改善，自行间断服药。

五诊(2011年10月3日)：患者腰骶僵滞不适，胸骨、双肩关节、颈部疼痛，纳少，眠欠安，易早醒。二便自调。脉细小弦，尺弱。苔薄白，中见微黄腻，边见齿痕。脊柱弯曲，枕墙距5cm，双侧“4”字征(+)，双直腿抬高试验(-)。慈溪人民医院复查血常规正常，ESR 76mm/h，电解质正常，肾UA 389μmol/L，肝功能尚可，球蛋白31μg/L，白球比1.39。此乃肾虚督痹、经脉痹阻，大偻之候。治则益肾壮督通痹。

处理：①痹通汤，穿山龙50g，拳参30g，青风藤30g，忍冬藤30g，泽兰、泽泻各30g，生黄芪30g，葛根20g，炒白芥子15g，片姜黄15g，炒元胡30g，土茯苓30g，生苡仁30g，徐长卿15g，凤凰衣8g，莪术8g。30剂。②浓缩益肾蠲痹丸，每粒4g，每日3次，口服。③蝎蚣胶囊，每粒0.3g，每次1.5g，每日3次，口服。

嘱其务必持续服药，不可间断自行停服。

随访患者仍是自行决定服药，间断治疗。

## 【按语】

此案例治疗本已显现效果，惜患者不能坚持，间断服药，效果波动，殊可为惜。即使如此，治疗亦已取得阶段性效果。

## 【诊治思路】

患者为59岁女性，病发已长达30余年，主要为颈及腰背痛，活动欠利，晨僵，畏寒明显，先后服中西药治疗，但病情持续加重。四诊合参，此为肾虚络痹、痰瘀交凝之“大偻”。乃立“益肾蠲痹，化痰和瘀，软坚消癥”为法，以痹通汤加补骨脂、骨碎补、鹿角片、生黄芪补肾精益气，以穿山龙、拳参、青风藤、忍冬藤、生白芍、通络止痛，以泽兰、泽泻、土茯苓泄湿浊、解痹结，以凤凰衣、莪术护膜止疡，并服浓缩益肾蠲痹丸、蝎蚣胶囊益肾蠲痹、活血通络；嘱忌口，睡硬板床，加强腰背肌锻炼。患者因服中药呕吐、腹泻，仅服中成药，但自觉症情减轻，半个月后已停用“扶他林”，考虑患者长期久病、湿滞中焦，影响中焦升清降浊之力，故气逆而不下，出现呕吐、腹泻，遂以上方加姜半夏、生赭石降逆止呕下气。患者一剂药服两天，痛较前缓解60%，腰部时有僵痛，但活动不受限，自行停服中药2个月余，以后仅服中成药。此后虽因天气变化仍腰背痛，但弯腰已不受限，晨僵亦已不显。患者间断服半年自觉症状明显改善，自行间断服药。

## 【跟诊体会】

治疗效果固然差强人意，但笔者认为，原因虽与病程较长有关，但主要原因当归于患者依从性差，多次自行停药，影响治疗效果及后续治疗。朱师曾多次指出，痹证得之，内外因皆合，正气虚损非一日之力，风寒湿之邪驱除更非一两剂见功，此类疾病的疗程非但长，更须耐心服药，不可随便中断治疗，以使前功尽弃。笔者跟师过程中，亦屡见此类患者自作主张用药，导致治疗中断延误日久，更易变生他病。此必须注意。

## 案23　朱婉华教授辨治强直性脊柱炎——肾虚督痹，经脉痹阻，气血两虚，寒湿入络证

包某，女，28岁，初诊2010年6月17日。

主诉：腰背及多关节僵痛1年余。

患者2009年6月起出现左踝关节肿痛，继而双膝、肘、腕、髋关节疼痛，曾于外院就诊，考虑"RA"予以治疗乏效，服中药及英太青治疗，今来诊求中药治疗。近日纳谷不香，时有上腹隐痛，二便调。苔白腻，质淡紫，脉细软。

查体：指地距11cm，枕墙距60cm，胸廓活动度2.5cm，颈椎、胸椎、腰椎压痛（+），双"4"字征（+），直腿抬高试验（-）。

患者2008年6月顺产，2010年2月20日月经来潮后停止，至2010年6月15日来潮。

中医诊断：大偻（肾虚督痹，经脉痹阻，气血两虚，寒湿入络）；西医诊断：强直性脊柱炎。

治则：益肾壮督，蠲痹通络，补益气血。

首诊处理：①痹通汤，补骨脂30g，骨碎补30g，鹿角片15g，生白芍30g，生黄芪30g，泽兰、泽泻各30g，炒白芥子15g，生半夏15g（加生姜3片，先煎30分钟），潞党参15g，云苓60g，生白术30g，陈皮6g，凤凰衣8g，莪术8g，川桂枝10g，全当归12g，蜈蚣（粉）2.25g（冲），全蝎（粉）2.25g（冲）。7剂。②浓缩益肾蠲痹丸，每粒4g，每日3次，口服。后患者入院治疗。治疗后病症有所减轻，出院带上药。

二诊（2010年9月13日）：家属代述，药后症平，药后腰背部疼痛较前好转，双膝关节仍有疼痛，纳可，眠安，便调。守上治疗方案。

三诊（2010年10月15日）：患者电话自述药后症情减轻50%以上，唯仍双膝关节屈伸不利，下蹲困难，时有左肩关节疼痛，抬举欠利，苔薄白。

处理：①上方加炒元胡30g，7剂。②浓缩益肾蠲痹丸，每粒4g，每日3次，口服。③蝎蚣胶囊，每粒0.3g，每次1.5g，每日3次，口服。

四诊（2011年1月21日）：患者电话自述药后左肩关节疼痛已无，唯仍双膝关节屈伸不利，下蹲受限，苔薄白。

处理：①上方加穿山龙50g，制南星30g。30剂。②中成药同前。

五诊（2011年4月2日）：患者电话自述药后左肩关节疼痛未作，唯仍双

膝关节屈伸不利，下蹲受限，但行走如常，时有胃脘部疼痛不适。无嗳气泛酸，余无不适。

处理：①上方改制南星为35g。30剂。②中成药同前。

六诊（2011年6月29日）：患者关节疼痛基本已释，唯用力提重物时右手关节疼痛不适，关节活动尚可，疼痛可缓解，纳眠可便调，苔薄白根微腻，脉细小弦。因胃脘疼痛不适，就诊于南通某医院，查胃镜示：胃窦炎。复查X线片：颈椎退变，胸腰椎轻度退变，骶髂关节炎2级与前比较相似。血常规正常，ESR 15mm/h，RF 4IU/ml，CRP 6.3mg/L，Ig系列阴性，CIC 10.7rU/ml。处理：守上治疗方案。

七诊（2011年8月13日）：患者电话自述一剂服用2天，基本无关节疼痛，关节活动正常，唯食后胃脘疼痛，食后尤甚，纳眠便可。

处理：上方改制南星为30g，余同前。

八诊（2011年10月1日）：患者生活已如常人，胃脘痛较前缓解。守上治疗方案。

九诊（2011年10月31日）：患者未再发作痛，停服汤药。

处理：①浓缩益肾蠲痹丸，每粒4g，每日3次，口服。②蝎蚣胶囊，每粒0.3g，每次1.5g，每日3次，口服。

正常生活，无不适。

## 【诊治思路】

此为女性强直性脊柱炎患者，临床治愈。

患者因“腰背及多关节僵痛1年余”来诊，先后各处治疗乏效，来诊时纳谷不香，时有上腹隐痛，苔白腻，质淡紫，脉细软。此为肾虚督痹、经脉痹阻、气血两虚、寒湿入络之大偻，故立“益肾壮督、蠲痹通络、补益气血”为法治之。首诊以痹通汤加补骨脂、骨碎补、鹿角片以补肾益精，以四君子汤、黄芪建中汤以温运中焦，并泽兰、泽泻、炒白芥子、生半夏、蜈蚣、全蝎泄湿浊、解闭结、通经络，浓缩益肾蠲痹丸益肾壮督。患者出院服上药21剂，症情减轻50%以上。加炒元胡7剂后，患者左肩关节疼痛已无，唯仍双膝关节屈伸不利，下蹲受限，再加穿山龙、制南星通利络道止痛。30剂后患者关节疼痛基本已释，唯用力提重物时右手关节疼痛不适，关节活动尚可，守上治疗方案经治1年，患者生活已如常人。

【跟诊体会】

强直性脊柱炎多见于男性年轻患者,女性患者已呈上升趋势。笔者在跟师过程中,体会到应该结合男女各自的生理特点而治,意义十分深刻。中医认为,男子以气为用,女子以血为用。因此,相较于男子以温补肾督之阳为要,女子则以养血补血为要。《素问·五脏生成》强调了"血"之重要性:"足受血而能步,掌受血而能握,指受血而能摄,卧出而风吹之,血凝于肤者为痹,凝于脉者为泣,凝于足者为厥,此三者,血行而不得反其空,故为痹厥也"。血者,所以濡筋骨、利关节者也。藏血者,肝也,女子临证多肝血不足,并累及肝肾双虚,治疗女子强直性脊柱炎过用温燥药就有伤阴血之弊,故朱师经验多使用吴茱萸、生姜、桂枝、通草类,而少用乌附类的大辛大热之品。男子以气为用,着重于温壮肾督,故多用燥热猛峻之品如附子、干姜等补火制水、驱阴寒。

此为笔者私下揣摩。

## 案24　朱婉华教授辨治强直性脊柱炎——肾虚督痹,经脉痹阻证

蔡某,男,45岁,初诊2003年4月7日。

主诉:两膝、足跟痛5年,腰骶关节痛4个月。

患者5年前出现两膝、足跟痛,于外院确诊为"强直性脊柱炎",未系统治疗,后出现腰骶关节痛,双膝关节下蹲困难,局部得温舒,夜间翻身困难,疼痛,纳可,二便正常,口干,苔薄白微腻,质衬紫,脉细小弦。辅助检查(外院):HLA-B27(-),ESR 124mm/h,CRP 173mg/L,CT示:骶髂关节骨硬化、模糊、毛糙。MRI:$L_5/S_1$椎间盘突出。

中医诊断:大偻(肾虚督痹,经脉痹阻);西医诊断:强直性脊柱炎。

治则:益肾蠲痹。

首诊处理:①痹通汤,青风藤30g,穿山龙50g,生黄芪30g,泽兰、泽泻各30g,川桂枝10g,忍冬藤30g,炒白芥子15g,金毛狗脊15g,骨碎补15g,凤凰衣8g。14剂。②浓缩益肾蠲痹丸每粒4g,每日3次,口服。③蝎蚣胶囊,每粒0.3g,每次1.5g,每日3次,口服。④睡硬板床,保暖。

二诊（2003年4月19日）：患者述间服英太青1粒，自行加人中黄10g，生地黄15g，脊柱僵硬疼痛，双膝关节行走欠利、伴痛，身体前倾，苔薄白舌淡，脉细弦。ESR 120mm/h。

处理：①上方加炙蜣螂虫10g，人中黄10g，生地、熟地各15g，陈胆星20g。60剂。②浓缩益肾蠲痹丸，每粒4g，每日3次，口服。③蝎蚣胶囊，每粒0.3g，每次1.5g，每日3次，口服。④消炎痛栓每晚1粒，塞肛。

三诊（2003年6月3日）：患者来诊见精神振作，足底、膝关节痛，守法继进。

处理：①上方去人中黄，具体如下：痹通汤，青风藤30g，穿山龙50g，生黄芪30g，泽兰、泽泻各30g，川桂枝10g，忍冬藤30g，炒白芥子15g，金毛狗脊15g，骨碎补15g，凤凰衣8g，生地、熟地各15g，陈胆星20g，60剂。14剂。（后因关节痛，加入元胡30g，口腔溃疡发作，加人中黄10g，八月扎10g）。②中成药同前。③外用消炎痛栓每晚1粒，塞肛。

四诊（2003年10月10日）：患者述足跟痛已释，唯膝关节痛，上下楼时明显，足底亦痛。

处理：①痹通汤，青风藤30g，穿山龙50g，生黄芪30g，泽兰、泽泻各30g，巴戟天10g，淡苁蓉10g，陈胆星20g，八月扎10g，骨碎补15g，补骨脂15g，凤凰衣8g，女贞子15g，元胡30g。②中成药及外用药同前。后因效果欠佳，仍用2003年6月3日方。

五诊（2004年2月12日）：患者药后病情稳定，口腔溃疡，腰背痛明显好转，已停用消炎痛栓1周，唯足底痛减而未已。苔薄白，质淡，脉细弦。原法出入。

处理：①痹通汤，青风藤30g，穿山龙50g，生黄芪30g，泽兰、泽泻各30g，巴戟天10g，淡苁蓉10g，陈胆星20g，八月扎10g，骨碎补15g，补骨脂15g，凤凰衣8g，女贞子15g，元胡30g。②中成药同前。后因足底痛，加炒白芥子15g，生地、熟地各15g。

六诊（2004年5月21日）：患者述腰背、骶髂关节已不痛，唯足跟微痛，行走时膝关节痛，右手拇指微痛，余无苦。ESR 8mm/h，RF 20IU/ml，CRP 2.17mg/L。

处理：停服汤剂，只服浓缩益肾蠲痹丸、蝎蚣胶囊、金龙胶囊。

持续服用，病情明显好转。

## 【诊治思路】

此为取得明显效果的强直性脊柱炎案例。

患者5年前出现两膝、足跟痛，在外院确诊为“强直性脊柱炎”，未系统治疗，症状加重，后出现腰骶关节痛，双膝关节下蹲困难、局部得温舒，夜间翻身困难，疼痛。此为阳虚寒凝于筋脉之故，其本在肾督亏虚，当以“温通”为法，以痹通汤加穿山龙、生黄芪、金毛狗脊、骨碎补以温阳益气，青风藤、泽兰、泽泻、川桂枝、忍冬藤、炒白芥子通络止痛，散结消肿，并浓缩益肾蠲痹丸、蝎蚣胶囊，并嘱患者睡硬板床，保暖。上方守服74剂后，患者精神较前振作，唯足底、膝关节痛，守法继进。服药4个月，患者诸症好转，唯足底痛减而未已。遂继续原方加巴戟天、淡苁蓉温补肾督，后因足底痛，考虑为肾精亏虚、结滞不通，加炒白芥子以散结开滞，生地、熟地滋肾填精。前后共治疗1年，患者腰背、骶髂关节已不痛，足跟微痛，行走时膝关节痛，右手拇指微痛，以中成药持续服用，病情明显好转。

## 【朱师经验】

**痹证“四久”论**　朱师认为，痹证发生是阳气不足在先，所关脏腑为肾，肾气充足，则精力充沛，五脏六腑之阳气充足，百病少与，倘肾气虚，脏腑之气衰少，必然神气衰惫、倦怠无力，百病丛生；温煦、气化功能不足，则卫阳卫外功能不力，肌腠不能固密，予外邪可乘之机。外邪侵入机体，正邪斗争，又加重正气的耗伤，难以祛邪外出，致风寒湿燥等邪停留于肌肉、筋脉、脏腑，而成痼疾。故朱师谓“四久”论：久病必瘀、久病必虚、久病入络、久必及肾。

**温肾阳，壮肾督**　督为阳脉之海，是机体阳气功能的外在集中表现，故朱师强调辨治痹证纠正阳虚时，督脉之功用不可偏废。提出“温肾阳，壮肾督”为治疗痹证之大法；并认为治疗痹证虽倡“温壮肾督”为主，但亦不可偏颇，尤其对于慢性久病、寒湿较重、阴阳俱虚者，宜遵仲景旨，用“微汗法”才能风湿俱去而且不伤阴阳。

另外，对于阴阳偏虚之体，朱师认为此时若仍用大剂温燥之品激发其体内残存之阳以温脏腑、肌表，但因为没有物质基础，徒伤其阳，继而伤阴，终致阴阳俱败。因此，宜于温阳之剂中酌加补肾阴之品，俾阴阳并补，而使水火互济，如桂枝、补骨脂、仙灵脾、地黄、鹿角霜、生姜等，皆是朱师治疗阴阳并虚之痹证的常用之品。朱婉华教授很好地继承了朱师的学术思想，并于临证中灵活妙用，多有独到见解。

## 案25　朱婉华教授辨治强直性脊柱炎——肾虚络痹，痰浊瘀阻证

狄某，男，40岁，初诊2010年4月28日。

主诉：腰骶疼痛僵滞8年。

患者8年前出现腰骶部僵滞疼痛，2008年10月20日转至北京某医院系统诊查后确诊为“强直性脊柱炎”。服中药1年余，症状有所缓解。2008年10月外院相关检查：CRP 34.03mg/L，HLA-B27（－），骨盆片示：双侧骶髂关节异常改变，符合AS改变，腰椎竹节样改变，2010年5月2日行电子结肠镜示：①溃疡性结肠炎；②内痔。来诊求进一步治疗。刻下：形体消瘦，神疲乏力，盗汗梦多，手足心热，时怕冷，纳可，口干口苦多饮，眠尚安，大便日行2次或2日一行，便中带血（服巴柳氮钠胶囊2个月，症状好转），小便自调，舌尖偏红，苔薄白微腻，脉小弦滑。

查体：颈胸腰骶部僵滞疼痛，右侧内踝关节轻度肿胀，夜间关节僵滞不适，活动后缓解，指地距28cm，枕墙距4cm，胸廓活动度1cm，颈椎、胸椎、腰椎压痛（＋），右侧“4”字征（++），左侧“4”字征（＋），双直腿抬高试验（－）。

中医诊断：大偻（肾虚络痹、痰浊瘀阻），便秘（中虚气滞）；西医：强直性脊柱炎。

治则：益肾蠲痹，化痰通络，调气行滞。

首诊处理：①痹通汤，穿山龙50g，拳参30g，青风藤30g，忍冬藤30g，补骨脂30g，骨碎补30g，葛根20g，鹿角片15g，蒲公英30g，仙鹤草30g，桔梗10g，白槿花10g，生白及10g，凤凰衣8g，莪术8g，失笑散20g（包），马勃10g，生白芍30g，川桂枝8g，炒知母15g，生半夏15g（先煎，加姜3片），炒黄柏8g。30剂。②金龙胶囊，每粒0.25g，每次1.0g，每日3次，口服。③协定5号3g，每日2次，口服。④浓缩益肾蠲痹丸，每粒4g，每日3次，口服。

二诊（2010年7月12日）：患者电话自述6月中旬开始正规服药，现仍有腰背部僵痛不适、乏力，颈项转侧不利，双髋、膝关节酸痛，翻身、行走不利，

近日大便带血，色鲜红，纳可，小便调，眠安，苔薄黄腻，续配1个月量的药。

处理：①上方加蜈蚣粉10g（冲），参三七粉4g，茜草炭30g，地榆炭30g，黄柏改为10g。30剂。②中成药同前。

三诊（2010年8月23日）：患者电话自述僵滞同前，颈项转动不利，背部稍有疼痛，双臂上举困难，挺胸困难，腰痛隐隐，翻身受限，右髋及右下肢酸胀，稍有麻木，久坐后痛甚，右踝肿胀，反复发作，近日倦怠乏力，纳谷欠香，二便调，眠安。诉结肠炎已愈，要求配个月量的药。

处理：①上方加煨草果8g，六轴子2g。30剂。②新协定5号3g，每日2次，口服。③浓缩益肾蠲痹丸，每粒4g，每日3次，口服。

四诊（2010年10月5日）：患者来电话自述药后周身疼痛减轻50%左右，唯仍有腰背酸痛，翻身、弯腰、挺胸受限，颈项转侧不利，双上肢抬举受限，双侧臀腿部酸痛交替而作，久坐后明显，受凉后肌肉痉挛，时有周身酸软疼痛，右踝关节肿胀疼痛，口干、口苦、口气重，每日大便1~2次，不成形，纳谷不香，小便自调，苔薄白微腻。要求去参三七末，续配1个月量的药。

处理：①上方去参三七，加泽漆15g。30剂。②新协定5号3g，每日2次，口服。③浓缩益肾蠲痹丸，每粒4g，每日3次，口服。④蝎蚣胶囊，每粒0.3g，每次1.5g，每日3次，口服。

五诊（2010年11月10日）：患者电话自述药后周身疼痛无明显进退，但能忍受，颈椎活动度较前增加15%左右，翻身较前好转，右踝关节肿势已减，疼痛已释，口干口苦口气重减轻。唯全身困重、疲倦，夜间明显，腰部酸软无力，腰部活动仍受限，双上肢上举受限，双下肢酸软乏力，髋部仍酸，臀腿部诸症好转，仍下蹲、步行困难。近日畏寒明显，纳增，大便因加服"柳氮磺胺"正常，小便正常，眠安，苔薄白，中根黄腻，脉不详。近日查肝肾功能、血尿常规正常，唯CRP 38mg/L。续当原法出入。

处理：①上方加制川乌、制草乌各8g。30剂。②中成药同前。

六诊（2010年12月16日）：患者来电话自述总体情况略有好转，头部左右转侧较前略便利，双侧肩胛骨、腰部、右臀部酸痛，晨起及夜间明显，右踝肿胀较前好转，双下肢不能伸直，行走困难，不能平卧，纳可，口苦口干，伴口气臭秽，苔薄白中根黄腻。

处理：①上方去茜草炭、地榆炭、煨草果，加制南星30g。30剂。②中成药同前。

七诊（2011年1月20日）：患者来电话自述服药至今，总体症状减轻约40%，双上臂上举受限，腰部、双腿自觉酸软，不能弯腰负重，右腿酸麻胀痛感，右踝仍有肿胀。全身沉重，自觉无力，夜间明显，盗汗明显，汗出湿衣，纳欠香。口苦、口干、口气臭秽较前略有好转，苔薄白，中根黄腻。眠欠安，易醒。

处理：①上方加人中黄10g。30剂。②中成药同前。

八诊（2011年3月3日）：患者电话自述药后疼痛减而未已，尤以骶髂关节为甚，夜间加重，腰酸无力，不能弯腰负重，时见双腿交替酸麻胀痛，自觉脊柱前倾症状加重，纳香，时有口苦、口干、口气臭秽，眠易醒，大便稀不成形，小便自调，苔薄白，中根黄腻，苔黄腻。1月份复查血常规、肝肾功能、ESR未见异常，CRP 30.86mg/L。

处理：①上方改制南星为35g。30剂。②中成药同前。

九诊（2011年4月19日）：患者疼痛明显减轻，唯腰背僵直感较前加重，弯腰受限，夜间翻身困难，腰部无力，两侧髋部、腹股沟处交替疼痛，行走欠利，右踝内侧轻度肿胀，踝关节活动不受限，纳可，神疲乏力，困重，眠安，大便调，日一次，质稀，不成形，小便可，苔薄黄腻，中裂，脉细小弦。查体：双直腿抬高试验（+），双“4”字征（++），指地距30cm，胸廓活动度3cm。3月29日复查CT示：双侧骶髂关节强直性脊柱炎。肝肾功能基本正常，CRP 42.18mg/L，续当原法出入。

处理：①痹通汤，穿山龙50g，拳参30g，青风藤30g，忍冬藤30g，补骨脂30g，骨碎补30g，鹿角片15g，虎杖20g，秦艽15g，桔梗10g，白槿花10g，凤凰衣8g，竹沥夏10g，墨旱莲20g，女贞子30g，人中黄10g，山萸肉15g，莪术8g，生白芍30g，生白及10g，羌活10g，蒲公英30g。30剂。②化瘀胶囊，每次0.2g，每日3次，口服。③浓缩益肾蠲痹丸，每次4g，每日3次，口服。④蝎蚣胶囊，每粒0.3g，每次1.5g，每日3次，口服。

十诊（2011年5月30日）：患者来电话自述全身情况明显好转，活动可，弯腰可，颈项活动不受限，纳可眠安，苔黄腻，二便如常。守上方案。

十一诊（2011年7月18日）：来电话自述，近来症情有所反复，自觉周身困重，活动欠灵活，双侧髂骨及骶髂关节压痛（+），偶有腰痛，晨起略有僵滞，活动后即缓解，弯腰翻身可，口干口苦，纳一般，每日大便1~2次，时有小腹隐痛不适，便后缓解，苔黄腻。

处理：①上方加生黄芪30g，泽兰、泽泻各30g，泽漆15g。30剂。②中成药同前。

十二诊（2011年8月29日）：患者电话自述症情有所缓解，颈项酸痛，伴活动欠利，自觉背腰部肌肉发紧，以夜间及晨起僵滞不适明显，腰部无力，夜间翻身欠利，骶髂关节疼痛已释，近期无双下肢疼痛，唯觉腿重，不能跑步，右脚踝肿胀略消，疼痛仍在。觉口干，牙龈肿胀反复，无畏寒、发热，苔白腻，纳可眠安二便自调。处理：守上治疗方案。

十三诊（2011年10月12日）：患者电话自述本月为2年内情况最差的1个月，觉颈项、双肩、腰背、骶髂、双髋疼痛，活动明显受限，行走不利，右踝肿胀明显，内有灼热，脊背僵滞，不能挺胸、不能自行穿袜，疲劳、乏力、肢体困重，双下肢酸软无力，口干口苦，手足心热，畏寒，纳可，眠安，大便日行一次，时干时稀，小便尚调，多次复查相关指标均正常。

处理：①4月19日方加炒元胡30g，肿节风20g，30剂。②中成药同前。

随访情况尚可，仍在继续服药。

## 【诊治思路】

患者8年前始出现腰骶部僵滞疼，确诊为“强直性脊柱炎”，相关检查提示为重症强脊炎。来诊时形体消瘦，神疲乏力，时怕冷，盗汗梦多，手足心热，大便日行2次或2日一行，便中带血，口干口苦多饮，舌尖偏红，苔薄白微腻，脉小弦滑。为肾督大虚、痰瘀阻滞之寒热夹杂象，故立“益肾蠲痹、化痰通络、调气行滞”为法，以痹通汤加补骨脂、骨碎补、鹿角片、冬虫夏草以温壮肾督、补肺肾，以穿山龙、拳参、青风藤、忍冬藤、川桂枝、葛根通络止痛，以生半夏开中焦结滞，蒲公英、生白及、凤凰衣、莪术、失笑散、马勃以解热护胃导滞，并取朱师治疗结肠炎之“仙桔汤”意，以仙鹤草、桔梗、白槿花、生白芍、炒知母、炒黄柏分消肠间湿滞，并金龙胶囊、浓缩益肾蠲痹丸口服。其后更加蜈蚣粉、参三七以止痛活血，以茜草炭、地榆炭止血散瘀。三诊时患者结肠炎已愈，纳谷欠香，原方加煨草果、六轴子以温中焦行气并止痛。四诊时，患者周身疼痛减轻50%左右，唯仍腰背酸痛、颈项转侧不利、臀腿部酸痛交替而作、右踝关节肿胀疼痛，怯寒仍，口干口苦口气重，大便每日1~2次，不成形，纳谷不香。此为寒湿仍重、郁滞于中，乃上方加泽漆、新协定5号。诊治1年余，患者疼痛明显减轻，但关节僵直感较前加重，弯腰受限、翻身困难，髋部、腹股沟疼痛，右踝内侧轻度肿胀。此为本虚之故，伏邪未去，继续以痹通汤、补骨脂、骨碎补、鹿角片、山萸肉以培补肾阳，穿山龙、拳参、青风藤、忍冬藤通络等。患者全身症状明显好转，活动可，弯腰可，颈项活动不受限。遂守上治疗方案。但60剂后，患者症情有所反复。整体考虑，此当为正邪相争，此消彼长之势，继续守上方案。再服30剂患者自觉症状变差，觉各部位活动明显受限，行走不利，右踝肿胀明显，内有灼热，脊背僵滞，不能自行穿袜，疲劳、乏力、肢体困重，双下肢酸软无力，口干口苦及畏寒等。此非病情加重，当为正气来复，与邪相争损伤正气也，故继续原方案治疗。患者理解，继服前药，病情稳定改善。

【跟诊体会】

此为一重症AS案例，以腰骶疼痛僵滞8年来诊，腰椎呈竹节样改变。笔者认为此案例并未取得明显效果，收入案例进行分析的原因是想尝试讨论一下关于治痹温热药的使用问题。

此案例患者治疗可谓波折多起，除了与其病程较长，正虚邪重外，笔者认为治疗存在商榷之处。就本病发病及治疗过程和首诊时的状态而言，为寒积冷痼之重症。寒为阴邪，非温不去，而重寒痼冷之邪，非大热大温之品不能化去，故若起始即加以桂附之品攻逐冷痼之邪，温通经络，逐邪之外出，待寒去湿化、痼冷有缓时，加以温补之品，少用寒凉之品。而且在第四诊时，患者整体来看仍是寒湿瘀阻滞，虽有口干、口苦、口气重，其原因为中焦滞而不化。《素问·五脏别论》的提示“水谷入口，则胃实而肠虚，食下，则肠实而胃虚”“六腑以通为用”，今中焦阻滞、胃中填实，瘀滞于中生湿生热，而导致口干口苦，宿食积于内，当然会出现“口气重”，而口干亦为阳虚不能蒸津上承的缘故，究其实，总由阳虚所致。笔者推测若仍以“温壮肾督”为主，兼助运中焦，少用寒凉之品，其病情会有何变化？也许僵持不下？此后诸葛之见也。虽然后来患者症状有所改善，但畏寒仍较为明显，其本底虚寒仍存。

## 案26　朱婉华教授辨治强直性脊柱炎——肾虚督痹，经脉痹阻证

余某，女，58岁，初诊2010年3月28日。

主诉：足跟痛10年，腰背痛8年，双足趾肿痛1年，左膝痛1个月。

患者10余年前出现足跟痛，当地医院按"骨质增生"治疗，效果欠佳，后渐至腰骶背部疼痛僵硬，再按"腰肌劳损、骨质疏松"治疗，效果不好，后渐出现全身多关节疼痛。近1年前左肩、膝、肘、腰、髋、趾疼痛加重，下肢屈曲受限，并渐累及右侧肢体关节，双足趾呈腊肠样肿胀。2009年两次入住宁波某医院系统检查治疗，诊断为"重度骨质疏松""SPA"，予以激素、反应停、雷公藤、美洛昔康、奥克等处理，关节肿胀、疼痛有所减轻。2009年12月25日出院时检查：HLA-B27(+)，SCL-70抗体呈弱阳性，CRP 42.9mg/L，ESR 105mm/h，予泼尼松、叶酸、MTX等治疗，效果不好。今天本院求治。刻下：怕冷，行走困难，左膝关节肿胀，纳差，眠安，盗汗量多，二便尚调，舌衬紫，苔白腻，口苦，脉细小弦。PE：弯腰指地距10cm，双侧"4"字征(+)。

中医诊断：大偻(肾虚督痹，经脉痹阻)；西医诊断：强直性脊柱炎。

治则：益肾壮督，蠲痹通络。

首诊处理：①痹通汤，穿山龙50g，青风藤30g，生黄芪30g，泽兰、泽泻各30g，补骨脂30g，骨碎补30g，鹿角片12g，制川乌10g，川桂枝10g，生白芍20g，仙灵脾15g，苍术、白术各15g，生地、熟地、薏苡仁各30g，蔻仁5g(后下)，葎草30g，瘪桃干30g，凤凰衣8g，莪术8g，制南星30g，炮山甲4g(分吞)，生半夏15g(加生姜3片，先煎30分钟)。35剂。②扶正蠲痹1号、扶正蠲痹2号，每粒0.4g，每次1.6g，每日3次，口服。③忌海鲜、辛辣、牛羊肉；睡硬板床。

二诊：患者自行停药3个月，2008年8月7日要求入院治疗。

处理：①痹通汤，穿山龙50g，青风藤30g，生黄芪30g，泽兰、泽泻各30g，补骨脂30g，骨碎补30g，鹿角片8g，生白芍20g，仙灵脾15g，苍术、白术各15g，生地、熟地、薏苡仁各30g，凤凰衣8g，莪术8g，制南星30g，怀山药30g，狗脊30g，山萸肉20g，制黄精20g，宣木瓜15g，鬼箭羽30g，怀牛膝10g。30剂。②浓缩益肾蠲痹丸，每粒4g，每日3次，口服。③金龙胶囊，每粒0.25g，每次1.0g，每日3次，口服。④双氯酚酸钠，75mg，口服，每晚服用。

三诊(2010年9月13日)：患者药后症减20%左右，腰骶、膝髋关节疼痛较前减轻，近日有午后低热，纳眠均可，二便自调，苔薄白微腻。守上治疗方案。

四诊(2010年10月13日)：患者药后症情反复，腰骶、膝髋关节疼痛仍作，双足背肿胀疼痛，行走困难(因痛影响)，夜眠时双手有针刺感，每日需服止痛药，不服则双肩关节痛明显，行走困难。仍有午后低热，纳眠可，二便调。苔薄白中根白腻，质红，中光剥，脉细小弦。ESR 111mm/h。此非不中的，乃因力不及鹄。

处理：①痹通汤，穿山龙50g，青风藤30g，拳参30g，忍冬藤20g，生地、熟地各20g，墨旱莲20g，女贞子20g，山萸肉20g，五爪龙50g，补骨脂30g，骨碎补30g，炒知母12g，生赤芍、生白芍各20g，凤凰衣8g，莪术8g，秦艽15g，川桂枝10g，生白及10g，鸡苏散10g(包)。30剂。②浓缩益肾蠲痹丸，每粒4g，每日3次，口服。③金龙胶囊，每粒0.25g，每次1.0g，每日3次，口服。④新癀片，每粒0.32g，每次0.96g，每日3次，口服。

五诊(2010年10月19日)：患者药后头痛明显，以巅顶痛为主，晨起头晕，视物旋转，家中血测BP 110/60mmHg。嘱其先停服中药1天观察。

六诊(2010年11月10日)：家属电话自述患者药后腰骶、髋膝关节痛明显缓解，双足肿胀消失，已能行走，仍有头晕，纳眠均可，二便自调。守上治疗方案。

七诊(续服上药到2011年3月11日)：患者诉汤药未能坚持服用，症情已较首诊缓解约80%。刻下：精神较前转佳，足趾关节肿胀基本消退，行走时左足趾第2、3关节疼痛，局部无灼热感，肤色如常，腰背僵痛亦较前明显减轻，久坐久卧后腰背酸痛，午后明显，弯腰、行走不受限。纳可，二便如常，苔薄白腻，脉细小弦。PE：双直腿抬高试验(－)，双“4”字征(＋)，弯腰指地距25cm，胸廓活动度4cm，胸腰椎压痛(＋)。复查血常规基本正常，ESR 44mm/h，HLA-B27 40.4U/ml，CRP 16mg/L。

处理：①上方去鸡苏散、生白及，加地肤子30g，徐长卿15g。30剂。②浓缩益肾蠲痹丸，每粒4g，每日3次，口服。③金龙胶囊，每粒0.25g，每次1.0g，每日3次，口服。④新癀片，每粒0.32g，每次0.96g，每日3次，口服。

八诊(2011年5月3日)：家属电话自述患者药后足趾关节痛肿已消，4月份因不慎感冒，纳差，故自行停药半月余，现感冒已愈，稍有咳嗽，体重增加，腰骶部疼痛较前减轻，无明显晨僵，足趾关节稍肿，久行后前脚底疼痛不适，纳眠可，二便调，苔脉不详。补述：患者夜间睡时全身皮肤瘙痒，抓之红痕，融合成片，可自行消失。

处理：①上方加菟丝子20g。30剂。②浓缩益肾蠲痹丸，每粒4g，每日3次，口服。③金龙胶囊，每粒0.25g，每次1.0g，每日3次，口服。④新癀片，每粒0.32g，每次0.96g，每日3次，口服。

九诊（2011年6月27日）：患者药后咳嗽已愈，腰骶僵痛较前缓解，无晨僵，双足趾略有肿痛，夜间翻身可，皮肤瘙痒偶作。原法出入。

十诊（2011年8月20日）：患者药后腰骶疼痛明显缓解，略胀满不适，右脚足趾疼痛，右眼视物模糊，畏风，纳眠可，二便调。

处理：①上方加龙胆草3g，谷精珠30g。30剂。②中成药同前。

十一诊（2011年10月14日）：患者右眼模糊已好转，近来因情绪波动，未能正常服药，牙龈肿痛3天，左足跟疼痛，腰骶酸胀，纳眠一般，二便调，舌苔薄白，脉细弦。

处理：①上方加焦山栀10g，淡豆豉10g。30剂。②中成药同前。

随访尚可。

## 【按语】

此案例强直性脊柱患者，病程长达10余年，多次自行停药，治疗虽取效，但未全功。

此案例后来未再面诊，但随访情况尚可。同前案例一样，该患者病情多次反复，治疗过程中出现多种排病反应，或以清解浊毒，或以温托，皆获良效。

## 【诊治思路】

患者10余年前出现足跟痛，渐至腰骶背部疼痛僵硬、全身多关节疼痛，下肢屈曲受限，双足趾呈腊肠样肿胀。当地医院以“骨质增生”“腰肌劳损、骨质疏松”最后诊断为“重度骨质疏松”“SPA”，予以激素、反应停、雷公藤、美洛昔康、奥克、叶酸、MTX等处理，效果不好。来诊时见怕冷明显，全身关节疼痛，行走困难，左膝关节肿胀，纳差，盗汗量多，舌衬紫，苔白腻，口苦，脉细小弦。四诊合参，当属中医“大偻”范畴，其根本原因为肾督亏虚。《素问·生气通天论》曰“阳气者，精则养神，柔则养筋，开阖不得，寒气从之，乃生大偻”“阳气者，若天与日，失其所则折寿而不彰，故天运当以日光明，是故阳因而上，卫外者也”“阳气者，精者养神，柔则养筋”。阳气之与生命可谓至关重要，肾督阳气不足，温煦失职，则有畏寒、关节疼痛、肿胀等。故以“益肾壮督、蠲痹通络”为法，以痹通汤、补骨脂、骨碎补、鹿角片、仙灵脾温壮肾督，以穿山龙、生黄芪、制川乌、川桂枝温通络道、以宣通阳气，以青风藤配泽兰、泽泻、生白芍、苍术、白术、生地、熟地、生苡仁、熟苡仁、蔻仁、制南星等为化湿浊以祛湿，生半夏、生姜解结开闭消肿，而温补通利之方中加葎草、瘪桃干有阴阳并补，并防燥热伤阴之功。嘱忌海鲜、辛辣、牛羊肉及睡硬板床为强脊炎患者重要的生活注意事项。30剂后，患者症减20%左右，腰骶、膝髋关节疼痛较前减轻，午后低热。守方治疗，但期间患者出现症情反复，双足背肿胀疼痛，行走困难，夜眠时双手有针刺感，每日需服止痛药。此为阴阳两虚、筋脉失濡之征。原方加墨旱莲、女贞子益肝肾之阴、山萸肉、五爪龙以补肝肾之阴并益气，炒知母入肾清虚热，并秦艽、生白及、鸡苏散护胃止疡。

患者药后巅顶头痛明显，晨起头晕，视物旋转，但腰骶、髋膝关节痛明显缓解，双足肿胀消失。推究其因，不排除为长期久病，阴阳气血本已大为耗伤，复因年过半百，气弱血虚，不能骤受此等大处方之药，虽取得显效，实有冒进之嫌。其后患者诉虽未能坚持服用汤药，但病情较首诊缓解约80%。1个月余，不慎感冒，症情未加重，但夜间睡时全身皮肤瘙痒，抓之红痕，融合成片，可自行消失。考虑为排病反应，上方加菟丝子加强温补肾督之力，以托邪之外透。

药后症情明显缓解，唯出现右眼视物模糊，畏风，此为正气渐盛，伏邪外透而不畅，加龙胆、谷精珠养肝、清肝明目后好转。而牙龈肿痛情况，笔者考虑一为阳气渐复，虚阳不浮；一为气机失畅，郁滞于上焦，故加焦山栀、淡豆豉清气分之火后症消。

## 案27　朱婉华教授辨治强直性脊柱炎——肾虚督痹，经脉痹阻证

袁某，女，11岁，初诊2010年8月8日。

主诉：腰骶部疼痛僵滞不舒6年。

患者病起6年，因“胸腰背部疼痛僵滞不适”于2005年12月26日就诊于湖北某医院，经检查诊断为“强直性脊柱炎”。予以SASP、帕夫林等口服，效果不显。2010年1月18日X线片：强脊炎、骶髂关节硬化关节炎。服药情况不详。刻下：颈、胸、腰骶疼痛，晨起关节僵滞不适，活动后缓解不明显，

翻身困难，下蹲不能完成，纳可，眠欠安（因痛所致），二便自调，苔薄白质偏红，中根腻，脉细弦，尺弱。平素易汗，有怕热情况。PE：臀地距0cm，弯腰指地距15cm，墙枕距5cm，双“4”字征（++），直腿抬高试验（±），脊柱弯曲畸形，双髋压痛（+）。今查血常规示：WBC $11.24\times10^9/L$，PLT $371\times10^9/L$，ESR 46mm/h。

中医诊断：大偻（肾虚督痹，经脉痹阻）；西医诊断：强直性脊柱炎。

治则：益肾蠲痹，通络止痛。

首诊处理：①痹通汤，青风藤30g，穿山龙50g，拳参30g，忍冬藤30g，生黄芪30g，泽兰、泽泻各30g，骨碎补30g，陈胆星8g，川续断15g，桃仁、红花各10g，杜仲15g，秦艽15g，莪术8g，凤凰衣8g，生地、熟地各15g。14剂。②扶正蠲痹1号、扶正蠲痹2号，每粒0.4g，每次1.6g，每日3次，口服。③浓缩益肾蠲痹丸、吲哚美辛栓。

二诊（2010年8月10日）：患者电话自述症情平稳。X线片：强脊炎，较前片比较：颈椎小关节有进展，胸腰骨较为相似。

处理：①上方加补骨脂30g，鹿角片15g，葛根20g，仙灵脾15g，生白芍30g。30剂。②建议住院治疗。住院期间查：HLA-B27 47.5U/ml，CRP 20.7mg/L。2010年8月20日出院带药：痹通汤加青风藤30g，穿山龙50g，拳参30g，生黄芪30g，泽兰、泽泻各30g，骨碎补30g，补骨脂30g，制南星40g，川续断15g，桃仁、红花各10g，杜仲15g，秦艽15g，生地、熟地各15g，鹿角片15g，葛根20g，仙灵脾15g，生白芍30g，忍冬藤30g，炒元胡30g。60剂。

三诊（2010年10月18日）：患者电话自述，病程中受凉外感，出现发热，致病情有所反复，颈肩、腰骶、双髋、足背疼痛，畏寒喜暖，近日感冒已愈。纳眠可，二便自调，苔薄白。续守前法。

四诊（2010年11月15日）：患者电话自述左肩部疼痛明显，双髋关节较痛，有轻微僵硬感，纳眠可，二便调，苔薄白，续配药。守上治疗方案。

五诊（2011年1月4日）：患者电话自述药后肩关节已无明显疼痛，近日腰部及双髋、骶髂部不适疼痛，纳可，眠安，二便调。苔薄白，续服上方。

六诊（2011年2月16日）：患者电话自述自觉药后症情较首诊好转50%左右，关节疼痛也较前减轻，久行或劳累后仍觉腰骶及两髋部隐痛，关节活动欠利，无明显腰背晨僵。纳眠可，二便调，苔薄白。昨日当地医院复查：RF1.9IU/ml，CRP 6.14mg/L，ESR 12mm/h，守前方案。

七诊(2011年3月24日):患者电话自述,药后髋关节疼痛不显,腰背脊柱两侧疼痛,无晨僵,阴雨天加重,活动尚可,纳可眠安,二便自调,舌脉不详。

处理:原法出入。①上方加制川乌10g,30剂。②浓缩益肾蠲痹丸,每粒4g,每日3次,口服。③蝎蚣胶囊,每粒0.3g,每次1.5g,每日3次,口服。

八诊(2011年5月6日):患者电话自述症情稳定,近来天气晴好,但左髋部痛,行走或上下楼梯欠利,腰背无明显疼痛,晨僵已消失。余无不适,纳眠可,二便调。处理:守法继进。

九诊(2011年7月11日):患者病情较首诊缓解80%,关节痛已不明显,左侧髂痛已无。唯久卧后腰背仍有僵滞不舒。翻身欠利,活动片刻即可缓解。纳眠可,受凉后咽痛,二便调。PE:双直腿抬高试验(-),双"4"字征(+),弯腰指地距20cm,X线片:强直性脊柱炎,与前片比较,较为相似。血常规:WBC $10.58\times10^9$/L,N 0.763,L 0.193,PLT $344\times10^9$/L,RBC $3.88\times10^{12}$/L,HGB 124g/L。昨天坐空调火车来面诊,上车后在空调22℃无保暖环境下24小时,咽喉红肿疼痛,咽痒,苔薄白,中根白腻。脉细小弦。

处理:①金银花、连翘各10g,蝉蜕10g,僵蚕15g,羌活6g,板蓝根20g,一枝黄花10g,荆芥、防风各10g,生黄芪30g,生白术15g,姜半夏10g,生苡仁、熟苡仁各20g,鸡苏散10g(包)。②痹证用药守上。③中成药同前。

随访仍在治疗中。

## 【诊治思路】

此案例年仅5岁时即患强直性脊柱炎,阶段治疗效果尚明显。

患者5岁时出现胸腰背部疼痛僵滞不适,后诊为"强直性脊柱炎",予以SASP、帕夫林等口服,来诊已有颈、胸、腰骶疼痛,晨僵,翻身困难,下蹲不能完成,苔薄白质偏红,中根腻,脉细弦,尺弱。四诊合参,当为肾虚督痹之大偻,当以"益肾督通痹"为法,以痹通汤加骨碎补、川续断、杜仲、地黄补肾督强筋骨,以青风藤、穿山龙、拳参、忍冬藤、生黄芪通络益气止痛,泽兰、泽泻、陈胆星、桃仁、红花活血利湿,并扶正蠲痹1号、扶正蠲痹2号、浓缩益肾蠲痹丸、吲哚美辛栓。复查X线较前片比较颈椎小关节有进展,原方加补骨脂、鹿角片、葛根、仙灵脾、生白芍补肾壮督通络,HLA-B27 47.5U/ml。服药5个月,肩关节已无明显疼痛,腰部及双髋、骶髂部不适疼痛。复服1个月药，觉症情较首诊好转50%左右，关节疼痛也较前减轻，久行或劳累后仍觉腰骶及两髋部隐痛，关节活动欠利，无明显腰背晨僵。后因关节常由阴雨天加重，故加制川乌温通经络，并口服浓缩益肾蠲痹丸、蝎蚣胶囊温肾督、活血止痛。前后共治疗11个月，患者自觉症情较首诊缓解80%，关节痛已不明显，左侧髂痛已无。唯久卧后腰背仍有僵滞不舒，翻身欠利，活动后可缓解。

## 【跟诊体会】

若从“凡病皆本气自病”的角度分析痹证之成因，在此类案例中颇具说服力。《灵枢·百病始生》谓：“风雨寒暑，不得虚，邪不能独伤人。卒然逢疾风暴雨而不病者，盖无虚，故邪不能独伤人，此必因虚邪之风，与其身形，两虚相得，乃客其形。”《素问·痹论》曰“所谓痹者，各以其时重感于风寒湿之气也”“不与风寒湿气合，故不为痹”。笔者跟师过程中观察到，本病以年轻患者为多，甚至更小年纪到五六岁，此当与禀赋不足有很大关系。朱师认为，肾督之阳气不足是本病发生的根本问题，所关脏腑为肾，并损及督。肾为先天之本，受五脏六腑之精而藏之，是调节各个脏器功能的中心、平衡维系机体矛盾统一的主宰。肾气充足，则精力充沛，五脏六腑之阳气充足，百病少干，倘肾阳衰、肾气虚，脏腑之阳气衰少，必然神气衰惫、倦怠无力，百病丛生；温煦、气化功能不足，则卫气卫外功能不力，肌腠不能固密，予外邪可乘之机。督为阳脉之海，循行于背部正中，与全身各阳经都有联系，是阳气功能的外在集中表现，故朱师强调辨治痹证纠正阳虚时，督脉之功用不可偏废，提出的“温肾阳，壮肾督”在痹证早期有开闭达郁、促使外邪速退之效，中期有燮理阴阳、防止寒凉伤中之功，后期有激发阳气、引邪外出之用。

观朱师临床经验用药，多以温而通之，鲜少燥烈猛峻之品。朱师指出《内经》早有提示“壮火食气，气食少火，壮火散气，少火生气”。尤其对于阴阳偏虚之体，大剂温燥之品激发其体内残存之阳以温脏腑、肌表，但因为没有物质基础，徒伤其阳，继而伤阴，终致阴阳俱败。对于小儿尤其要注意培补先天之肾精，如此，方能使“阳得阴助而泉源不竭；阴得阳助而生化无穷”。

# 幼年特发性关节炎

## 案1 朱良春教授治疗幼年特发性关节炎——痰热蕴肺，肺失清肃证

崔某，男，10岁，初诊：2010年1月18日。

主诉：膝痛半年，咳嗽2个月余。

患儿半年前因膝痛，行B超示：右膝关节髌囊上积液，滑膜增厚。遂行骶髂CT示：右侧髂骨囊变，骨质密度不均匀，双侧骶髂关节炎可能。HLA-B27示阳性。后至上海某医院诊断为"幼年特发性关节炎（附着点相关炎症型）"。经用益赛普、泼尼松、爱诺华等治疗，病情稳定。ESR 5mm/h。肺炎支原体抗体IgM阳性。2个月余前患儿感冒后出现咳嗽咳痰，倦怠，再次出现膝痛，要求服中药治疗。来诊见精神可，咳嗽咳痰色微黄，纳尚可，眠一般，二便调，舌淡，苔薄，脉细。

中医诊断：咳嗽（痰热蕴肺，肺失清肃），痹证（肾虚络阻）；西医诊断：幼年特发性关节炎。

治则：补益肺肾，化痰通络。

首诊处理：①穿山龙30g，金荞麦20g，青风藤12g，鸡血藤15g，蜂房6g，乌梢蛇6g，补骨脂12g，鹿衔草15g，生地、熟地各12g，甘草3g。14剂。②益肺止咳胶囊，2粒，每日3次。③益肾蠲痹丸，8g，每日3次。

二诊：患儿药后关节痛基本消失，偶尔鼻咽不适，鼻出血，痰少。纳眠可，二便调，舌淡红苔薄白，脉弦细。前法继进。

处理：①上方减金荞麦15g，加僵蚕8g。14剂。②益肺止咳胶囊，2粒，每日3次。③益肾蠲痹丸，8g，每日3次。④金荞麦合剂，50ml，每日2次。

三诊：患儿已无明显关节疼痛，不咳，痰不多，纳尚可，眠一般，二便调，舌淡苔薄脉细。前法继进。

处理：①穿山龙30g，金荞麦20g，蜂房6g，僵蚕8g，乌梢蛇8g，鸡血藤20g，青风藤15g，豨莶草15g，金沸草12g，甘草4g。21剂。②益肺止咳胶囊，2粒，每日3次。③益肾蠲痹丸，8g，每日3次。

四诊：患儿药后诸症平稳，唯天气变化时乏力，会有低热，纳尚可，眠一般，二便调，舌淡，苔薄脉细。前法继进。

处理：①上方加炙黄芪20g，甘杞子12g，仙灵脾8g。具体如下：穿山龙30g，金荞麦20g，蜂房6g，僵蚕8g，乌梢蛇8g，鸡血藤20g，青风藤15g，豨莶草15g，金沸草12g，甘草4g，炙黄芪20g，甘杞子12g，仙灵脾8g。20剂。②中成药同前。

五诊：患儿病情稳定，唯有喉中痰多，稍咳，左膝发酸，余无特殊不适。纳尚可，眠一般，二便调，舌淡苔薄脉细。复查ESR、CRP正常。

处理：①穿山龙30g，金荞麦15g，金沸草12g，蜂房6g，僵蚕6g，鸡血藤15g，炙黄芪15g，甘草6g。20剂。②中成药同前。

六诊：患儿目前病情稳定，唯仍有左膝发酸软，稍咳。纳尚可，眠一般，二便调，舌淡苔微腻，脉细。复查：ESR 4mm/h。X线片：左腘窝肿形成可能，与前片比较，右膝关节髌囊上积液基本消失。

处理：①上方加生地、熟地各10g，生苡仁20g。14剂。②中成药同前。

七诊：患儿偶有左膝发酸。舌偏淡红，苔薄白，脉细。前法继进。

处理：①穿山龙20g，生地、熟地各15g，全当归8g，仙灵脾10g，蜂房6g，僵蚕6g，鸡血藤15g，青风藤15g，生黄芪20g，甘草6g。30剂。②中成药同前。

八诊：患儿关节症状已不明显，汗多，喉间偶尔有痰，易感冒。舌偏淡红，苔薄白，脉细。复查：ESR 3mm/h。

处理：①上方加炒防风6g，炒白术12g，金荞麦15g。30剂。②中成药同前。

此后一直服用该方。患者病情平稳。

## 【诊治思路】

此为一例幼年特发性关节炎患儿，半年前因膝痛，行相关检查诊断为“幼年特发性关节炎”，经用益赛普、泼尼松、爱诺华等治疗，但体质较差，反复感冒，咳嗽咳痰2个月余来诊。

朱师认为幼年特发性关节炎，其临床表现以关节疼痛、红肿、发热等为主症状，其原因同其他痹证一样，唯更多原因责于“先天不足”也。

《灵枢·百病始生》谓“风雨寒暑，不得虚，邪不能独伤人。卒然逢疾风暴雨而不病者，盖无虚，故邪不能独伤人，此必因虚邪之风，与其身形，两虚相得，乃客其形”“肺为气之主”“肾为气之根”，究其本仍以肾精不足为基础。此类小儿多有先天不足因素存在，而培补肾精为治本之法，温阳化气通络为治其标。此患者迭经西药治疗，病之标象已平，但本虚仍存，稍受风寒则病作，此新病未已，旧疾复起也。治疗此类疾病，当分清本源，从“肾虚络阻”考虑，予以“补益肺肾，化痰通络”调之。以穿山龙、补骨脂、鹿衔草、生地、熟地补肾精、清虚热、通经络，蜂房、乌梢蛇、青风藤、鸡血藤通络止痛，金荞麦清肺化痰以治其标，并益肺止咳胶囊、益肾蠲痹丸补益肺肾。14剂后患儿关节痛基本消失，偶尔鼻咽不适，鼻出血，痰少，上方金荞麦减少半量，加僵蚕解热通络。三诊时患儿已无明显关节疼痛、咳嗽。但患儿体质较差，仍反复感冒，易疲，朱师以黄芪、甘杞子、仙灵脾燮理阴阳、益气固表，亦取玉屏风意加炒防风、炒白术益肺卫、固卫表。

## 【朱师经验】

方中各处体现朱师经验用药。

**金荞麦**　金荞麦味甘、涩、微苦，性凉，用于肺脓肿，麻疹肺炎，扁桃体周围脓肿。朱师早年从民间发掘出本药，目前已广泛应用于临床。关于本药，笔者还有一个插曲，以前治疗慢性阻塞性肺疾病并发肺炎患者，在辨证基础上，参用金荞麦40g，当晚患者即发生抢救。不知是用药不当，还是南方人体质偏虚？跟师期间，笔者求教于朱师，始知非药物本身问题，而考虑不周全所致。对于长期慢阻肺患者，肺肾精气大虚，即便有“热象”亦是在痰瘀互阻、气滞而不畅化热所致，若需清热，应在培补肺肾气血阴阳的基础上辨证使用金荞麦。感悟之余，又记起朱师教诲：不可拘泥于现代医学的局限，对号入座，一见发热，一个“炎”字，就清热解毒、清热凉血，必须辨证施治。

**仙灵脾**　仙灵脾味辛甘，性温。朱师常谓“仙灵脾温而不燥，为燮理阴阳之佳品”。朱师善用本品治疗肾阳亏虚诸证，每以本品配合熟地、仙茅、鹿衔草；合之丹参、合欢皮、炙甘草治阳虚之心悸、怔忡，意取心肾水火既济之意；以本品配合高良姜、荔枝核，治多年胃寒痛，取益火生土之意。至于合黄荆子、五味子、茯苓治水寒射肺之咳喘，亦或配合吴茱萸、川芎治寒厥头痛等，皆能应手取效。朱师认为本品温润和阳，燮理阴阳为他药不及。

朱师用药经验十分丰富，不但是他长期临床的总结，更有深厚中医理论基础为依据。朱师临证近80余年，一以贯之，踏实、务实、勤奋的工作作风深深影响着弟子。

## 案2 朱良春教授治疗幼年特发性关节炎——肾虚络痹证

季某，男，13岁，初诊2010年月7月5日。

主诉：反复发热、关节痛半年。

患者近半年以来反复出现发热、关节痛，倦怠，在上海某医院行相关检查，诊断为“幼年特发性关节炎”，目前仍在用药为益赛普2支/月，柳氮磺嘧啶、帕夫林，求中医药治疗，来诊见：间中发热，关节痛，疲乏，无肢体浮肿及晨僵，纳眠可，二便调，舌淡红苔薄白，脉细。

中医诊断：痹证（肾虚络痹）；西医诊断：幼年特发性关节炎。

治则：补肾蠲痹通络。

首诊处方：①穿山龙40g，全当归8g，赤芍、白芍各12g，仙灵脾10g，生地黄、熟地黄各15g，蜂房8g，地鳖虫6g，乌梢蛇8g，青风藤20g，甘草6g，补骨脂15g，骨碎补15g。14剂。②益肾蠲痹丸，3/4包，每日3次，口服。

二诊：患者汗多，余无特殊不适，舌淡红苔薄，脉细。原法继治。复查肝功能、ESR都正常。

处理：①上方加炙黄芪30g，煅牡蛎20g，浮小麦30g。14剂。②益肾蠲痹丸，3/4包，每日3次，口服。

三诊：患者汗出减少，舌红苔薄，脉细。原法继治。

处理：①上方去浮小麦，加女贞子12g。20剂。②中成药同前。

四诊：患者经治病情稳定，益赛普每月2支已减至每月1支，汗出情况进一步改善，唯食后腹胀，矢气多，舌淡苔根腻，脉细。原法继治。

处理：①上方加鸡内金10g，生山楂10g。20剂。②中成药同前。

五诊：患者病情稳定，舌红苔薄，脉细。B超示：脂肪肝，三酰甘油3.22mmol/L。原法继治。

处理：①穿山龙40g，生地黄、熟地黄各15g，仙灵脾10g，全当归10g，鸡血藤20g，蜂房8g，乌梢蛇10g，徐长卿10g，青风藤20g，煅牡蛎30g。14剂。②中成药同前。

六诊：患者已无汗出，但近月余来出现鼻旁、眉心脱皮情况，小腿抽筋，舌红苔腻，脉细。原法继治。

处理：①继服前方，加宣木瓜10g，萆薢10g。14剂。②中成药同前。

七诊：患者小腿抽筋改善，膝关节时有酸胀。查尿常规：尿蛋白、CRP、ESR正常。来人述症索药。

处理：①穿山龙40g，生地黄、熟地黄各15g，仙灵脾10g，全当归10g，鸡血藤20g，蜂房8g，乌梢蛇10g，徐长卿10g，青风藤20g，煅牡蛎30g，生黄芪15g，猫爪草20g，石韦10g。14剂。②益肾蠲痹丸，3/4包，每日3次，口服。③钙尔奇D 1粒，每天1次。

八诊：患者动则汗多，余症尚平。舌淡红苔腻，脉细。查尿常规：阴性。原法继治。

处理：①穿山龙40g，仙灵脾10g，全当归10g，鸡血藤20g，生黄芪15g，蜂房8g，乌梢蛇6g，地鳖虫6g，徐长卿10g，菟丝子8g，煅牡蛎20g，浮小麦30g，甘草4g。14剂。②益肾蠲痹丸，3/4包，每日3次，口服。

九诊：患者病情稳定，舌淡红苔薄白，脉细。

处理：①上方加生地、熟地各15g，16剂。②中成药同前。

十诊：患者一直服上药到2011年4月18日，无不适，大便干燥。舌淡苔薄白，脉细。MR示：两侧骶髂关节无信号异常，尿常规、血常规、ESR正常。

处理：①穿山龙30g，生地、熟地各15g，全当归8g，青风藤15g，蜂房8g，地鳖虫6g，乌梢蛇6g，全瓜蒌15g，骨碎补20g。20剂。②中成药同前。

十一诊：患者续服至6月20日：药后症平，无明显不适，汗多，舌淡红苔薄白，脉细。

处理：上方加鹿衔草20g，煅牡蛎30g，浮小麦30g。14剂。

十二诊：患者续服至7月6日：偶尔头痛，余症尚可，舌淡红苔薄白，脉细。4月18日方加生黄芪20g，鹿衔草20g，钩藤10g。20剂。

十三诊：患者续服至7月25日，要求继续调理：穿山龙30g，生地、熟地各10g，全当归8g，仙灵脾8g，蜂房6g，地鳖虫6g，乌梢蛇6g，补骨脂10g，鹿衔草10g，甘草4g。

此后以上方续服，病情一直平稳。

## 【按语】

此为幼年特发性关节炎案例，收效良好。幼年特发性关节炎是儿童常见的风湿性疾病，以慢性关节滑膜炎为主要特征，伴全身多脏器功能损害。同其痹证一样，本病的治疗难度较大。

## 【诊治思路】

本案患者年13岁，已经反复发热、关节痛半年，外院诊断为“幼年特发性关节炎”，来诊前以益赛普每月2支，柳氮磺嘧啶、帕夫林治疗，患者仍有发热、关节痛、疲乏。幼年发病考虑与肾精不足有直接关系，复受风寒湿诸邪侵袭，留而不去所致。故宜“补肾蠲痹通络”治之，以穿山龙、仙灵脾、补骨脂、骨碎补培补肾精，青风藤、蜂房、地鳖虫、乌梢蛇通筋活络，全当归、赤芍、白芍、生地黄、熟地黄补血通络，并益肾蠲痹丸口服。后因患儿汗多加黄芪、煅牡蛎、浮小麦以益气固表止汗、潜阳敛汗。四诊时，患儿病情稳定，益赛普减至每月1支，汗出情况进一步改善，唯食后腹胀，矢气多，舌淡苔根腻，脉细。考虑中焦健运不足，乃于上方加鸡内金、生山楂以健脾促运、消食导滞。六诊时，患儿汗止，但出现鼻旁、眉心脱皮情况，小腿抽筋，此为肾气渐复，伏邪外透之象，原方加宣木瓜、萆薢以舒筋和络、祛风湿，助伏邪外透。药后患儿小腿抽筋改善，诸症平稳，于原方加生黄芪、鹿衔草、钩藤调理。稳定恢复。

## 【朱师经验】

幼年特发性关节炎起病年龄小，反复发作，治疗不利会有失明等残疾发生。朱师认为，本病发生原因同其他痹证一样，根本仍在于“先天不足”，兼之风寒湿热外邪侵袭，故以培补肾精通络为治。跟师期间，所见好几例此类患者，皆取得较好疗效，可资临床重复验证。

## 【跟诊心得】

本案例患者反复出现汗多，汗为心之液，“阳加于阴，谓之汗”。朱师认为，患儿本已肾气不足，阳气亏虚，此虚浮之阳，当敛之、潜之，不可清解之，以免重伤阳气，故以鹿衔草、煅牡蛎、浮小麦等敛潜浮阳之品。

虫类能否适应治疗幼儿风湿病患者？笔者曾就此问题请示朱师。朱师认为，儿童发生此病，本就与肾精亏虚，气失濡养有关，虫类药具有草木之品所不能比拟的与免疫成分相关的蛋白等成分，可起到培补精益气、壮督温养之用，《经》曰："有故无陨，亦无陨也"，故蜂房、地鳖虫、乌梢蛇虫类药，当用则用，辨证基础上加用之，多可收佳效。

# 成人Still病

## 案1　朱良春教授辨治成人Still病——肾虚络痹证

胡某，女，65岁，初诊2010年9月10日。

主诉：反复发热伴多关节痛1年余。

患者自2008年8月出现上证，体温达37.7℃，2009年11月11日于上海某医院以“成人Still病、骨质疏松症”治疗，当时测：CRP 148mg/L，ESR 140mm/h；抗核抗体(+)，骨密度：T-score；2.47，治疗后好转。服美卓乐24mg，每日1次；尼美舒利100mg，每日1次；罗盖全0.25μg，每日1次；铝碳酸镁500mg，每日3次；病情反复。为求中医药治疗来诊见：颈椎、左膝、右足面疼痛明显，右足背浮肿。近日加用吲哚美辛栓退热止痛，能维持36小时左右；药效退后颈椎、左膝、右足面疼痛明显，右足背浮肿，纳眠差，二便调，苔薄白舌有裂纹，脉细弦。检查：PLT 366×$10^9$/L，Hb 90g/L；ESR 118mm/h。

中医诊断：风湿热(肾虚络痹)；西医诊断：成人Still病。

治则：益肾蠲痹，清热通络。

首诊处方：①痹通汤，穿山龙50g，青风藤30g，拳参30g，仙灵脾15g，生地20g，生黄芪20g，泽兰、泽泻各20g，水牛角30g，葎草30g，炒元胡30g，凤凰衣8g。每日1剂，10剂。②扶正蠲痹1号、扶正蠲痹2号，各0.4g，每次1.6g，每日3次，口服。③吲哚美辛栓，0.1g，每日1次。

二诊(2010年9月20日)：患者电话自述服药后症减，体温基本正常，但欲睡，要求邮药。

处理：①上方+忍冬藤30g，15剂。②扶正蠲痹1号、扶正蠲痹2号，各0.4g，每次1.6g，每日3次，口服。

三诊(2010年10月7日)：患者电话自述仍有反复低热，体温37.2℃，多个关节肿胀疼痛，以踝、膝关节为主，行走不便，时有背部酸痛，平时畏寒，乏力欲睡。续服前药。

处理：①上方+青蒿珠20g，鬼箭羽30g，共14剂。②中成药同前。

四诊（2010年10月25日）：家属电话自述体温已正常，乏力倦怠较前改善，唯膝、踝、肩关节仍痛，肿胀不明显，关节得热则舒，自述舌苔薄白。

处理：①上方+川桂枝6g，生白芍15g，15剂。②中成药同前。

五诊（2010年11月12）：患者电话自述：近日体温正常，双膝双踝关节痛如前，稍肿胀，头晕恶心欲呕，视物旋转，手臂不麻木，纳眠可，苔薄白。诉服第二次中药稍好。

处理：①二诊方+鬼箭羽30g，川续断20g，生白芍30g，15剂。②中成药同前。

六诊（2010年12月7日）：患者药后关节痛较初诊减轻20%~30%，以双膝、足跟、手足趾关节痛为主，呈酸痛，偶皮疹。纳可，二便常，苔薄白边腻，脉细小弦。当地医院检查：WBC $7.69 \times 10^{12}$/L，PLT $292 \times 10^{9}$/L，RBC $4.07 \times 10^{9}$/L，Hb：107g/L；ESR 76mm/h，RF 3IU/ml，CRP 44.8mg/L，IgG 15.18mg/ml，IgM 1.39mg/ml，CIC 15。原法继进。

处理：①上方加宣木瓜20g，骨碎补30g，补骨脂30g。30剂。②中成药同前。

七诊（2011年1月11日）：患者电话自述足趾关节疼痛明显减轻，双膝关节痛及双下肢皮疹亦较前减轻，受凉后痛明显。苔薄白。守法继进。

处理：①痹痛汤加穿山龙50g，青风藤30g，拳参30g，仙灵脾15g，生黄芪20g，泽兰、泽泻各30g，炒元胡20g，鬼箭羽30g，川续断20g，生白芍30g，宣木瓜20g，骨碎补30g，补骨脂30g。每日1剂，30剂。②中成药同前。

八诊（2011年2月22日）：患者服药后双下肢皮疹渐消退，关节肿痛减轻，右肩关节、左无名指仍痛，左足跟痛，行走时甚，纳眠可，二便调。现仍每晚用一次吲哚美辛栓止痛。本次复查：ESR 58mm/h。

处理：①上方加制南星30g，徐长卿15g，地肤子30g。②中成药同前。

九诊（2011年4月12日）：患者药后体温正常，无畏寒，双下肢皮疹颜色转淡，双膝关节肿痛较前亦明显减轻，右肩关节、左手无名指仍有疼痛，左足跟疼痛，行走时尤甚，左手近掌指关节肿胀，纳可，眠安，二便调，舌有紫气，苔薄白中裂，脉弦缓，续当原法出入。现仍每晚服用一次吲哚美辛栓消炎止痛。BP 138/80mmHg，血常规正常，ESR 58mm/h。守上方案处理。

十诊（2011年5月23日）：家属来电，体温正常，双下肢皮疹已消，双手指疼痛已释，唯握拳不紧，活动欠利，双膝关节疼痛较前减轻，上下楼梯时明显，双足跟至足踝处肿痛，痛剧时服吲哚美辛栓消炎止痛。苔不详，续配1个月量的药。处理：守上治疗方案。

十一诊（2011年7月8日）：患者来电话自述，药后体温正常，唯双手足膝疼痛，双手握拳不紧，活动欠利，纳可、眠安、二便调，苔不详，续配1个月量的药。

处理：①上方制南星改35g。30剂。②中成药同前。

十二诊（2011年9月19日）：患者来诊，诉经治关节疼痛缓解90%，已无再发热。刻下：唯有双手无名指疼痛，握拳较紧，活动较前为利，余关节无异常，略感乏力，纳可、眠安、二便调。血常规：WBC $7.68 \times 10^{12}$/L，PLT $187 \times 10^{9}$/L，Hb 99g/L；ESR 44mm/h。守上方案。

十三诊（2011年11月16日）：患者来电话自述，足跟疼痛有所反复，行走欠利，工作做家务乏力明显，无口干口苦，纳眠便调。

处理：①上方加豨莶草30g。30剂。②中成药同前。

随访病情稳定。

## 【诊治思路】

患者年过六旬，肾之阴阳俱虚，而长期服用激素一方面消耗机体本身的阳气，一方面出现激素依赖性且药效渐减，面诊时正值疾病发作期，发热、肢体浮肿、骨痛为主要表现，且曾服用激素、吲哚美辛栓退热止痛，药效过后即再痛发。究其病本乃为肾气亏虚、络阻不通导致，故其组方原则即从其本着手，以补益肾气、通痹止痛为原则。用痹通汤为基本方，并加仙灵脾、生黄芪、生地以补益肾气、养肾阴，遵景岳“善补阳者，必于阴中求阳，则阳得阴助而生化无穷”之意，针对浮肿、发热及疼痛加用泽兰、泽泻、水牛角、葎草、炒元胡等品，辅以中成药“扶正蠲痹”，以起祛邪扶正两相同用的功效。

## 【朱师经验】

既往对成人Still病曾归为“风湿热”“暑温”“湿温”范畴，因具有全身发热，关节肌肉灼热，或瘀痛，或红肿者又称为热痹，治疗有从卫气营血论治者，有从伤寒三阳经辨治者。朱师从长期的临床经验出发，认为肾虚不足、络痹不通是本病的根本病机，故以益肾蠲痹为基本原则，兼清热通络或活血通络，临床取得较好的效果。

温通肾督虽然贯穿本病的整个治疗过程，但朱师经验并非一味强调温补，在病程发展过程中出现的诸如发热、关节疼痛、肢肿等，亦会针对性的用药，如酌加青蒿珠、水牛角以清热，炒元胡、宣木瓜、制南星等通络止痛等。治疗过程中充分体现临证"持重""应机"的辨证特点。

## 案2　朱婉华教授治疗成人Still病——肾虚络痹，痰瘀郁热证

李某，男，干部，初诊：2010年5月19日。

主诉：反复发热伴关节疼痛12年。

患者自1998年始出现周身风团样红斑、瘙痒、发热（体温39~40℃），周身关节疼痛，肌肉酸痛，各处求治，一直未能确诊及取效，曾因"荨麻疹"予以服用激素30mg/d抗过敏等药物治疗，症状可暂缓，但复又起，后出现股骨头坏死，目前仍每周服用4粒甲氨蝶呤，每天服用4mg甲泼尼龙。今来我院求诊要求中医药治疗。刻下：咽焮红，流清涕，汗出，左腿疼痛，行走受限（股骨头坏死影响），面、睑、颧浮肿，潮红，周身风团样皮疹，关节得温则舒，纳香，二便正常，苔薄黄微腻、质紫，脉弦。检查：WBC $11.75 \times 10^9$/L，RBC $3.18 \times 10^{12}$/L，PLT $334 \times 10^9$/L，Hb 86g/L；ESR 118mm/h。

中医诊断：风湿热（肾虚络痹，痰瘀郁热）；西医诊断：成人Still病。

治则：益肾蠲痹，清热通络。

首诊处理：①痹通汤，拳参30g，青风藤30g，穿山龙50g，忍冬藤30g，金银花、连翘各12g，蝉蜕10g，紫草30g，五爪龙50g，补骨脂30g，骨碎补30g，鹿角片10g，制川乌10g，川桂枝10g，生白芍30g，凤凰衣8g，莪术8g。4剂。②浓缩益肾蠲痹丸，每粒4g，每日3次，口服。③金龙胶囊，每粒0.25g，每次1.0g，每日3次，口服。④住院治疗。

患者经治病情好转后出院。出院带药仍以益肾蠲痹、清热通络为主。2010年8月23日出院带药：痹通汤，青风藤30g，穿山龙50g，拳参30g，忍冬藤30g，骨碎补30g，五爪龙100g，黄芪100g，仙灵脾15g，生地、熟地各15g，赤芍、

白芍30g，全当归15g，山萸肉20g，寒水石30g，蛇蜕10g，徐长卿15g，青蒿30g，炒牛子15g，炒子芩10g，土茯苓40g，甘杞子20g。

二诊（2010年11月26日）：病情较首诊好转50%，近1个月以来发热未作，唯仍反复出现斑疹，倦怠乏力，指膝关节疼痛，纳眠皆可，二便自调。要求再来住院。

处理：痹通汤，拳参30g，青风藤30g，穿山龙50g，忍冬藤30g，金银花、连翘各12g，蝉蜕10g，紫草30g，五爪龙50g，补骨脂30g，骨碎补30g，鹿角片10g，制川乌10g，川桂枝10g，生白芍30g，凤凰衣8g，莪术8g。4剂。

患者经治病情稳定后出院。出院带药：①痹通汤，土茯苓50g，青风藤30g，金雀根30g，青蒿珠30g，忍冬藤30g，半枝莲30g，炙蜈蚣8g，生苡仁40g，生槐米20g，徐长卿30g，生地榆20g。70剂。②浓缩益肾蠲痹丸，每粒4g，每日3次，口服。③金龙胶囊每粒0.25g，每次1.0g，每日3次，口服。④朱氏温经蠲痛膏1贴，每12小时1次外用。激素、吲哚美辛栓自备。

三诊（2011年3月8日）：患者近来发热不退，最高达42℃，伴恶心呕吐，食欲不振，倦怠乏力，全身关节疼痛，皮肤斑疹再发，瘙痒，大便2~3日一行，难解，眠差，小便量少。苔中薄质红，脉弦数。朱师会诊详细询问病史后建议患者先继服甲泼尼龙4mg口服控制发热，渐减少，不可突然停服。

处理：①痹通汤，穿山龙50g，生地黄20g，水牛角30g，金荞麦40g，青风藤30g，制白附28g，地肤子30g，蛇蜕12g，紫草30g，忍冬藤30g。4剂。②浓缩益肾蠲痹丸，每粒4g，每日3次，口服。③新癀片3粒，每日3次，口服。

上方一直服至出院并带出。

四诊（2011年3月23日）：患者药后体温降至正常，皮疹明显减少，苔薄白，脉弦，宗原法继治。

处理：①上方去金荞麦，加川石斛20g，白鲜皮30g。15剂。②中成药同前。

## 【朱师经验】

**温清并施**　本案秉承朱师治疗风湿免疫类疾病的基本原则：温肾督通络，方选痹通汤加减，配以浓缩益肾蠲痹丸、金龙胶囊。初诊治疗效果基本满意。在治疗此类疾病过程中，尤其是并发诸如发热、出疹、关节疼痛等症状时，朱师重视对症药物的使用，认为在基本组方原则思想不变的情况下，酌加针对这些病症的药物是必要之举。如拳参、青风藤、忍冬藤、金银花、连翘、蝉蜕、紫草以通络止痛、消疹，但同时伍以温补之品，如穿山龙、五爪龙、补骨脂、骨碎补、鹿角片，制川乌、川桂枝等，以使络通而不伤正、温补而不助热。

## 【跟诊体会】

三诊时患者病情出现明显变化、热势剧增，皮疹明显增多、瘙痒。此似为机体排邪外出的一种反应，但由于患者出现超高热、全身关节疼痛，而患者亦十分紧张。此种情况曾引起笔者的思考，即乘胜追击、加大攻邪力度，还是以扶正增加抗邪能力。反复思考不能定夺。朱师会诊后果断指示：首先考虑患者的感受，先辅用激素控制发热，继以温补肾气之中药调理之。另外，针对关节痛施用外用药：朱氏温经蠲痛膏，对局部疼痛有很好的缓解作用等，经处理，患者热退，情绪安定，接受进一步治疗。给予笔者启示：把患者的需要放在第一位，以患者的感受作为首要考虑因素，邪毒炽盛情况下，果断“阻击”，同时防护正气进一步损伤。此种情况在门诊患者身上尤其要注意，为医者不可不顾患者感受而对“伏邪”穷追猛打，否则，患者很难配合；如何在患者能够接受、耐受病情发生变化前提下，准确判断病势演变，慎勿误标害本，很考验医者的综合能力。

思考：从结果上来看，此患者治疗效果虽然在治疗过程中出现50%的好转情况，但从长远来看，尚难评估。笔者思考原因如下：由于此类疾病临床症状不典型，且诸多混合因素，导致临床很难做出准确诊断，误诊误治概率极大，其对机体正气所造成损伤可想而知；而且多数时候，在束手无策的情况下，激素的使用更加损伤机体残存之阳，即便温清并施、寒温并用，对本气的损伤仍难以避免。该患者初诊表现为一派肾虚络阻不通、虚火浮于上而不得潜降，而有面、睑、颧浮肿，潮红的表现，笔者认为此时要紧的是通络并加强收摄敛降之力，以敛浮越于上的阳气下潜；特别是二诊时患者虽发热已平，但仍反复出现皮疹、倦怠乏力、指膝关节疼痛。这是值得深入思考的：发热退后，人当精神振作，为何反而倦怠而反复出现斑疹？其原因试做如下分析：其一，正邪斗争，虽驱部分伏邪外出，但正气亦明显受损；其二，患者本气亏损明显，肾气不足以温养五脏之气、不足以完全驱邪外出，正邪交争之势虽减而不衰；其三，正气大亏，邪气盛实，逼虚阳外越（故后来患者热势高达40℃以上)。当然,此三种原因只是推测,还有其他原因,也未可知。但不论哪一种原因,病至此等形势,当以固护两本为要,兼以敛潜浮阳于坎水。以此处理,患者病势渐缓。此案例患者治疗过程中正邪交争所出现的此消彼长的变化,颇多惊险,值得深思。

## 案3 朱婉华教授辨治成人Still病——风湿化热,经脉痹阻证

杨某,女,55岁,初诊2011年7月12日。

主诉:低热3个月余。

患者今年因“感冒”后持续低热不退,5月5日就诊于吉林某医院,入院检查,B超示:左室心肌肥厚,主动脉硬化,左室舒张功能降低。血常规:HGB 105g/L, PLT 363×$10^9$/L;生化:AST 44U/L, ALT 105U/L, ESR 80mm/h。胸部CT示:慢性支气管炎,肺气肿,纵隔淋巴结钙化;骨穿病理示:骨髓增生活跃,可见噬血现象。CRP 6.78mg/dl。明确诊断为“成人Still病”,治疗后好转。但出院后仍反复低热,每于发热肌痛时服西乐葆等解热镇痛药及中药调理。刻下:每日均有发作低热,发时全身肌肉酸痛,需要服对症西药,晨起口苦,纳眠可,二便调。苔薄白燥,质淡紫,脉细小弦。

有高血压病20余年,服“珍菊降压片1粒,日1次”,今日血压:130/75mmHg。

中医诊断:风湿热(风湿内侵,郁而化热,经脉痹阻);西医诊断:成人still病。

治则:疏风清热,化湿通络。

首诊处理:①痹通汤,穿山龙50g,青风藤30g,拳参30g,忍冬藤30g,川桂枝10g,生白芍30g,水牛角30g,炒知母8g,鸡苏散15g(包),凤凰衣8g,莪术8g。2剂。②浓缩益肾蠲痹丸,每粒4g,每日3次,口服。③扶正蠲痹1号、扶正蠲痹2号,每粒0.4,每次1.6g,每日3次,口服。④建议住院治疗。

患者住院好转后出院,上方去鸡苏散,改川桂枝10g,炒知母10g,加鬼箭羽30g,徐长卿15g,白鲜皮30g,蝉蜕12g,人工牛黄0.6g(分吞),羚羊角粉0.3g(分吞)。20剂。中成药同前。

二诊(2011年9月22日):家属电话自述,患者发热已退,未有反复,唯

有乏力，全身肌肉酸痛明显，自觉较以前发热时为重，活动欠利，纳可眠安，二便调，舌淡红苔薄白。续配半个月量药。

【按语】

此例成人still病短期治疗效果尚可，治疗过程贯穿了温补肾气、通络止痛的法则。患者来诊时表现为低热反复发作，且每日均有发热，伴全身肌痛，经治发热已退，并且未出现反复，治疗已取得阶段性成果。故后期加强温肾督之力是固本。

此病是一个反复发作、慢性迁延的过程，而且已有心、肺、肾脏等系统损害功能不全的情况，后期效果尚待观察。

# 疑难痹证

## 案1　朱良春教授辨治痹证——肾虚络痹证

张某，女，37岁，初诊2010年12月6日。

主诉：四肢关节、腰部疼痛1年余。

患者1年以来四肢关节、腰痛反复发作，晨僵明显，曾于外院查ASO 146U/ml，RF＜20IU/ml，余正常，未行特殊处理。时有干咳，无痰中带血。舌红苔微白，脉细。既往有高血压病史，不规律服药。本次BP 130/100mmHg。

中医诊断：痹证（肾虚络痹）；西医诊断：关节、腰痛（查因）。

治则：益肾通络。

首诊处理：①穿山龙50g，全当归10g，仙灵脾15g，鸡血藤30g，蜂房10g，地鳖虫10g，金沸草20g，北沙参15g，甘草6g，桑寄生30g，地龙15g。14剂。②桑叶30g，桑枝30g，茺蔚子30g，每晚煎汤泡脚，每次15分钟。③浓缩益肾蠲痹丸，每粒4g，每日3次，口服。

二诊（2010年12月10日）：患者药后关节痛减轻，咳嗽已无，舌淡苔薄白，脉细。CCP（－），BP 120/92mmHg，续当原法出入。

处理：①穿山龙50g，全当归10g，鸡血藤30g，地龙15g，地鳖虫10g，青风藤30g，豨莶草30g，桑寄生30g，怀牛膝30g，甘草6g。14剂。②桑叶30g，桑枝30g，茺蔚子30g，煎汤泡脚，每次15分钟，每晚1次。

三诊（2011年1月15日）：患者关节痛已不明显，手指晨僵亦瘥，舌淡苔薄白，脉细弦。BP 135/105mmHg。

处理：①上方加熟地20g，女贞子15g。30剂。②浓缩益肾蠲痹丸，每粒4g，每日3次，口服。③降压洗脚汤自备。

四诊（2011年2月14日）：患者天气冷时，双肘、膝关节酸痛不适，BP 130/100mmHg。舌淡红苔薄脉细。

处理：①穿山龙50g，鸡血藤30g，地龙15g，怀牛膝15g，青风藤30g，豨莶草30g，桑寄生30g，石决明30g，甘草6g。14剂。②浓缩益肾蠲痹丸，每粒4g，每日3次，口服。③降压洗脚汤。10剂。

五诊（2011年2月28日）：患者久行则膝痛，余无不适，舌淡，苔薄白，脉细。BP 125/105mmHg。守法继进。

处理：①穿山龙50g，赤芍、白芍各15g，地龙15g，怀牛膝15g，生石蟹30g，桑寄生30g，续断15g，杜仲15g，甘草6g。14剂。②浓缩益肾蠲痹丸，每粒4g，每日3次，口服。

六诊（2011年3月14日）：患者膝痛减轻，腰痛又起，舌淡苔薄白脉细。BP 130/100mmHg。

处理：①上方加苏木20g，14剂。②浓缩益肾蠲痹丸，每粒4g，每日3次，口服。③降压洗脚汤。10剂。

七诊（2010年3月28日）：患者腰膝酸痛，不耐疲劳，大便次数增多，舌淡苔薄白脉细。BP 140/95mmHg。

处理：①上方加宣木瓜15g，14剂。②浓缩益肾蠲痹丸，每粒4g，每日3次，口服。

八诊（2011年5月23日）：患者诉近日腰痛如针刺状，舌淡苔薄白，脉细。BP 120/90mmHg。拟方祛风湿、通经络。

处理：①穿山龙50g，全当归10g，仙灵脾15g，鸡血藤30g，蜂房10g，地鳖虫10g，独活20g，千年健20g，甘草6g。14剂。②降压洗脚汤。10剂。

九诊（2011年6月20日）：患者吹空调，膝关节冷剧，余同前。舌淡苔薄白，脉细。BP 125/85mmHg。

处理：①上方加豨莶草30g，桑寄生30g，30剂。②桑叶30g，桑枝30g，茺蔚子30g。煎汤外洗脚，每次15分钟，每晚1次。

十诊（2011年10月10日）：患者症状控制可，诸症平稳，自述有腰部外伤史，故腰酸前仍有发作，遇冷明显。

处理：①穿山龙50g，全当归10g，赤芍、白芍各15g，熟附片15g，熟地黄15g，蜂房10g，地鳖虫10g，鸡血藤30g，巴戟天15g，桑寄生30g，续断20g，甘草6g。30剂。②浓缩益肾蠲痹丸，每粒4g，每日3次，口服。

## 【诊治思路】

该患者首诊即以穿山龙、全当归、仙灵脾、鸡血藤、蜂房、地鳖虫、金沸草、北沙参、甘草、桑寄生、地龙为汤剂，同时服用浓缩益肾蠲痹丸，以协助温阳壮督通络。14剂后患者关节痛减轻，咳嗽消失，遂于原方减去蜂房改用地龙，以加强通络之效，并加桑寄生、怀牛膝以补肝肾、强腰膝。三诊时患者关节痛已不明显，手指晨僵亦瘥，标象已明显缓解，原方加熟地、女贞子，加强温补肝肾之力度。经益肾通络益痹，患者症状虽进一步缓解，但肾阳亏虚渐显露，八诊时患者诉腰痛近日如针刺状，考虑患者肾阳不足，而疼痛为其标象，此时宜加强温补之力以散寒凝、温补血虚，再加仙灵脾、鸡血藤、蜂房、地鳖虫、独活、千年健。其后患者诸症平稳，肾气渐充，原有腰部外伤之痼疾发作，乃温通并用，除用熟附片、熟地黄、蜂房、地鳖虫、鸡血藤、巴戟天、桑寄生、续断外，兼用赤芍、白芍以活血行血而止痛。患者病情平稳好转。

## 【朱师经验】

痹证即西医所谓“风湿类风湿疾病”，是一组以疼痛为主要症状，累及骨、关节、肌肉、皮肤及血管的一类疾病的总称。痹证的发生，内外之因皆有，如《素问·痹论》曰：“风寒湿三气杂至，合而为痹。”《灵枢·百病始生》谓：“风雨寒暑，不得虚，邪不能独伤人。卒然逢疾风暴雨而不病者，盖无虚，故邪不能独伤人，此必因虚邪之风，与其身形，两虚相得，乃客其形。”朱师认为此类疾病有“久病多虚、久病多瘀、久病入络、久必及肾”的病机特点，故治疗当以“温壮肾督、蠲痹通络止痛”为本，并据此选方用药，切中病机。

朱师在长期临证经验的基础上，认为“温肾阳，壮肾督”在痹证早期有开闭达郁之效，中期有燮理阴阳、防止寒凉伤胃之功，后期有激发阳气、引邪外出之用。

朱师治疗痹证有一味特殊药物——穿山龙，别名过山龙、穿山骨等。本品有扶正益气、止咳平喘之功。朱师认为此药刚性纯厚，力专效捷，是一味吸收了大自然灵气和精华的祛风湿良药，用于风、寒、湿、热痹中，往往能改善症状，提高疗效。而药理研究表明有效成分是甾体皂苷，是生产甾体类抗炎药的原料，治疗风湿类疾病的主药。但朱师指出，治疗痹证，穿山龙用量须在40~50g，少量则效果不明显。

善用外治法是朱师的一大特色，尤其是针对非主要治疗目标的。如本案中治疗高血压的降压洗脚方（桑叶、桑枝、茺蔚子）煎汤泡脚，二诊即血压明显改善。

## 案2 朱良春、朱婉华教授辨治骨痹——肾虚骨痹，经脉痹阻证

施某，男，64岁，初诊2009年10月27日。

主诉：双肩关节、腰部疼痛10余年，胃痛3年。

患者系煤矿工人，井下工作26年，近10余年以来，双肩关节、后颈、腰部及双膝关节继起疼痛。1996年查X线：$C_{3\text{-}4}$，$L_{4\text{-}6}$椎体骨质增生。一直未系统治疗。刻下：腰部疼痛，弯腰、翻身受限，双肩关节痛甚，抬举不利，双膝关节疼痛、蹲立不利，遇阴雨天气则全身酸楚。近3年出现反复右侧胃部隐痛，饥饿时明显，食后痛减，双腿时有抽筋。纳可，眠浅多梦。苔薄白腻罩黄，有齿痕，脉细弦。既往史：有戊肝病史4年，已治愈。2009年8月在如东某医院查出“白内障”，现视力下降，视物模糊。

查体：指地距15cm，枕墙距0cm，臀地距20cm，胸廓活动度1cm，颈椎、腰椎压痛（+），压颈试验（–），臂丛神经牵拉试验左（–）、右（+），双侧骶髂关节压痛（+），双“4”字征（+），直腿抬高试验（–）。辅助检查：ESR 4mm/h，RF（–），CRP 1.2mg/L，ASO 137U/ml。血常规正常。

中医诊断：骨痹（肾虚骨痹，经脉痹阻）；西医诊断：颈腰椎退变，骨质增生。

治则：益肾蠲痹通络。

首诊处理：①痹通汤，补骨脂30g，骨碎补30g，鹿角片15g，生黄芪30g，泽兰、泽泻各30g，凤凰衣8g，莪术8g。14剂。②浓缩益肾蠲痹丸，每粒4g，每日3次，口服。③蝎蚣胶囊，每粒0.3g，每次1.5g，每日3次，口服。④加强腰背脊锻炼。

二诊（2009年11月6日）：患者药后疼痛明显好转。上方加葛根20g。

三诊（2009年11月11日）：患者药后腰痛减轻，唯颈椎、左肩部酸痛、肢麻，舌质稍红，苔薄白，脉弦，宗原法继治。

处理: ①上方加炒白芥子10g,炒元胡30g。14剂。②中成药同前。

四诊(2009年11月22日): 患者药后腰痛明显好转,左侧颈肩酸痛,手指麻木,纳可,二便调,眠一般,苔薄白,脉弦。原法出入。

处理: ①上方炒白芥子加量至15g,片姜黄15g。7剂。②中成药同前。③朱氏温经蠲痛膏1贴,每12小时1次,外用。

五诊(2009年12月5日): 患者药后腰痛已除,但颈肩疼痛加剧,遇冷则腿有抽搐,影响睡眠,苔薄淡黄,脉弦。宗原法继治。

处理: ①三诊方加皂角刺15g,生水蛭8g。14剂。②中成药同前。

六诊(2009年12月28日): 患者药后腰痛已无,唯颈肩部疼痛怕冷,遇冷双腿时有抽搐(已较前改善约10%),纳可二便调,不易入睡,苔薄白中根腻,边有齿痕,脉细小弦。续当原法出入。

处理: ①痹通汤,葛根20g,补骨脂30g,骨碎补30g,鹿角片15g,炒白芥子15g,灵磁石30g,皂角刺15g,凤凰衣8g,莪术8g,生白芍30g。14剂。②中成药同前。③三唑氯安定(舒乐安定)1粒,每晚服。

七诊(2010年1月15日): 患者病情稳定,唯双下肢遇冷后肌肉痉挛,双肩疼痛已不明显,但怕冷,纳可,口干,二便调,眠安,舌淡质苔薄白,脉细小弦。续当原法出入。处理: 加痹痛宁胶囊。

八诊(2011年5月16日): 患者治疗近3个月,病情明显减轻,遂自行停药16个月,近来劳累后症情反复,左侧颈肩牵掣痛,伴手臂麻木,体位改变时头晕不适,弯腰工作时腰酸不适,双下肢遇冷后肌肉痉挛,得温则舒,纳可,眠欠安,夜间腿抽筋,二便调。BP 100/70mmHg,舌质淡苔薄白,脉细小弦。续当原法出入。

处理: ①痹通汤,补骨脂30g,骨碎补30g,鹿角片15g,葛根20g,生黄芪30g,泽兰、泽泻各30g,炒白芥子15g,灵磁石30g,凤凰衣8g,莪术8g,生白芍30g。7剂。②中成药同前。③建议住院治疗。

## 【诊治思路】

本案例患者系井下工作26年的煤矿工人,双肩关节、后颈、腰部及双膝关节继起疼痛近10年,遇阴雨天气则全身酸楚不适,并于近3年出现反复右侧胃部隐痛,饥饿时明显,食后痛减,双腿时有抽筋,纳可,眠浅多梦,苔薄白腻罩黄,有齿痕,脉细弦等一派阴寒浊瘀内阻之象。《素问·生气通天论》曰："阳气者，精则养神，柔则养筋，开阖不得，寒气从之，乃生大偻。"此案例患者为阴寒所伤至极重程度，故温阳补肾、通痹止痛为不二之法。首诊以痹通汤加补骨脂、骨碎补、鹿角片、生黄芪、泽兰、泽泻、凤凰衣、莪术汤剂口服，兼以浓缩益肾蠲痹丸以温补肾督、护膜止痛；辅以蝎蚣胶囊口服以通络搜剔、逐阴寒之邪外出，并加强腰背脊锻炼以利于阳气之敷布。二诊患者即疼痛明显好转，原方加葛根解痉通脉、升阳举陷。四诊时患者腰痛明显好转。五诊腰痛已除，但颈肩疼痛加剧，遇冷腿有抽搐，影响睡眠。此时颈肩疼痛加剧非治之过，而是阳气恢复一定程度后与阴寒相争所出现的反应，此时治疗仍须温补为主，并加透发阴寒之邪外出之品，故原方加皂角刺、生水蛭以通血活血、透邪外出。七诊时，患者病情稳定，双肩疼痛已不明显，唯双下肢遇冷后肌肉痉挛，维持治疗患者病情明显减轻。

## 【跟诊体会】

该患者治疗取得明显效果，辨证准确、方药得当、补消互助，甚为相得。

**寒为阴邪，非温不散** 寒为阴邪，易伤阳气，初为伤及肌表阳气，《内经》曰："阳气者，若天与日，失其所则折寿而不彰，故天运当以日光明，是故阳因而上卫外者也。"李中梓把阳气的重要性形象描述为："譬如春夏生而秋冬杀，向日之草木易荣，潜阴之花卉善萎也……"此患者久处阴寒之地，阳气为阴寒所遏、所伤甚为严重，则温阳散寒为首选之法。

**久病重病，急固两本** 阳明为十二经脉之长，维系内外之本，又为人身第二道防线，若其功能健运，则无病及少阴之理，一旦阳明偏虚，则损及太阴，阳明再虚，则病深损及少阴。本患者长期井下工作，阴寒之地，伤阳最重，阳明已虚及太阴、少阴，故治法虽变化多端，温固两本为不二之选。

**葛根** 案例二诊时使用葛根颇有意义。背部乃太阳经、督脉所主，寒邪闭阻，寒性收引，阳气失于敷布，表现出颈项紧张等经气不舒之证。背为肾、太阳经所主，今所以不得开通者，一以寒邪所闭，一以阳气不足所致，故在温通肾阳基础上，再以葛根升阳举陷。《本经》言葛根"气味甘辛平，无毒，主消渴、身大热、呕吐、诸痹、起阴气、解诸毒"，葛根藤引蔓延，能通经脉，为宣达太阳、阳明之品，主治邪在太阳、阳明经脉。《伤寒论》中葛根也屡屡作为解肌宣通经脉之气，以治邪在太阳经脉之要药，如"太阳病，项背强几几，反汗出恶风者，桂枝加葛根汤主之"等。朱师治疗骨痹甚为常用，认为葛根善治项强，升阳通督之力有较强的缓解肌肉痉挛的作用，且突破常规用量至30~45g，未发现有任何不良反应。

## 案3　朱建华教授辨治股骨头坏死——肾虚络痹证

陈某，女，47岁，初诊2012年4月23日。

主诉：全身关节疼痛2个月余。

患者既往有股骨头坏死十余年，最近2个月有全身关节疼痛明显发作，眠差，纳食尚可，二便调，记忆力减退，苔薄，脉细。

中医诊断：痹证（肾虚络痹）；西医诊断：股骨头坏死。

治则：益肾蠲痹，养心安神。

首诊处理：①生黄芪30g，炒赤芍、炒白芍各20g，全当归15g，穿山龙30g，制南星20g，炙地鳖虫12g，炙僵蚕15g，威灵仙30g，蜂房10g，补骨脂30g，茯神20g，柏子仁20g，酸枣仁30g，合欢皮30g，首乌藤30g，徐长卿15g，独活15g，甘草6g。14剂。②浓缩益肾蠲痹丸，每粒4g，每日3次，口服。

二诊（2012年4月30日）：患者服上药后觉舒，关节疼痛减轻，眠较前好转，舌淡红苔薄，脉细，治守原意。

处理：①加茯苓15g，炙蜈蚣2条，改茯神15g。14剂。②浓缩益肾蠲痹丸每粒4g，每日3次，口服。

三诊（2012年5月21日）：患者服上药后关节痛减轻，唯受风寒后右肩尚有疼痛，胃脘时有不适，夜眠多梦，舌苔薄，脉细。益肾蠲痹、养心安神。

处理：①初诊方加鸡血藤30g，生晒参6g。14剂。②浓缩益肾蠲痹丸，每粒4g，每日3次，口服。

四诊（2012年5月28日）：患者全身关节疼痛已不著，右肩、左股骨头痛均减轻，唯记忆力减退，易烦躁，末次月经5月4日。仍予益肾蠲痹、养心安神。

处理：①生黄芪30g，炒赤芍、炒白芍各20g，全当归15g，穿山龙30g，制南星20g，炙地鳖虫12g，炙僵蚕15g，威灵仙30g，蜂房10g，补骨脂30g，仙灵脾15g，茯苓15g，茯神15g，柏子仁20g，酸枣仁30g，淡豆豉10g，首乌藤30g，独活15g，甘草6g。14剂。②浓缩益肾蠲痹丸，每粒4g，每日3次，口服。

## 【诊治思路】

本案例陈某股骨头坏死十余年，最近2个月有全身关节疼痛明显发作，眠差，记忆力减退，苔薄，脉细。四诊合参，此为痹证之肾虚络痹也，当从“益肾蠲痹”着手，兼“养心安神”取当归补血汤意加首乌藤，以益气活血补血，合茯神、柏子仁、酸枣仁、合欢皮、首乌藤养心血安神，黄芪、赤芍、白芍、全当归、茯神亦为黄芪建中汤之意以健脾益气养血，补骨脂、独活培补肾督并祛风湿，穿山龙、制南星、威灵仙、徐长卿扶正益气蠲痹通络，并合地鳖虫、炙僵蚕、蜂房搜邪剔络、松透病根，浓缩益肾蠲痹丸以培补肾督。7剂后，患者关节疼痛减轻，眠好转。原方加茯苓15g，炙蜈蚣以渗湿通络。患者关节痛进一步减轻，唯受风寒后右肩尚有疼痛，胃脘时有不适，多梦，舌苔薄，脉细。治疗后，患者诸症进一步好转，继培补肾督，原方善后。

## 【跟诊体会】

痹证发生虽由“风寒湿三气杂至”，但能否导致发病的最重要的因素乃为“正虚于内”。《灵枢·百病始生》谓:“风雨寒暑，不得虚，邪不能独伤人，卒然逢疾风暴雨而不病者，盖无虚，故邪不能独伤人，此必因虚邪之风，与其身形，两虚相得，乃客其形。”《素问·痹论》曰“所谓痹者，各以其时重感于风寒湿之气也”“不与风寒湿气合，故不为痹”。“正气”是指阳气为代表的、维护人身正常功能的气血阴阳。朱建华主任深谙朱师之学术思想，从“培补肾督、益气活血补血”的角度认识和处理痹证，取得较好效果，发展了朱师的学术思想。

跟朱师学术继承人学习，一个很深的体会是他们都从不同角度发展了朱师的学术思想。笔者跟诊过程中，结合病例并以往体会，颇有不同思考。

痹证所得，从风、寒、湿诸邪侵袭，伏而不去所致。此邪由络到经，由经至腑，再到脏。病在脏者，半死半生也。此不但肾督亏虚，亦有脾胃气血不足，脏腑气血亏虚。正邪胶结，难分难解，病机相当复杂，故治之大则，不但要温养肾督，更要兼补养气血，以使肌肤筋脉、荣卫阴阳和调。这其中牵涉痹证治疗的先后、主次问题。笔者认为仍需从病初、病中、病后加以区别。大偻产生的内因是“虚”，当包括“血虚”“气虚”两种情况，而且此两种情况并存，单纯益气温阳会伤血阴，单纯补益阴血更伤阳气。因此，当从“温柔、濡润”

治之。《素问·缪刺论》曰“盖人之所以生动者，藉气而血濡，血气不行，则其形若尸矣”“人之行动，藉气而血濡，肾乃血气之生原”。《素问·五脏生成》曰：“肝受血而能视，足受血而能步，掌受血而能握，指受血而能摄，卧出而风吹之，血凝于肤者为痹。”《金匮要略·血痹虚劳病篇》曰：“血痹病从何得之？师曰：‘夫尊荣人，骨弱肌肤盛，重因疲劳汗出，卧不时动摇，加被微风，遂得之。”皆指出“痹”之所得，非但以阳虚不足，亦有“血虚”不行、不濡。在某些痹证患者“血虚”与“气虚”同样重要，此时“益气活血”即为其正治。从六经辨证来看，病邪从三阳传至三阴有一个过程，此过程中“气”的盛衰对于疾病的传遍起着十分重要的作用。病之初，邪气尚浅，病在于络，可刺而去之；倘治不及时或失治，则邪由浅而深，自络而后入于经，寒温未相得者，真邪未合也，邪气引动脉气动荡，邪尚没有固定处，可候三部九候以循切之、取之除之，倘此时仍治不及时，待真邪相合，只能通过候三部九候来推测其左右上下相失及相减者，审其病脏以期之。即在疾病之初、中、后期因病变部位、深浅、性质及并发症，宜采用不同治法。笔者揣度，《素问·真邪离合论》所表达的意思似可借《温热论》来描述“大凡看法，卫之后方言气，营之后方言血。在卫汗之可也，到气才可清气，人营尤可透热转气……入血就恐耗血动血，直须凉血散血……否则前后不循缓急之法，虑其动手便错，反致慌张矣”。

故切不可一见痹证动则治以大辛大热之品，朱师指出：大辛大热之剂非不可用，当用即须用，但不可动辄谓“病伤阳气”以用之。病有表里、脏腑、三焦、经脉腑腧的不同，辨治亦有区别。即如本案例，病已十年，本次再发痛证，四诊合参考虑为肾督不足、气血亏虚，故益肾痹蠲为其治本，以当归补血汤加减合益肾蠲痹之品即获佳效，何须动辄大剂辛温？

# 方药治验

# 第一节 效验方

## 一、痛风汤

【药物组成】土茯苓、萆薢、薏苡仁、威灵仙、泽兰、泽泻、秦艽、赤芍、地鳖虫、桃仁、地龙等。

【功效】泄浊解毒，活血化瘀。

【适应证】

说明：目前，南通良春医院根据朱师经验已以“痛风汤”为基础开发成院内系列制剂——“痛风颗粒”（由中药材全蝎、血竭、桃仁、红花、威灵仙、赤小豆、赤芍、防己、土茯苓、苡米、当归、必改、丝瓜络、臭梧桐配方研成粉末包装成袋而成，用开水冲服）。经临床及实验观察具有降低血尿酸含量、修复关节损伤、抗炎和镇痛作用，对痛风有较好的治疗作用。经过急毒、长毒实验证明该药安全无毒，疗效好，治愈后复发率低，无毒副作用。

## 二、痹通汤

【药物组成】当归、炙地鳖虫、鸡血藤、威灵仙、炙僵蚕、乌梢蛇、地龙、蜂房、甘草等。

【功效】补益气血，化瘀通络。

【适应证】风湿、类风湿性疾病，如风湿免疫类硬皮病、类风湿关节炎等，结缔组织病，神经性头痛，妇科疾病之月经不调等。

## 三、乌桂知母汤

【药物组成】川桂枝、制川乌、制草乌、生地黄、知母、生白芍、虎杖、生苡仁、熟苡仁、寒水石等。

【功效】化痰行瘀，清泄郁热，通络蠲痹。

【适应证】寒湿痰瘀交阻，郁久化热之风湿性关节炎、类风湿关节炎。

【随症加减】痛甚加用元胡、六轴子。

## 四、仙桔汤

【药物组成】仙鹤草、桔梗、乌梅炭、白槿花、炒白术、广木香、生白芍、炒槟榔、甘草。

【功效】补脾敛阴，清化湿热。

【适应证】慢性结肠炎，慢性痢疾。

【随症加减】慢性痢疾、慢性结肠炎肝郁脾滞明显者，去槟榔，加柴胡、萆薢、秦艽；腹痛甚，加重白芍与甘草用量；对于泄泻日久、体虚气弱而腹胀不显者，去木香、槟榔，加炙升麻、党参、炙黄芪。但若久泻证属脾肾阳虚或肾阳不振者，则非本方适应证，当以附子理中丸或四神丸治之。

## 五、外敷方

【药物组成】吴茱萸40g，肉桂20g。

【用法】研细末，分作10包，每晚用1包，温水（或醋）调糊状外敷涌泉穴。早晨却之。

【功效主治】引火归原，温阳散寒。

【适应证】失眠，口腔溃疡，虚火性口疮，顽固性口疮，溃疡性口炎，小儿疱疹性咽峡炎等。

## 六、降压泡脚方

【药物组成】桑叶30g，桑枝30g，茺蔚子30g。

【用法】每晚煎汤泡脚，每次15分钟。

【功效】清肝明目，活血降浊。

【适应证】高血压前期，高血病1期，尤其是舒张压偏高者。

## 七、浓缩益肾蠲痹丸

浓缩益肾蠲痹丸以益肾蠲痹丸为基本方，为良春中医院院内制剂。

【药物组成】骨碎补、熟地黄、当归、徐长卿、地鳖虫、僵蚕（麸炒）、蜈蚣、全蝎、蜂房（清炒）、广地龙（酒制）、乌梢蛇（酒制）、元胡、鹿衔草、仙灵脾、寻骨风、老鹳草、鸡血藤、葎草、生地黄、虎杖。

【用法】口服，每包4g，每日3次。

【功效】温补肾阳，益肾壮督，搜风剔邪，蠲痹通络。

【适应证】风湿性关节炎、类风湿关节疼痛、肿大、红肿热痛、屈伸不利、肌肉疼痛、瘦削或僵硬，畸形；强直性脊柱炎等。

【随症加减】胃脘不适，可用温水加蜂蜜分二次送服以减轻或消除不适症状，可用生黄芪15g，莪术6g，淮山药20g，凤凰衣6g，煎汤服用。

## 八、朱氏温经蠲痛膏

【药物组成】当归、川桂枝、乌梢蛇、鹿衔草、制川乌等。

【用法】外用，每12小时1次。

【功效】祛风散寒，除湿通络。

【适应证】各型风湿类风湿性免疫性疾病及关节痛、僵硬，甚至关节变形者。

注：此为良春医院院内制剂。

## 九、蝎蚣胶囊

【药物组成】全蝎、蜈蚣等量。

【用法】打粉，胶囊吞服，日2~3次。

【功效】祛风，解毒通络。

【适应证】各型风湿类风湿性免疫性疾病、强直性脊柱炎及关节痛、僵硬，甚至关节变形者。

注：此为良春医院院内制剂。

# 第二节 临证用药经验

## 一、常用联药

1. 痛风三要药　土茯苓、萆薢、威灵仙。

2. 治痹三联药　蜂房、地鳖虫、乌梢蛇。

3. 治关节痛二联药　全蝎、蜈蚣。

4. 痹证化热治疗二联药　知母、寒水石。

5. 痹证的三联主药　穿山龙、川乌、鬼箭羽。

6. 阴阳两虚常二联药　仙灵脾、生地黄、熟地黄。

7. 气血两虚三联药　炙牛角腮、油松节、仙鹤草。

8. 降低风湿因子四联药　青风藤、穿山龙、拳参、忍冬藤。

## 二、痹证辨证用药经验

1. 益肾壮督　熟地黄、仙灵脾、骨碎补、鹿角片、桑寄生等补益肾督，熟附子、制川乌、川桂枝、细辛等温阳祛寒。

2. 通络止痛　全当归、威灵仙、赤芍、丹参、水蛭、地鳖虫、红花等。

3. 扶正　熟地黄、当归、桂枝、鹿角胶、仙灵脾、黄芪、白术等。

4. 补虚　补骨脂、仙灵脾、骨碎补、黄芪、地黄、鹿角霜、桑寄生、金毛狗脊、仙鹤草、枸杞子等。

5. 滋阴补阳　桂枝、补骨脂、仙灵脾、地黄、鹿角霜、生姜等。

6. 开痹　防风、赤芍、羌活、威灵仙、红花、炒白芥子等以祛风、活血、化痰、露蜂房。

7. 治疗沉寒痼冷　常以制川乌、草乌配以附子、桂枝、独活、干姜、细辛等温阳之品。

## 三、痹证随症用药经验

### (一)痛风

痛风急性发作期,多重用土茯苓、萆薢。

痛风急性发作期偏热者,配用生地黄、寒水石、知母,以清热通络。

痛风急性发作期偏寒者,加制川乌、制草乌、附子、川桂枝、细辛、仙灵脾、鹿角霜等,以温经散寒。

痛风见"僵肿"者,加炮山甲、蜣螂虫,以破结开瘀。

痛风并体虚者,加补骨脂、骨碎补、鹿角片、生黄芪、仙灵脾、炙蜂房等,以温经散寒,以固本培元,预防发作。

### (二)强直性脊柱炎

强直性脊柱炎(女性),多使用桂枝、吴茱萸、生姜、通草类温经散寒之品,少用乌附类的大辛大热之品。

### (三)顽痹

寒湿盛者,制川乌、草乌、附子、细辛配乌梢蛇、薏苡仁、白术、苍术、蚕沙等。

化热者,以寒水石、地龙、僵蚕配以葎草、黄芩等。

夹痰者,僵蚕配以胆星或白芥子或二妙散等。

夹瘀者,水蛭、地鳖虫配以桃仁、红花等。

关节痛甚者,全蝎或蜈蚣常用。

背部痹痛剧烈难受而他处不著者,九香虫配以葛根、秦艽等。

关节僵肿变形,蜂房、僵蚕、蜣螂虫,配以泽兰、白芥子等。

病变及腰脊者,合用蜂房、乌梢蛇、地鳖虫配以川续断、狗脊等。

### (四)痹证局部症状用药经验

上肢痛,加葛根、宣木瓜、羌活。

腰及下肢痛,加川续断、金毛狗脊等。

关节肿胀明显,加白芥子、半夏、泽兰、泽泻、穿山甲、蜣螂虫、苍术、白术、茯苓等。

### (五)痹证伴随症状

肿胀者,白芥子、穿山甲、泽兰、泽泻等。

寒痛者,制川乌、草乌、制附片,剧者加全蝎、蜈蚣、地鳖虫等虫类药,或

三七、元胡、制南星。

腰背部僵硬不适，葛根、赤芍、白芍。

## 四、痹证临床经验用药

### （一）痹证风、寒、湿偏重用药经验

寒甚，乌、附、桂用量加大。

瘀阻甚，桃仁、红花偏多。

风胜，用钻地风、防风等。

湿胜，薏苡仁、苍术、白术等。

热痹，寒温并用。①风寒湿浊郁久化热，舌脉俱有热象表现者，桂枝、制川乌配寒水石、知母或地龙。②寒象重而热象轻，关节虽灼热，但仍以温通为宜，常用桂枝、制川乌、制草乌配土茯苓、知母等。③寒热并重者，桂枝、制川乌、制草乌配寒水石、地龙、忍冬藤等。

癫痫久治不愈，脊髓空洞症而有风痰者：制乌头配伍半夏。

### （二）激素不良反应用药经验

针对激素用量大易伤阳气，出现"阴虚火旺"者，酌加生地黄、麦冬、甘杞子、知母、玄参、甘草等。

针对激素减量后出现精神不振等，证属脾气虚弱及脾肾阳虚者，酌加补骨脂、仙灵脾、地黄、鹿角霜、蜂房、菟丝子、附子、蜂房等。

另外：①大剂量使用穿山龙、生地黄、熟地黄、仙灵脾等，一方面益肾壮督，一方面可以较快地递减激素量，并防止激素撤除后出现反跳。②阴虚偏重者，重用地黄，用量可达30~100g，仙灵脾则宜用量小。阳虚偏重者，生地黄用量宜少，仙灵脾可加至20~40g。

### （三）川乌、草乌临床使用经验

凡寒邪较轻而体质弱者，用制川乌；较重者用生川乌；重症川乌、草乌并用；用量则根据患者对乌头碱的耐受反应程度，逐步增加。同时配以桂枝、细辛、独活等温燥之品，乌、附生品应酌减其量，并先煎1小时，量大则须与防风、黑小豆、炙甘草、蜂蜜同煎。

注意：不可盲目模仿或擅自加量，须在有经验医师指导下进行。

## 五、单味药使用经验

### （一）穿山龙临证配伍经验

穿山龙配伍川乌、鬼箭羽为治疗痹证之三大主药，其中寒证配以川乌，热证佐以鬼箭羽，寒热夹杂则并用之。穿山龙用量须在40~50g，少量则效果不明显。

### （二）桂枝临证配伍经验

桂枝配白术，助中焦脾阳温运化湿，使气布湿散。

桂枝配当归、川芎以温经行气活血。

桂枝配石膏以辛散热邪、通络止痛。

### （三）乌头临证配伍经验

寒邪重则用生川乌，寒邪较轻而体弱者用制川乌。

寒湿痹痛重症，须生川乌、生草乌同前。

顽痹之寒湿偏胜常用乌头配桂枝。

寒湿痹痛伴血虚者，制川乌，配当归祛寒通络、补血活血。

痹痛由热寒互结者，制川乌，配生石膏或羚羊角以祛寒、除热、止痛。

### （四）黄芪临证配伍经验

痹证出现虚烦失眠，黄芪配磁石，以温补镇摄。

风湿热、类风湿关节炎、干燥综合征、红斑狼、白塞综合征等出现热入营血、气阴两伤者，黄芪配伍生地黄。

风湿病气虚湿滞者，黄芪配防己。

肾虚水肿，黄芪配地龙以补气化瘀；黄芪、肉桂、车前子益气温通、利水消肿。

肾气虚血瘀水停者，黄芪、益母草。注：益母草用量90~120g，效果始佳。

气虚血瘀者，黄芪配川芎。

### （五）地黄临证配伍经验

**生地黄**　血痹出现热象者（如类风湿关节炎偏热者），生地黄配附子；热入营分，身热夜甚，微恶风寒者，生地黄配淡豆豉。

**熟地黄**　阳虚寒痰瘀滞者，熟地黄配伍麻黄。

### （六）葛根——骨痹常用

朱师治疗骨痹，葛根用量突破常规至30~45g，未发现有任何不良反应。

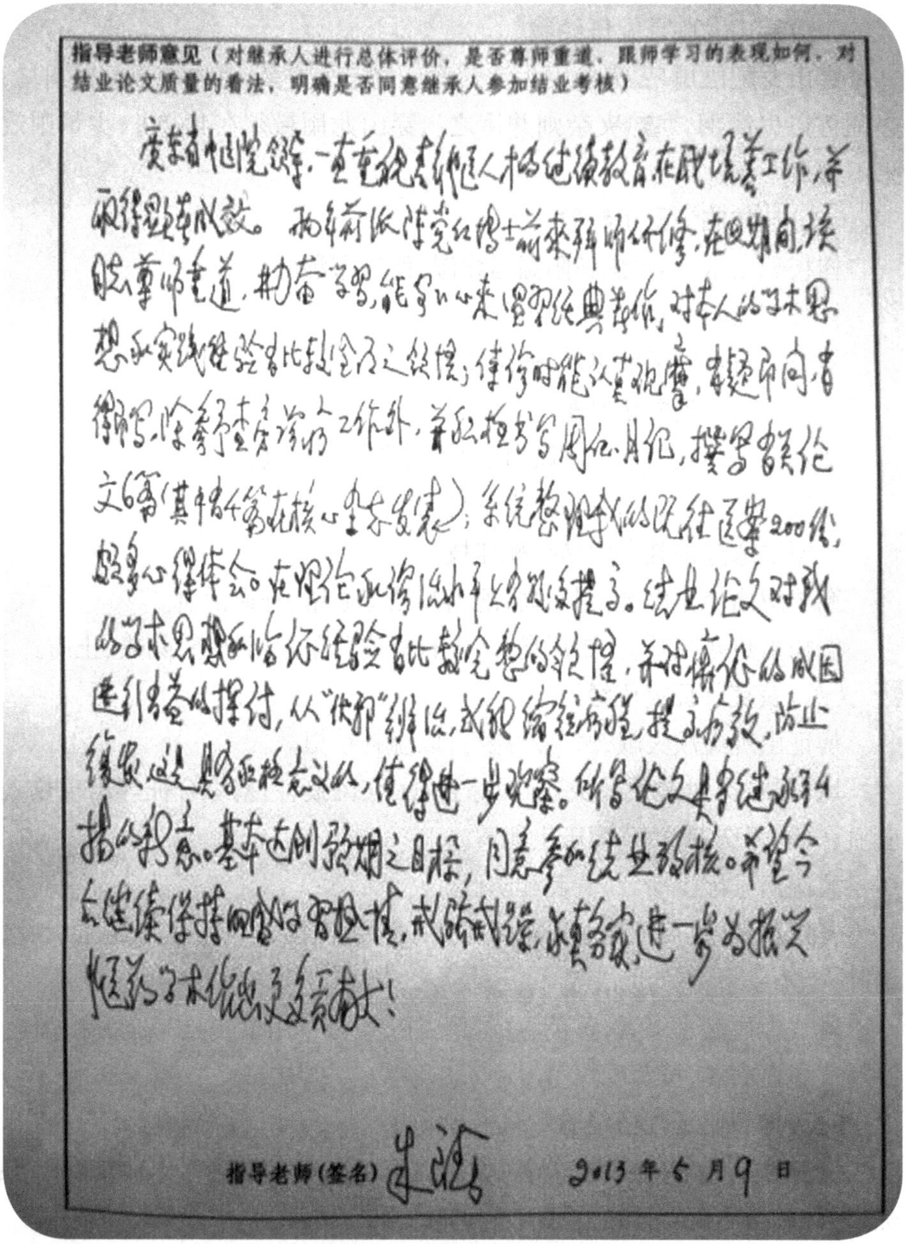

指导老师意见（对继承人进行总体评价，是否尊师重道、跟师学习的表现如何，对结业论文质量的看法，明确是否同意继承人参加结业考核）

广东省中医院领导一直重视名老中医继承人才的继续教育和跟师培养工作，并取得显著成效。两年前派[illegible]博士前来拜师进修，在此期间，该生尊师重道，勤奋学习，能虚心求学研习经典著作，对本人的学术思想和实践经验有比较全面之领悟；侍诊时能认真观察，有疑即问，[illegible]。除参与查房诊疗工作外，并积极书写周记、月记，撰写学术论文6篇（其中有4篇在核心杂志发表）；系统整理我的既往医案200余例，跟师心得体会。在理论和临床水平上有较大的提高。结业论文对我的学术思想和临证经验有比较全面的总结，并对[illegible]的成因进行了有益的探讨，从"伏邪"辨治，[illegible]，提出方法，防止[illegible]，这是具有积极意义的，值得进一步观察。结业论文[illegible]。基本达到预期之目标，同意参加结业考核。希望今后继续保持[illegible]，戒骄戒躁，[illegible]，进一步为振兴中医学术作出更大贡献！

指导老师（签名）[illegible]　2013年5月9日

笔者跟师结业评语（朱老亲笔）